肿瘤内科

诊治策略

（第三版）

主 编

李 进

副主编

秦叔逵 马 军 徐瑞华

上海科学技术出版社

图书在版编目(CIP)数据

肿瘤内科诊治策略 / 李进主编. —3 版. —上海：
上海科学技术出版社，2017.1(2019.8 重印)
ISBN 978-7-5478-2540-2
Ⅰ. ①肿… Ⅱ. ①李… Ⅲ. ①肿瘤—内科—诊疗 Ⅳ. ①R73

中国版本图书馆 CIP 数据核字(2015)第 035996 号

肿瘤内科诊治策略(第三版)
主编 李进

上海世纪出版股份有限公司
上海科学技术出版社出版
(上海钦州南路 71 号 邮政编码 200235)
上海世纪出版股份有限公司发行中心发行
200001 上海福建中路 193 号 www.ewen.co
苏州望电印刷有限公司印刷
开本 787×1092 1/32 印张：10.375 字数 230 千字
2007 年 10 月第 1 版
2017 年 1 月第 3 版 2019 年 8 月第 6 次印刷
ISBN 978-7-5478-2540-2/R·865
定价：38.00 元

内 容 提 要

本书以肿瘤内科常见、多发肿瘤为条目，每个肿瘤下均包括诊断要点、治疗原则、治疗策略三个方面。治疗策略采用标准化疗处方的书写格式，并在治疗方案后附有说明，主要是阐述此方案使用的注意要点和作者体会，目的在于帮助和指导临床医生更正确地诊断疾病，更合理、科学地使用治疗方案，提高诊治水平。

本书适合肿瘤科和全科医生阅读。

编 者 名 单

主　编

李　进

副主编

秦叔逵　马　军　徐瑞华

编写人员

（以姓氏笔画为序）

马　军　哈尔滨血液研究所

王中华　复旦大学附属肿瘤医院

王佳蕾　复旦大学附属肿瘤医院

王理伟　上海交通大学医学院附属仁济医院

王碧芸　复旦大学附属肿瘤医院

牛晓辉　北京积水潭医院

叶定伟　复旦大学附属肿瘤医院

朱　军　北京大学肿瘤医院

朱晓东　复旦大学附属肿瘤医院

李　进　同济大学附属东方医院

李开春　同济大学附属天佑医院

吴小华　　复旦大学附属肿瘤医院
吴令英　　中国医学科学院肿瘤医院
沈　琳　　北京大学肿瘤医院
张　剑　　复旦大学附属肿瘤医院
陈玉玲　　军事医学科学院附属医院
陈治宇　　复旦大学附属肿瘤医院
洪小南　　复旦大学附属肿瘤医院
秦叔逵　　解放军八一医院
徐兵河　　中国医学科学院肿瘤医院
徐建明　　军事医学科学院附属医院
徐瑞华　　中山大学附属肿瘤医院
郭　军　　北京大学肿瘤医院
郭　晔　　复旦大学附属肿瘤医院
郭伟剑　　复旦大学附属肿瘤医院
常建华　　复旦大学附属肿瘤医院
梁后杰　　第三军医大学西南医院
韩宝惠　　上海交通大学附属胸科医院
虞先濬　　复旦大学附属肿瘤医院
潘宏铭　　浙江大学附属邵逸夫医院

第三版前言

近年来，新的肿瘤诊疗手段与抗肿瘤药物不断涌现，不仅改善了肿瘤患者的治疗效果，也促使我们不断调整与更新诊疗策略。分子靶向药物的问世改变了以往的化疗格局，二代测序和液体活检的兴起使我们可以预见不久的将来，恶性肿瘤的治疗越来越个体化，且更为精准。新的临床研究结果提供了更多循证医学证据，不仅有传统欧美的研究结果，更有许多国内涌现出的高质量研究结果，给临床治疗开辟了新的思路。

《肿瘤内科诊治策略》一书整理了常见恶性肿瘤的基本处理原则，特别是对各分期患者的化疗方案进行了规范而详细的介绍，实用性强。本书自 2007 年初版以来，受到广大同道的高度关注与认可，并于 2010 年修订再版。为了使临床一线医生能够了解最新的诊疗方案，为患者提供更精准的治疗，规范化疗流程，我们邀请了全国肿瘤学知名专家对本书再次进行修订，并补充了最新方案。在全书的修订过程中，秉承以往的风格，尽量精简，以短小篇幅提供尽可能详尽的临床用药方案信息，并对各方案的来源和重要注意事项进行解释说明，使读者更加易于理解。

本书的不断完善，离不开读者的支持和建议，如有不足之处，欢迎指正。

李　进
同济大学附属东方医院
2016年9月

本书常用缩略语

AFP	甲胎蛋白
AUC	药物曲线下面积
bid	每天 2 次
CEA	癌胚抗原
CR	完全缓解
DFS	无病生存期
G-CSF	粒细胞集落刺激因子
HCG	人绒毛膜促性腺激素
ib	膀胱冲洗
ih	皮下注射
im	肌内注射
ip	腹腔内灌注
iv	静脉注射
ivgtt	静脉滴注
KPS	Karnofsky 评分
LDH	乳酸脱氢酶
LVEF	左心室射血分数
OS	总生存期

pCR	病理学完全缓解
PD	肿瘤病灶进展
PFS	无进展生存期
po	口服
PR	部分缓解
prn	按情酌定
PS	体力状况
q4h	每 4 小时 1 次
q6h	每 6 小时 1 次
qd	每天 1 次
qh	每小时 1 次
qid	每天 4 次
qod	隔天 1 次
RFS	无复发生存期
SD	肿瘤病灶稳定
tid	每天 3 次
TTP	肿瘤进展时间

目　录

第一章
头颈部鳞癌

在所有恶性肿瘤中，头颈部鳞癌占4%～5%，全球每年有超过50万的新发病例。头颈部鳞癌好发于50岁以后，男女比例约为2.5∶1。头颈部鳞癌按照部位大致分为口腔癌、喉癌和咽癌，而后者又可细分为鼻咽癌、口咽癌和下咽癌，其中鼻咽癌有专门的章节加以介绍。近年来发现某些口咽癌特别是扁桃体癌的发病与人乳头状瘤病毒（HPV）感染有关，这类肿瘤对放化疗的疗效较好。

一、诊断要点

（一）临床表现

1. 持续未愈的口腔溃疡　对于持续未愈的口腔溃疡，要高度怀疑口腔癌的可能，建议及时进行活检。

2. 吞咽困难和吞咽疼痛　舌根部或扁桃体肿瘤等口咽部以及下咽部肿瘤往往可以导致吞咽困难和吞咽疼痛，部位相对较高，与食管癌常见的胸骨后吞咽障碍症状有所不同。

3. 发音障碍和声音嘶哑　下咽癌和喉癌一旦累及声门，可以导致发音障碍和声音嘶哑，有时舌根癌也会引起吐字不清。

4. 无痛性颈部肿块　头颈部鳞癌发生淋巴结转移，会表现为颈部无痛性肿块，不同部位的原发病灶会有相应的淋巴结引流区域。

5. 脑神经麻痹症状　由于头颈部复杂的解剖结构，肿瘤有时可侵犯脑神经，引起相应的功能障碍。

（二）检查手段

1. 病史　应详细询问患者的吸烟、饮酒史以及以往是否有肿瘤病史，如果患者以往接受过头颈部射线照射，应考虑医源性第二原发肿瘤。

2. 体格检查　应仔细观察头颈部器官有无异常，必要时可进行触诊。对于颈部肿块，应明确其大小及所属区级。另外，应常规检查是否伴有脑神经麻痹症状。

3. 喉镜　有助于明确肿瘤的位置、大小以及侵犯范围，特别是针对较为隐匿的部位如舌根、咽部和喉部肿瘤，必要时还可以进行活检。

4. CT 或 MRI　为了明确分期，通常采用 CT 或 MRI 对原发肿瘤以及区域淋巴结进行评价。

5. PET　对于颈部淋巴结转移的诊断，PET 较 CT 或 MRI 有更高的敏感性和特异性，此外还有助于发现远处转移灶。PET 的另外一个作用是对局部放疗后的颈部淋巴结进行性质判断，这可能对是否采取后续颈部淋巴结清扫有指导意义。

（三）头颈部鳞癌 TNM 分期（AJCC 2002）

1. 头颈部鳞癌 TNM 的分级标准　见表 1。

表 1　头颈部鳞癌 TNM 分级标准

T	N	M
口腔癌		
TX　原发肿瘤无法评价	NX　区域淋巴结无法评价	MX　远处转移无法评价
T0　无原发肿瘤证据	N0　无区域淋巴结转移	M0　无远处转移灶
T1　肿瘤最大直径≤2 cm	N1　同侧单个淋巴结转移，最大直径≤3 cm	M1　有远处转移灶
T2　肿瘤最大直径>2 cm，但≤4 cm	N2　同侧单个淋巴结转移，最大直径>3 cm，但≤6 cm；或同侧多个淋巴结转移，最大直径≤6 cm；同侧或对侧淋巴结转移，最大直径≤6 cm	
T3　肿瘤最大直径>4 cm	N2a　同侧单个淋巴结转移，最大直径>3 cm，但≤6 cm	
T4a　肿瘤侵犯邻近组织（骨皮质、舌深肌、上颌窦或皮肤）	N2b　同侧多个淋巴结转移，最大直径≤6 cm	
T4b　肿瘤侵犯三叉神经区、翼板、颅底和（或）包裹颈内动脉	N2c　同侧或对侧淋巴结转移，最大直径≤6 cm	
	N3　任一淋巴结转移，最大直径>6 cm	
口咽癌		
TX　原发肿瘤无法评价	NX　区域淋巴结无法评价	MX　远处转移无法评价
T0　无原发肿瘤证据	N0　无区域淋巴结转移	M0　无远处转移灶
T1　肿瘤最大直径≤2 cm	N1　同侧单个淋巴结转移，最大直径≤3 cm	M1　有远处转移灶
T2　肿瘤最大直径>2 cm，但≤4 cm	N2　同侧单个淋巴结转移，最大直径>3 cm，但≤6 cm；或同侧多个淋巴结转移，最大直径≤6 cm；同侧或对侧淋巴结转移，最大直径≤6 cm	
T3　肿瘤最大直径>4 cm	N2a　同侧单个淋巴结转移，最大直径>3 cm，但≤6 cm	
T4a　肿瘤侵犯喉、舌深肌、翼内肌、硬腭和上颚	N2b　同侧多个淋巴结转移，最大直径≤6 cm	
T4b　肿瘤侵犯翼外肌、翼板、外鼻咽、颅底和（或）包裹颈内动脉	N2c　同侧或对侧淋巴结转移，最大直径≤6 cm	
	N3　任一淋巴结转移，最大直径>6 cm	
下咽癌		
TX　原发肿瘤无法评价	NX　区域淋巴结无法评价	MX　远处转移无法评价
T0　无原发肿瘤证据	N0　无区域淋巴结转移	

（续表）

T	N	M
T1　肿瘤局限于下咽一个亚区以及最大直径≤2 cm	N1　同侧单个淋巴结转移，最大直径≤3 cm	M0　无远处转移灶
T2　肿瘤侵犯一个以上下咽亚区或邻近部位，或最大直径＞2 cm，但≤4 cm且不伴有声带固定	N2　同侧单个淋巴结转移，最大直径＞3 cm，但≤6 cm；或同侧多个淋巴结转移，最大直径≤6 cm；同侧或对侧淋巴结转移，最大直径≤6 cm	M1　有远处转移灶
T3　肿瘤最大直径＞4 cm或伴有声带固定	N2a　同侧单个淋巴结转移，最大直径＞3 cm，但≤6 cm	
T4a　肿瘤侵犯甲状/环状软骨、舌骨、甲状腺、食管或颈中部软组织	N2b　同侧多个淋巴结转移，最大直径≤6 cm	
T4b　肿瘤侵犯椎前筋膜、包裹颈动脉或累及纵隔组织	N2c　同侧或对侧淋巴结转移，最大直径≤6 cm	
	N3　任一淋巴结转移，最大直径＞6 cm	
声门上癌		
TX　原发肿瘤无法评价	NX　区域淋巴结无法评价	MX　远处转移无法评价
T0　无原发肿瘤证据	N0　无区域淋巴结转移	
T1　肿瘤局限于声门上区一个亚区且声带活动度正常	N1　同侧单个淋巴结转移，最大直径≤3 cm	M0　无远处转移灶
T2　肿瘤侵犯一个以上声门上、声门或声门上以外区域的邻近亚区黏膜	N2　同侧单个淋巴结转移，最大直径＞3 cm，但≤6 cm；或同侧多个淋巴结转移，最大直径≤6 cm；同侧或对侧淋巴结转移，最大直径≤6 cm	M1　有远处转移灶
T3　肿瘤局限于喉部且伴有声带固定和(或)侵犯下列区域之一：环状软骨后区、会厌前组织、咽旁区域和(或)微小甲状软骨侵蚀	N2a　同侧单个淋巴结转移，最大直径＞3 cm，但≤6 cm	
T4a　肿瘤侵犯甲状软骨和(或)喉外组织	N2b　同侧多个淋巴结转移，最大直径≤6 cm	
T4b　肿瘤侵犯椎前区域、包裹颈动脉或累及纵隔组织	N2c　同侧或对侧淋巴结转移，最大直径≤6 cm	
	N3　任一淋巴结转移，最大直径＞6 cm	
声门癌		
TX　原发肿瘤无法评价	NX　区域淋巴结无法评价	MX　远处转移无法评价
T0　无原发肿瘤证据	N0　无区域淋巴结转移	
T1　肿瘤局限于声带且活动度正常	N1　同侧单个淋巴结转移，最大直径≤3 cm	M0　无远处转移灶

(续表)

T	N	M
T2 肿瘤侵犯声门上和(或)声门下和(或)声带活动度受损 T3 肿瘤局限于喉部且伴有声带固定和(或)声门旁区域和(或)微小甲状软骨侵蚀 T4a 肿瘤侵犯甲状软骨和(或)喉外组织 T4b 肿瘤侵犯椎前区域、包裹颈动脉或累及纵隔组织	N2 同侧单个淋巴结转移,最大直径>3 cm,但≤6 cm;或同侧多个淋巴结转移,最大直径≤6 cm;同侧或对侧淋巴结转移,最大直径≤6 cm N2a 同侧单个淋巴结转移,最大直径>3 cm,但≤6 cm N2b 同侧多个淋巴结转移,最大直径≤6 cm N2c 同侧或对侧淋巴结转移,最大直径≤6 cm N3 任一淋巴结转移,最大直径>6 cm	M1 有远处转移灶
声门下癌		
TX 原发肿瘤无法评价 T0 无原发肿瘤证据 T1 肿瘤局限于声门下区 T2 肿瘤侵犯声带,且不论活动度是否正常 T3 肿瘤局限于喉部且伴有声带固定 T4a 肿瘤侵犯甲状软骨和(或)喉外组织 T4b 肿瘤侵犯椎前区域、包裹颈动脉或累及纵隔组织	NX 区域淋巴结无法评价 N0 无区域淋巴结转移 N1 同侧单个淋巴结转移,最大直径≤3 cm N2 同侧单个淋巴结转移,最大直径>3 cm,但≤6 cm;或同侧多个淋巴结转移,最大直径≤6 cm;同侧或对侧淋巴结转移,最大直径≤6 cm N2a 同侧单个淋巴结转移,最大直径>3 cm,但≤6 cm N2b 同侧多个淋巴结转移,最大直径≤6 cm N2c 同侧或对侧淋巴结转移,最大直径≤6 cm N3 任一淋巴结转移,最大直径>6 cm	MX 远处转移无法评价 M0 无远处转移灶 M1 有远处转移灶

2. 头颈部鳞癌分期 见表2。

表2 头颈部鳞癌分期

分期	T	N	M
Ⅰ期	T1	N0	M0
Ⅱ期	T2	N0	M0
Ⅲ期	T3	N0	M0
	T1～3	N1	M0

（续表）

分期	T	N	M
ⅣA 期	T4a	N0～1	M0
	T1～4a	N2	M0
ⅣB 期	任何 T	N3	M0
	T4b	任何 N	M0
ⅣC 期	任何 T	任何 N	M1

二、治疗原则

（一）早期（Ⅰ/Ⅱ期）

对于早期患者，手术和放疗均可作为根治性治疗手段，如果采用手术治疗方式，应根据颈部淋巴结发生转移的可能性来决定是否进行选择性颈部淋巴结清扫。

（二）局部进展期（Ⅲ/ⅣA/ⅣB 期）

对于可以手术切除的患者，一般采用局部根治性手术联合颈部淋巴结清扫，术后给予辅助放疗；如果伴有淋巴结转移等危险因素，推荐采用联合放化疗的辅助治疗模式。对于喉癌或下咽癌的患者，如果需要接受全喉切除而患者具有保留发音的意愿，可以给予最多 3 个疗程的 PF 方案（顺铂 + 氟尿嘧啶）的诱导化疗。肿瘤获得了完全或部分缓解，可以通过后续根治性放疗来使患者获得器官保留的机会，而手术仅作为诱导化疗或放疗失败后的解救治疗。近期的研究还显示，直接给予喉癌患者放疗同期联合化疗（顺铂）的治疗模式，可以进一步提高器官保留的成功率，同时不影响患者的总生存率。

对于不可以手术切除的患者，通常采用药物同期联合放疗的治疗模式，联合药物包括传统的细胞毒药物——顺铂以及新兴的靶向治疗药物——西妥昔单抗。

（三）复发或远处转移期

对于局部复发患者，如果没有发生远处转移，可以根据以往采用的局部治疗方式选择相应的解救治疗方式。一般情况下尽量手术治疗；如果无法手术，放疗应作为主要的解救治疗方式，根据情况可以联合化疗。

对于局部复发解救治疗失败或发生远处转移的患者，治疗的目的在于改善生活质量以及延长生存期。常用的药物是以铂类为基础的化疗，PF方案（顺铂＋氟尿嘧啶）是最为常用的联合化疗方案。联合化疗虽然在肿瘤缓解率方面优于单药治疗，但对提高总生存期的作用不大。其他有效药物包括甲氨蝶呤、紫杉类、吉西他滨以及卡培他滨等。近年来的研究显示，在铂类（顺铂或卡铂）联合氟尿嘧啶方案的基础上加用西妥昔单抗可改善总生存期；而对于单纯化疗失败的患者，西妥昔单抗单药也是一个有效的治疗选择。

三、治疗策略

（一）头颈部鳞癌的同期放化疗

1. 顺铂单药

· 顺铂 100 mg/m^2，ivgtt，第 1 天

· 每 3 周重复，连用 3 个疗程

【说明】该方案为针对不可手术局部进展期患者的同期放化疗方案，还可作为针对可以手术局部进展期喉癌患者的同期放化疗方案，以达到器官保留的目的。

2. 西妥昔单抗

· 西妥昔单抗 400 mg/m^2,ivgtt,第 1 周

· 西妥昔单抗 250 mg/m^2,ivgtt,第 2~8 周

【说明】该方案为针对不可手术局部进展期患者的同期放化疗方案,尤其适用于一般情况较差或不能耐受顺铂化疗的患者。

(二)头颈部鳞癌的诱导化疗

1. PF 方案

· 顺铂 100 mg/m^2,ivgtt,第 1 天

· 氟尿嘧啶 1 000 mg/(m^2·d),ivgtt(持续),第1~5 天

· 每 3~4 周重复

【说明】该方案可以作为复发或转移性患者的一线化疗方案,还可以作为局部进展期患者的诱导化疗方案。

2. TPF 方案

· 多西他赛 75 mg/m^2,ivgtt,第 1 天

· 顺铂 75 mg/m^2,ivgtt,第 1 天

· 氟尿嘧啶 750 mg/(m^2·d),ivgtt(持续),第1~5天

· 每 3 周重复 1 次,连用 3~4 个疗程

【说明】①该方案可以作为不可手术局部进展期患者的诱导化疗方案。②Ⅲ期临床试验显示,该方案可以获得68%的肿瘤缓解率。Ⅲ/Ⅳ度的中性粒细胞缺乏比例为77%,贫血和血小板减少比例分别为 9%和 3%。

(三)晚期头颈部鳞癌的化疗

1. 铂类+氟尿嘧啶+西妥昔单抗

· 顺铂 100 mg/m^{2}或卡铂 AUC=5,ivgtt,第 1 天

· 氟尿嘧啶 1 000 mg/m²,ivgtt(持续),第 1～4 天
· 西妥昔单抗 400 mg/m²,ivgtt,第 1 周
· 西妥昔单抗 250 mg/m²,ivgtt,每周(第 2 周起)
· 每 3 周重复 1 次

【说明】①该方案可以作为复发或转移性患者的一线姑息治疗方案。②Ⅲ期临床试验显示,该方案的肿瘤缓解率为 36%,中位无进展生存期和总生存期分别为 7.4 个月和 10.1 个月,与单纯化疗相比均有显著提高。

2. 紫杉醇＋顺铂

· 紫杉醇 175 mg/m²,ivgtt,第 1 天
· 顺铂 75 mg/m²,ivgtt,第 1 天
· 每 3 周重复 1 次

【说明】①该方案可以作为复发或转移性患者的姑息化疗方案。②Ⅲ期临床试验显示,该方案的肿瘤缓解率为 26%,1 年总生存率为 32%。该方案与传统的 PF 方案疗效类似,在毒性作用方面黏膜炎的发生比例明显降低。

3. 甲氨蝶呤

· 甲氨蝶呤 40 mg/m²,ivgtt,每周 1 次
· 每 3～4 周为 1 周期

【说明】①该方案可以作为复发或转移性患者经过含铂类药物治疗失败后的二线姑息性方案。②该方案总体耐受性良好,但对于具有第三腔隙积液(胸腹腔积液)的患者,需要注意甲氨蝶呤的药物蓄积导致的严重毒性。

(郭　晔)

第二章
鼻　咽　癌

鼻咽癌在全球范围内是一种少见的恶性肿瘤，发病率<1/10万。但在亚洲特别是南亚和东南亚地区，鼻咽癌是最常见的头颈部恶性肿瘤，发病率可达 20/10 万～30/10 万。鼻咽癌好发于 40～60 岁，男女比例约为 2∶1。根据 WHO 分类，鼻咽癌病理亚型包括角化型、非角化型和未分化型鳞状上皮细胞癌，流行区域主要是后两者。鼻咽癌最主要的发病因素是 EB 病毒的感染，其他包括饮食和遗传因素。与其他头颈部鳞癌不同，吸烟、酗酒不是主要的危险因素。

一、诊断要点

（一）临床表现

1. 颈部淋巴结肿大　颈部特别是Ⅱ区无痛性淋巴结肿大是最常见的临床表现，是由肿瘤转移所致。

2. 回缩性血涕　由于原发肿块生长出血所致，其他相关症状包括鼻塞、鼻出血。

3. 耳鸣耳聋　由于肿瘤侵犯咽旁间隙，从而堵塞咽鼓管所致。

4. 头痛　由于肿瘤侵犯鼻孔、鼻腔或因肿瘤溃烂而产生。

5. 脑神经侵犯症状　主要包括复视、动眼障碍、面部疼痛和麻木等，最常见的是第Ⅲ、Ⅴ、Ⅵ对脑神经受侵。

（二）检查手段

1. 鼻咽镜　鼻咽镜可以明确肿瘤的侵犯范围，包括鼻前庭以及口咽等，同时还可以进行肿块活检。

2. 鼻咽部 CT 或 MRI　为了明确分期，通常采用 CT 或 MRI 对原发肿瘤以及区域淋巴结进行评价。总体来说，MRI 更有优势，可以更好地评价鼻咽软组织肿块以及深部淋巴结转移；而对于颅底骨皮质破坏的判断，CT 似乎略好一些。此外，对于复发或放疗后局部区域的评价，MRI 也优于 CT。

3. 胸部 X 线摄片或 CT　有助于发现胸部转移病灶，这是鼻咽癌最常见的远处转移部位。

4. 骨扫描　有助于发现骨骼转移。如果没有症状，对于早期患者不推荐常规进行；而对于局部晚期患者，应推荐进行。

（三）鼻咽癌 TNM 分期（AJCC 2002）

1. 鼻咽癌 TNM 的分级标准　见表 3。

表 3　鼻咽癌 TNM 分级标准

T	N	M
TX　原发肿瘤无法评价 T0　无原发肿瘤证据 T1　肿瘤局限于鼻咽部内 T2　肿瘤延伸至周围软组织 T2a　肿瘤延伸至口咽和（或）鼻腔，但不伴有咽旁侵犯	NX　区域淋巴结无法评价 N0　无区域淋巴结转移 N1　同侧单个淋巴结转移，最大直径≤3 cm N2　同侧单个淋巴结转移，最大直径＞3 cm，但≤6 cm；或同侧多个淋巴结转移，最大直径≤6 cm；或同侧或对侧淋巴结转移，最大直径≤6 cm	MX　远处转移无法评价 M0　无远处转移灶 M1　有远处转移灶

（续表）

T	N	M
T2b 肿瘤伴有咽旁侵犯 T3 肿瘤侵犯骨结构和(或)鼻旁窦 T4 肿瘤侵犯到颅内和(或)脑神经、颞下窝、口咽、眼眶或三叉窝	N2a 同侧单个淋巴结转移，最大直径＞3 cm，但≤6 cm N2b 同侧多个淋巴结转移，最大直径≤6 cm N2c 同侧或对侧淋巴结转移，最大直径≤6 cm N3 任一淋巴结转移，最大直径＞6 cm	

2. 鼻咽癌分期 见表4。

表4 鼻咽癌分期

分期	T	N	M
Ⅰ期	T1	N0	M0
ⅡA期	T2a	N0	M0
ⅡB期	T2b	N0	M0
	T1～2	N1	M0
Ⅲ期	T1～2	N2	M0
	T3	N0～2	M0
ⅣA期	T4	N0～2	M0
ⅣB期	任何T	N3	M0
ⅣC期	任何T	任何N	M1

二、治疗原则

（一）放疗

放疗是鼻咽癌的主要治疗手段，通常采用面颈联合野照射。对于原发病灶，照射剂量为65～75 Gy；对于有淋巴结转移的颈部，照射剂量为65～70 Gy；对于无淋巴结转移的颈部，预防照射剂量为 50～60 Gy。近年来，三维适形和调强放疗也取得了一定的进展。目前，单纯放疗是早期（Ⅰ/Ⅱ期）患者的标准治疗方式，而对于局部进展期（Ⅲ/ⅣA/ⅣB 期）的患者则通常需要联合化疗。近年来有一项Ⅲ期随机研究表明，Ⅱ期患者也有可能从同期放化疗中获益，但仍有待于其他研究的验证。

（二）手术

由于鼻咽较深的解剖位置、周围结构复杂以及鼻咽癌容易发生咽后侵犯的特性，手术极少用于原发肿瘤的治疗。但对于放疗以后出现颈部复发的患者，颈部淋巴结清扫术是一个有效的解救治疗手段。

（三）化疗

对于局部进展期（Ⅲ/ⅣA/ⅣB 期）患者，在放疗基础上联合化疗可以在提高肿瘤局控率的同时改善生存率。常用的药物包括单用顺铂或者顺铂联合氟尿嘧啶（PF）的方案。近年来，先给予紫杉类联合铂类的诱导化疗再继以同期放化疗的研究取得了良好的结果，但后续Ⅲ期随机试验并没有证实诱导化疗在同期放化疗之前使用的生存获益，但不可否认诱导化疗有利于快速缩小肿瘤负荷，为及时制订后续的放疗计划创造时机。

对于远处转移（ⅣC 期）的患者，化疗是一个有效的姑息治疗手段。鼻咽癌是对化疗最为敏感的头颈部肿瘤，包括氟尿嘧啶、铂类、吉西他滨以及紫杉类等药物均有一定疗效。与头颈部鳞癌不同，包括西妥昔单抗在内的靶向治疗目前仍然处于研究阶段，没有用于常规治疗。

三、治 疗 策 略

（一）鼻咽癌的同期放化疗

1. 顺铂单药

· 顺铂 100 mg/m^2，ivgtt，第 1 天

· 每 3 周重复 1 次，连用 3 个疗程

或：

· 顺铂 40 mg/m^2，ivgtt，第 1 天

· 放疗期间每周重复 1 次

【说明】该方案为针对局部进展期（Ⅲ/ⅣA/ⅣB 期）患者的同期放化疗方案。

2. 奥沙利铂单药

· 奥沙利铂 70 mg/m^2，ivgtt，第 1 天

· 放疗期间每周重复 1 次

【说明】该方案为针对局部进展期（Ⅲ/ⅣA/ⅣB 期）患者的同期放化疗方案，尤其适用于肾功能不全或无法耐受顺铂的患者。

（二）晚期鼻咽癌的化疗

1. PF 方案

· 顺铂 100 mg/m^2，ivgtt，第 1 天

· 氟尿嘧啶 1 000 mg/（m^2 · d），ivgtt（持续），第 1～5 天

· 每 3～4 周重复 1 次

【说明】该方案可以作为复发或转移性鼻咽癌的一线化疗方案。

2. 吉西他滨+顺铂

· 吉西他滨 1 000 mg/m^2,ivgtt,第 1、8、15 天

· 顺铂 50 mg/m^2,ivgtt,第 1、8 天

· 每 4 周重复 1 次

【说明】①该方案可以作为复发或转移性鼻咽癌的一线化疗方案。②Ⅱ期临床试验显示,该方案的肿瘤缓解率为 73%,其中有 21%的完全缓解率,1 年总生存率为 62%。③这两种药物无论是体外还是体内均显示有良好的协同作用,且无叠加的毒副作用,是理想的药物组合。

3. 吉西他滨+紫杉醇+卡铂

· 吉西他滨 1 000 mg/m^2,ivgtt,第 1、8 天

· 紫杉醇 70 mg/m^2,ivgtt,第 1、8 天

· 卡铂 AUC=5,第 1 天

· 每 3 周重复 1 次

【说明】①该方案可以作为复发或转移性鼻咽癌的一线化疗方案。②Ⅱ期临床试验显示,该方案的肿瘤缓解率为 78%,中位总生存期高达 18.6 个月。但该方案的毒性较大,Ⅲ/Ⅳ度的中性粒细胞缺乏比例为 79%,贫血和血小板减少比例均为 41%,因此该方案适用于 PS 评分较好、年纪较轻的患者。

4. 吉西他滨+长春瑞滨

· 吉西他滨 1 000 mg/m^2,ivgtt,第 1、8 天

· 长春瑞滨 20 mg/m^2,ivgtt,第 1、8 天

· 每 3 周重复 1 次

【说明】①该方案可以作为复发或转移性鼻咽癌经铂类药物治疗失败后的二线化疗方案。②Ⅱ期临床试验显示,该方案的肿瘤缓解率为 36%,中位总生存期为 11.9 个

月。Ⅲ/Ⅳ度的中性粒细胞缺乏比例为44%，贫血和血小板减少比例分别为13%和18%。

（郭　晔）

第三章
甲 状 腺 癌

甲状腺癌是最常见的内分泌恶性肿瘤，其比例占90%以上。女性患者的发生率为男性患者的2～3倍，使得甲状腺癌成为常见的女性恶性肿瘤之一。甲状腺癌的病理亚型中最常见的是乳头状癌（80%）和滤泡状癌（11%），而髓样癌和未分化癌的发生率很低（$<5\%$）。甲状腺癌最重要的发病因素为儿童期头颈部接受过放射线照射，另外家族性内分泌疾病对于髓样癌的影响也不容忽视。

一、诊 断 要 点

（一）病史

病史询问对于判断甲状腺肿块良、恶性有一定帮助，如果患者以往头颈部接受过放射线照射，甲状腺肿块的恶性可能非常大。年龄也是一个因素，过于年轻或年长的患者均是甲状腺癌的高危人群。此外，迅速增大的甲状腺肿块应该引起足够的重视。

（二）临床表现

1. 甲状腺肿块　大部分患者起病表现为无痛性的甲

状腺肿块,其后可由于肿块增大而感受到颈部的压迫感。

2. 声音嘶哑　当甲状腺肿块压迫喉部或侵犯到喉返神经时,患者可以出现声音嘶哑。

3. 吞咽困难　当甲状腺肿块压迫食管时可以发生吞咽困难,但一般程度较轻。

4. 霍纳综合征　在极少数情况下,甲状腺肿块侵犯颈交感神经丛,会导致霍纳综合征。

(三) 检查手段

1. 促甲状腺素(TSH)　针对促甲状腺素水平的检测有助于筛选患者接受何种后续检查手段。如果水平低下,应该先进行甲状腺核素扫描,然后根据结果决定是否进行细针穿刺活检;如果水平正常,则可以直接进行细针穿刺活检。

2. 细针穿刺活检　细针穿刺活检是最有效的初步诊断甲状腺肿块性质的诊断方法,准确性可以达到70%～80%。

3. 甲状腺超声　甲状腺超声有助于判断甲状腺肿块为囊性还是实质性,但并不能分辨实质性肿块的良、恶性。甲状腺超声多用于评价甲状腺肿块的数目和大小,并为细针穿刺活检提供影像学定位。

4. 甲状腺核素扫描　甲状腺核素扫描有助于判断甲状腺肿块是否有功能。通常功能性甲状腺肿块(热结节)是良性的,仅有10%的无功能性肿块(冷结节)为恶性。

5. 肿瘤抗原　大部分甲状腺髓样癌患者的血清中会有降钙素和癌胚抗原(CEA)水平的升高。

(四) 分期(AJCC 2002)

1. 甲状腺癌 TNM 的分级标准 见表 5。

表 5 甲状腺癌 TNM 分级标准

T	N	M
TX 原发肿瘤无法评价 T0 无原发肿瘤证据 T1 肿瘤直径≤2 cm 并局限在甲状腺内 T2 肿瘤直径为 2～4 cm 并局限在甲状腺内 T3 肿瘤直径>4 cm,肿瘤局限在甲状腺内或有少量延伸至甲状腺外 T4a 肿瘤蔓延至甲状腺包膜外,并侵犯皮下软组织、喉、气管、食管或喉返神经 T4b 肿瘤侵犯椎前筋膜或包裹颈动脉或纵隔血管 所有未分化癌的原发肿瘤均应视为 T4 T4a 肿瘤局限在甲状腺内——手术可切除 T4b 肿瘤延伸至甲状腺外——手术不可切除	NX 区域淋巴结无法评价 N0 无区域淋巴结转移 N1 有区域淋巴结转移 N1a 肿瘤转移至Ⅵ区(气管前、气管旁和喉前淋巴结) N1b 肿瘤转移至单侧、双侧、对侧颈部或上纵隔淋巴结	MX 远处转移无法评价 M0 无远处转移灶 M1 有远处转移灶

2. 甲状腺癌分期 见表 6。

表 6 甲状腺癌分期

分期	T	N	M
乳头状或滤泡状癌			
患者年龄<45 岁			
Ⅰ期	任何 T	任何 N	M0
Ⅱ期	任何 T	任何 N	M1

（续表）

分期	T	N	M
患者年龄≥45 岁			
Ⅰ期	T1	N0	M0
Ⅱ期	T2	N0	M0
Ⅲ期	T3	N0	M0
	T1～3	N1a	M0
ⅣA 期	T4a	N0～1a	M0
	T1～4a	N1b	M0
ⅣB 期	T4b	任何 N	M0
ⅣC 期	任何 T	任何 N	M1
髓样癌			
Ⅰ期	T1	N0	M0
Ⅱ期	T2	N0	M0
Ⅲ期	T3	N0	M0
	T1～3	N1a	M0
ⅣA 期	T4a	N0～1a	M0
	T1～4a	N1b	M0
ⅣB 期	T4b	任何 N	M0
ⅣC 期	任何 T	任何 N	M1
未分化癌			
ⅣA 期	T4a	任何 N	M0
ⅣB 期	T4b	任何 N	M0
ⅣC 期	任何 T	任何 N	M1

二、治疗原则

（一）乳头状癌或滤泡状癌

1. 手术

（1）甲状腺叶切除术：如果甲状腺肿块直径≤1.5 cm，

可选择患侧甲状腺叶切除的手术方式，但应在术中探查健侧甲状腺。

（2）次全甲状腺切除术：在健侧甲状腺上部保留2～4 g甲状腺组织，同时保留喉返神经以及甲状旁腺的供应血管。

（3）全甲状腺切除术：切除所有甲状腺组织。由于这种手术方式可以导致持续性低钙血症，术后应常规补充钙质和维生素 D。

2. ^{131}I 治疗　手术后给予^{131}I 治疗有以下作用：①可以清除残留的甲状腺组织，增加随后^{131}I 全身扫描以及血清甲状腺球蛋白检测的敏感性，从而有助于发现肿瘤复发。②可以清除颈部以及远处残留的微小甲状腺癌。③可以降低疾病相关死亡率、肿瘤复发以及远处转移。

手术后给予^{131}I 治疗的指征为：①没有完全切除肿瘤。②虽然完全切除肿瘤，但存在高危的复发因素，包括年龄＜16岁或＞45 岁；组织学亚型为高细胞、柱状细胞、弥漫硬化性乳头状亚型、广泛浸润型或低分化乳头状亚型或Hürthle 细胞癌；原发肿瘤巨大、延伸至甲状腺包囊外或淋巴结转移。③手术 3 个月后甲状腺球蛋白水平升高。④手术后发生远处转移。

3. 化疗　通常情况下，化疗在甲状腺癌治疗中的地位很低。多柔比星被认为是最主要的药物，其他有效的药物包括依托泊苷、顺铂、卡铂。

4. 靶向治疗　近期，针对血管内皮生长因子的小分子酪氨酸激酶抑制剂对于晚期分化型甲状腺癌取得了一定的疗效，而大约一半的乳头状癌具有 *RAF* 基因的突变，是一个潜在的治疗靶点。在最近的研究中显示，针对放射性碘治疗失败的患者，索拉非尼与安慰剂相比，显著延长了晚期分化型甲状腺癌的无进展生存，因此获批美国 FDA 的治疗适应证，而我国尚未获批这一适应证。

5. 放疗　放疗同样在甲状腺癌治疗中的地位很低。适应证包括手术切除不完全以及肿瘤组织不摄取^{131}I。

6. 甲状腺素

(1) 由于甲状腺癌细胞的生长由促甲状腺素控制，因此通过使用甲状腺素来抑制促甲状腺素的分泌可以降低复发和改善生存。

(2) 无论采取何种手术方式以及后续治疗，所有甲状腺癌患者均应常规使用左甲状腺素。

(3) 对于术后患者，促甲状腺素（TSH）应保持在 0.1 mU/ml 水平以下。

（二）髓样癌

手术通常采用全甲状腺切除术以及中央淋巴结清扫。髓样癌不摄取^{131}I，而化疗和放疗的作用也有限。由于多数髓样癌具有 *RET* 基因的突变或高表达，使得 RET 抑制剂成为有希望的治疗候选药物。目前已经有 2 个小分子酪氨酸激酶抑制剂（凡德他尼和卡博替尼）在Ⅲ期随机研究中得到了优于安慰剂的治疗效果，目前均获得了美国 FDA 的治疗适应证。上述 2 种药物在我国均未上市。

（三）未分化癌

未分化癌发展迅速、预后凶险。如果有手术指征，应行全甲状腺切除术，术后常规给予放疗。化疗的作用有限，紫杉醇是相对有效的单药。

三、治疗策略（晚期甲状腺癌）

1. 多柔比星单药

· 多柔比星 60～75 mg/m^2，iv（缓慢），第 1 天

· 每 3 周重复 1 次

【说明】该方案适用于甲状腺乳头状癌、滤泡状癌或髓样癌。

2. 索拉非尼

· 索拉非尼 400 mg，po，bid

· 连续服用

【说明】①该方案适用于不摄取碘或者^{131}I 治疗失败的甲状腺乳头状癌。②Ⅲ期临床试验显示，部分缓解率和疾病稳定率分别为 12.2% 和 54%，中位无进展生存达到了 10.8 个月。

3. 紫杉醇单药

· 紫杉醇 175 mg/m^2，ivgtt（3 h），第 1 天

· 每 3 周重复 1 次

【说明】该方案较适用于甲状腺未分化癌。

4. 达卡巴嗪 + 氟尿嘧啶

· 达卡巴嗪 250 mg/m^2，ivgtt，第 1～5 天

· 氟尿嘧啶 450 mg/m^2，ivgtt，第 1～5 天

· 每 4 周重复 1 次

【说明】该方案较适用于甲状腺髓样癌。

（郭　晔）

第四章
乳　腺　癌

乳腺癌是女性最常见的恶性肿瘤之一，女性的发病为男性的100倍。全世界每年约有140万妇女患乳腺癌，50万死于乳腺癌。在西欧、北美等发达国家，乳腺癌发病率占女性恶性肿瘤首位。我国乳腺癌发病年龄较轻，40～49岁出现高峰，高峰年龄比西方国家早10～15年。

一、诊断要点

（一）临床表现

1. 乳腺肿块　无痛性乳腺肿块是乳腺癌最常见的首发症状，体检时约有65%的患者表现为乳腺肿块。乳腺外上象限是乳腺癌的好发部位，约占36%。

2. 乳头改变　乳头溢液的性质可为乳汁样、浆液性和血性等。肿瘤侵及乳头大导管时，可使乳头回缩。乳头瘙痒、脱屑、糜烂、溃疡、结痂伴灼痛，这些乳头湿疹样改变是乳腺Paget病的临床表现。

3. 乳房皮肤及轮廓改变　肿瘤侵犯皮肤的Cooper韧带，可导致肿瘤表面皮肤发生凹陷，形如酒窝。当瘤细胞堵塞皮下淋巴管时，可引起肿块表面皮肤水肿，形成“橘皮征”。肿瘤侵入皮内淋巴管，则在肿瘤周围形成小的癌灶，成为卫星结节。由于炎性乳腺癌皮下淋巴网内充满癌栓，导致癌性淋巴管炎，临床表现为乳房明显增大，皮肤充血、红肿，局部温度增高，与急性乳腺炎的临床表现相似，但疼痛、发热等全身症状不明显。

4. 区域淋巴结肿大　腋窝淋巴结转移最为常见，转移发生率为 50%～60%。较晚期病例常以锁骨上淋巴结肿大为主诉就诊。

5. 乳房疼痛　当乳腺癌发展到一定阶段时，可有不同程度的疼痛。

6. 远处转移　少数乳腺癌患者以全身组织或器官的扩散病灶为首发症状，此时病情已属于晚期。常见转移部位为骨、肺、胸膜和肝，脑转移较少见。

（二）检查手段

1. 乳腺钼靶 X 线摄片　钼靶 X 线摄片是最基本的乳腺影像检查方法。典型乳腺癌钼靶 X 线征象包括星芒状肿块、不对称致密、结构扭曲或钙化。

2. 超声检查　超声是乳腺 X 线摄片最重要的补充，且无损伤，可以反复进行。

3. CT 和 MRI 扫描　CT 不宜作为乳腺病变的主要检查手段。MRI 因具有较高的软组织对比性，对致密性乳腺和钼靶 X 线片诊断较困难的乳腺组织类型如小叶癌、导管内癌等有意义。

4. 乳腺纤维导管镜检查　临床上自发性乳头溢液的患者均可行乳头纤维导管镜检查，并可结合细胞学检查以决定进一步处理措施。

5. 细胞学诊断

(1) 细针穿刺细胞学检查:乳腺肿块的针吸细胞学诊断的主要目的是确定病变的良、恶性。

(2) 乳头溢液细胞学检查:部分早期乳腺癌可出现乳头溢液,对于乳腺癌的早期诊断有一定意义。

(3) 印片细胞学检查:乳头、乳晕和乳腺其他部位有糜烂或溃疡时,可以进行印片或刮片细胞学检查。

6. 空芯针穿刺活检组织学诊断　空芯针穿刺活检能取得条状组织块,其诊断的可靠性和准确性较高,是乳腺癌的重要检查方法,尤其对于新辅助化疗者,空芯针活检病理检查包括免疫组化的结果为患者的个体化治疗及预后提供了依据。

(三) 乳腺癌的分期

1. 乳腺癌 TNM 分期　见表 7。

表 7　乳腺癌 TNM 分级标准(AJCC 2002)

T	N	M
TX　原发肿瘤无法确定(例如已切除) T0　原发肿瘤未查出 Tis　原位癌 Tis(DCIS)　导管原位癌 Tis(LCIS)　小叶原位癌 Tis(Paget)　不伴肿瘤的 Paget 病(伴有肿块的 Paget 病根据肿块大小进行分期) T1　原发灶最大径≤2.0 cm T1mic　微小浸润性癌,最大径≤0.1 cm	NX　区域淋巴结无法分析(例如已被切除) N0　区域淋巴结无转移 N1　同侧腋淋巴结转移,可活动 N2　同侧转移性腋淋巴结相互融合,或与其他组织固定;或临床无证据显示腋淋巴结的情况下,存在临床明显的内乳淋巴结转移 N2a　同侧转移性腋淋巴结相互融合,或与其他组织固定	MX　远处转移无法评估 M0　无远处转移 M1　有远处转移

（续表）

T	N	M
T1a 肿瘤最大径>0.1 cm，≤0.5 cm T1b 肿瘤最大径>0.5 cm，≤1.0 cm T1c 肿瘤最大径>1.0 cm，≤2.0 cm T2 肿瘤最大径>2.0 cm，≤5.0 cm T3 肿瘤最大径>5.0 cm T4 不论肿瘤大小，直接侵犯胸壁或皮肤(胸壁包括肋骨、肋间肌、前锯肌，但不包括胸肌) T4a 侵犯胸壁 T4b 患侧乳房皮肤水肿(包括橘皮样变)、溃破或卫星状结节 T4c T4a和T4b并存 T4d 炎性乳腺癌	N2b 临床无证据显示腋淋巴结转移的情况下，存在临床明显的内乳淋巴结转移 N3 同侧锁骨下淋巴结转移；或有临床证据显示腋淋巴结转移的情况下，存在临床明显的内乳淋巴结转移；或同侧锁骨上淋巴结转移，伴或不伴腋淋巴结或内乳淋巴结转移 N3a 同侧锁骨下淋巴结转移及腋淋巴结转移 N3b 同侧内乳区淋巴结转移及腋淋巴结转移 N3c 同侧锁骨上淋巴结转移	
pTNM		
pT 与T分类一致。要求标本周围边缘应无肉眼可见肿瘤，镜下才能发现的癌灶不影响分类	pNX 区域淋巴结无法分析(手术未包括该部位或过去已切除) pN0 组织学无区域淋巴结转移，未对孤立肿瘤细胞另行检查 pN0（i－） 组织学无区域淋巴结转移，免疫组化阴性 pN0（i＋） 组织学无区域淋巴结转移，免疫组化阳性，肿瘤灶≤0.2 mm pN0（mol－） 组织学无区域淋巴结转移，分子检测(RT－PCR)阴性	pM 与M相同

（续表）

T	N	M
	pN0（mol+） 组织学无区域淋巴结转移，分子检测（RT－PCR）阳性 pN1 mi 存在微转移，最大径>0.2 mm，≤2.0 mm pN1 同侧1～3个腋淋巴结转移，或内乳前哨淋巴结镜下转移，而临床不明显 pN1a 同侧1～3个腋淋巴结转移 pN1b 内乳前哨淋巴结镜下转移，而临床不明显 pN1c 同侧1～3个腋淋巴结转移，同侧内乳前哨淋巴结镜下转移，而临床不明显 pN2 4～9个腋淋巴结转移，或临床明显的内乳淋巴结转移而腋淋巴结无转移 pN2a 4～9个腋淋巴结转移，至少1个肿瘤灶>2.0 mm pN2b 临床明显的内乳淋巴结转移而腋淋巴结无转移 pN3 10个或10个以上腋淋巴结转移，或锁骨下淋巴结转移，或腋淋巴结转移的情况下伴有临床明显的同侧内乳淋巴结转移；或3个以上腋淋巴结转移伴有临床阴性而镜下内乳淋巴结转移；或同侧锁骨上淋巴结转移	

（续表）

T	N	M
	pN3a　10 个或 10 个以上腋淋巴结转移(至少 1 个肿瘤灶＞2.0 mm),或锁骨下淋巴结转移 pN3b　3 个以上腋淋巴结转移伴有临床阴性而前哨淋巴结活检镜下内乳淋巴结转移 pN3c　锁骨下淋巴结转移	

2. 乳腺癌分期　见表 8。

表 8　乳腺癌分期

分期	T	N	M
0 期	Tis	N0	M0
Ⅰ期	T1	N0	M0
ⅡA 期	T0～1	N1	M0
	T2	N0	M0
ⅡB 期	T2	N1	M0
	T3	N0	M0
ⅢA 期	T0～3	N2	M0
	T3	N1	M0
ⅢB 期	T4	N0～2	M0
ⅢC 期	任何 T	N3	M0
Ⅳ期	任何 T	任何 N	M1

二、治疗原则

乳腺癌的治疗方法特别强调综合治疗。乳腺癌各期总的治疗原则：0、Ⅰ、Ⅱ期和可手术的Ⅲ期乳腺癌一般先行手术治疗，术后根据患者的月经状态、肿瘤大小、淋巴结转移数目、受体状况等决定辅助治疗方案。对于肿块较大以及不可手术的Ⅲ期乳腺癌先行术前化疗，以后做根治性手术或做乳腺单纯切除加腋淋巴结清扫术，术后化疗、放疗以及根据受体状态做内分泌治疗。Ⅳ期以及复发转移性乳腺癌以化疗和内分泌治疗为主，必要时行姑息性放疗。

三、治疗策略

（一）新辅助治疗

新辅助内科治疗：①新辅助化疗的主要目的是：缩小肿瘤，便于手术，增加保乳率；兼有消灭微小转移灶，减少远处播撒以及为进一步选择合适的治疗提供依据的作用。②新辅助内分泌治疗：在绝经后受体阳性乳腺癌患者中，3个第三代芳香化酶抑制剂（来曲唑、阿那曲唑或依西美坦）分别与他莫昔芬（TAM）等效或优于TAM。适应证主要是老年女性中不能耐受化疗以及有心脏病史不能耐受蒽环类药物等患者。③曲妥珠单抗（trastuzumab，herceptin）与蒽环类、铂类和紫杉类有协同作用，但与蒽环类的心脏毒性叠加，因而在乳腺癌的新辅助化疗中，曲妥珠单抗与紫杉类及铂类的联合应用就越来越广泛。

▪ 新辅助化疗（Her－2阴性）

1. 密集AC→密集P方案

· 多柔比星60 mg/m^2，iv，第1天

· 环磷酰胺600 mg/m^2，iv，第1天

· 14 d为1个周期，共4个周期

后续以：

· 紫杉醇 175 mg/m^2,iv(3 h),第 1 天
· 14 d 为 1 个周期,共 4 个周期(所有周期均用 G-CSF 支持)

2. 密集 AC→WP 方案

· 多柔比星 60 mg/m^2,iv,第 1 天
· 环磷酰胺 600 mg/m^2,iv,第 1 天
· 14 d 为 1 个周期,4 周期后(预防性 G-CSF 支持)

后续以:

· 紫杉醇 80 mg/m^2,iv(1 h),第 1 天
· 每周 1 次,连用 12 次

3. TC 方案

· 多西他赛 75 mg/m^2,iv,第 1 天
· 环磷酰胺 600 mg/m^2,iv,第 1 天
· 21 d 为 1 个周期,共 4 个周期(所有周期均用 G-CSF 支持)

▪ 新辅助化疗(Her-2 阳性)

1. AC→WPH→H 方案

· 多柔比星 60 mg/m^2,iv,第 1 天
· 环磷酰胺 600 mg/m^2,iv,第 1 天
· 21 d 为 1 个周期, 4 周期

后续以:

· 紫杉醇 80 mg/m^2,iv(1 h),第 1 天
· 曲妥珠单抗 2 mg/kg,iv,第 1 天(首剂 4 mg/kg)
· 每周 1 次,连用 12 次后继续曲妥珠单抗用满 1 年

2. 密集 AC→密集 PH→H 方案

· 多柔比星 60 mg/m^2,iv,第 1 天
· 环磷酰胺 600 mg/m^2,iv,第 1 天

· 14 d 为 1 个周期，4 周期

后续以：

· 紫杉醇 175 mg/m^2,iv(3 h),第 1 天

· 曲妥珠单抗 2 mg/kg,iv,第 1 天(首剂 4 mg/kg)

· 14 d 为 1 个周期(紫杉醇),共 4 周期

· 曲妥珠单抗每周 1 次,后继续曲妥珠单抗用满 1 年

3. AC→TH→H 方案

· 多柔比星 60 mg/m^2,iv,第 1 天

· 环磷酰胺 600 mg/m^2,iv,第 1 天

· 21 d 为 1 个周期，4 周期

后续以：

· 多西他赛 100 mg/m^2,iv(1 h),第 1 天

· 曲妥珠单抗 6 mg/kg,iv,第 1 天(首剂 8 mg/kg)

· 21 d 为 1 个周期,4 周期后继续曲妥珠单抗用满 1 年

4. TCH→H 方案

· 多西他赛 75 mg/m^2,iv,第 1 天

· 卡铂 AUC = 6,iv,第 1 天

· 曲妥珠单抗 6 mg/kg,iv,第 1 天(首剂 8 mg/kg)

· 21 d 为 1 个周期，6 周期后继续曲妥珠单抗用满 1 年

5. PH→FEC + H→H 方案

· 紫杉醇 80 mg/m^2,iv(1 h),第 1 天

· 曲妥珠单抗 2 mg/kg,iv,第 1 天(首剂 4 mg/kg)

· 每周 1 次,连用 12 次

后续以：

· 氟尿嘧啶 500 mg/m^2,iv,第 1 天

· 表柔比星 75 mg/m^2,iv,第 1 天

· 环磷酰胺 500 mg/m^2,iv,第 1 天

· 曲妥珠单抗 6 mg/kg,iv,第 1 天
· 21 d 为 1 个周期，4 周期后继续曲妥珠单抗用满 1 年

（二）辅助治疗

（1）无论绝经前还是绝经后，辅助化疗均能降低复发率和病死率，但绝经前患者受益更大。

（2）Luminal A 型（除了淋巴结转移数量多或存在其他危险因素）不需要辅助化疗，而 Luminal B（Her－2 阴性及 Her－2 阳性）、Her－2 阳性（非 Luminal）及三阴性乳腺癌等亚型需要辅助化疗。

（3）根据 2013 年 St. Gallen 共识，各分型定义如下：①Luminal A 型：ER 阳性且 PR＞20%强阳性且 Ki－67＜14%。②Luminal B（Her－2 阴性）：ER 和（或）PR 阳性且 Ki－67≥14%且 Her－2 阴性。③Luminal B（Her－2 阳性）：ER 和（或）PR 阳性且 Her－2 阳性，Ki－67 任何水平。④Her－2 阳性（非 Luminal）：Her－2 阳性且 ER 和 PR 阴性。⑤三阴性乳腺癌：ER 和 PR 阴性且 Her－2 阴性。

（4）对于 ER 和（或）PR 阳性的患者，不论其年龄、月经状态、肿瘤大小、淋巴结是否有转移，均应接受辅助内分泌治疗。

（5）对于 Her－2 阳性的患者推荐曲妥珠单抗靶向辅助治疗 1 年。

▪ 辅助化疗优选方案（Her－2 阴性）

1. 密集 AC→密集 P 方案

见新辅助化疗。

2. 密集 AC→wP 方案

见新辅助化疗。

3. TC 方案

见新辅助化疗。

▪ 辅助化疗其他方案（Her－2 阴性）

1. AC 方案

· 多柔比星 60 mg/m^2，iv，第 1 天

· 环磷酰胺 600 mg/m^2，iv，第 1 天

· 21 d 为 1 个周期，共 4 个周期

2. EC 方案

· 表柔比星 100 mg/m^2，iv，第 1 天

· 环磷酰胺 830 mg/m^2，iv，第 1 天

· 21 d 为 1 个周期，共 8 个周期

3. FAC 方案

· 氟尿嘧啶 500 mg/m^2，iv，第 1、8 天

· 多柔比星 50 mg/m^2，iv，第 1 天

· 环磷酰胺 500 mg/m^2，iv，第 1 天

· 21 d 为 1 个周期，共 6 个周期

4. CAF 方案

· 环磷酰胺 100 mg/m^2，po，第 1～14 天

· 多柔比星 30 mg/m^2，iv，第 1、8 天

· 氟尿嘧啶 500 mg/m^2，iv，第 1、8 天

· 28 d 为 1 个周期，共 6 个周期

5. CEF 方案

· 环磷酰胺 75 mg/m^2，po，第 1～14 天

· 表柔比星 60 mg/m^2，iv，第 1、8 天

· 氟尿嘧啶 500 mg/m^2，iv，第 1、8 天

· 28 d 为 1 个周期，共 6 个周期

6. CMF 方案

· 环磷酰胺 100 mg/m^2,po,第 1～14 天
· 甲氨蝶呤 40 mg/m^2,iv,第 1、8 天
· 氟尿嘧啶 600 mg /m^2,iv,第 1、8 天
· 28 d 为 1 个周期,共 6 个周期

7. TAC 方案
· 多西他赛 75 mg/m^2,iv,第 1 天
· 多柔比星 50 mg/m^2,iv,第 1 天
· 环磷酰胺 500 mg/m^2,iv,第 1 天
· 21 d 为 1 个周期,共 6 个周期(所有周期均用 G-CSF 支持)

8. FEC→T 方案
· 氟尿嘧啶 500 mg/m^2,iv,第 1 天
· 表柔比星 100 mg/m^2,iv,第 1 天
· 环磷酰胺 500 mg/m^2,iv,第 1 天
· 21 d 为 1 个周期,共 3 个周期

后续以:
· 多西他赛 100 mg/m^2,iv,第 1 天
· 21 d 为 1 个周期,共 3 个周期

9. AC→T 方案
· 多柔比星 60 mg/m^2,iv,第 1 天
· 环磷酰胺 600 mg/m^2,iv,第 1 天
· 21 d 为 1 个周期,共 4 个周期

后续以:
· 多西他赛 100 mg/m^2,iv,第 1 天
· 21 d 为 1 个周期,共 4 个周期

10. FEC→wP 方案
· 氟尿嘧啶 600 mg/m^2,iv,第 1 天

· 表柔比星 90 mg/m^2,iv,第 1 天
· 环磷酰胺 600 mg/m^2,iv,第 1 天
· 21 d 为 1 个周期,共 4 个周期

后续以:

· 紫杉醇 100 mg/m^2,iv,第 1 天
· 每周 1 次,连用 8 次

11. FAC→wP 方案

· 氟尿嘧啶 500 mg/m^2,iv,第 1、8 天
· 多柔比星 50 mg/m^2,iv,第 1 天
· 环磷酰胺 500 mg/m^2,iv,第 1 天
· 21 d 为 1 个周期,共 6 个周期

后续以:

· 紫杉醇 80 mg/m^2,iv(1 h),第 1 天
· 每周 1 次,连用 12 次

▪ 辅助化疗及靶向方案(Her-2 阳性)

1. AC→wPH→H 方案

见新辅助化疗。

2. 密集 AC→密集 PH→H 方案

见新辅助化疗。

3. 密集 AC→TH→H 方案

见新辅助化疗。

4. TCH→H 方案

见新辅助化疗。

▪ 辅助内分泌治疗

1. 芳香化酶抑制剂

· 阿那曲唑 1 mg,po
· 来曲唑 2.5 mg,po

· 依西美坦 25 mg,po,qd
· 连服 5 年

2. 他莫昔芬(TAM)

· 他莫昔芬 10 mg,po,bid
· 2～3 年后芳香化酶抑制剂 2～3 年

3. 芳香化酶抑制剂 2～3 年后他莫昔芬 2～3 年。

4. 他莫昔芬 5 年后芳香化酶抑制剂 5 年。

5. 他莫昔芬 5 年,最近有数据显示可用至 10 年。

【说明】①NCCN 指南根据疗效及耐受性将 Her－2 阴性乳腺癌术后辅助化疗方案分成了优选方案及其他方案两类。②大样本 EBCTCG 荟萃分析显示,在蒽环的基础上序贯或联合紫杉类药(紫杉醇、多西他赛)的辅助化疗方案可进一步提高无病生存期及总生存期。③CMF 方案可以作为腋淋巴结阴性乳腺癌患者的术后辅助化疗方案。尤其适用于高龄、有心脏基础疾病不能耐受蒽环类药物者、有蒽环类药物过敏史者。④6 周期 CMF 方案辅助化疗的疗效相当于 4 周期 AC 方案的疗效。⑤多柔比星的剂量应该在 50～60 mg/m^2,低于此剂量强度疗效降低,但多柔比星的剂量如果＞60 mg/m^2 其毒性增加,而疗效不增加。⑥注意蒽环类药物的累积剂量,多柔比星总的累积剂量应＜500～550 mg/m^2,表柔比星总的累积剂量应＜900～1 000 mg/m^2。⑦CALGB9741 研究显示,密集 AC→密集 P 方案其无病生存率和总生存期,2 周 1 次的密集化疗组优于 3 周 1 次的常规间隙化疗组。在 G－CSF 预防性支持下,此方案的 4 度粒细胞下降比例为 9%,需输注红细胞的比例 13%,无须输注血小板。⑧推荐应用 TAC 辅助化疗时应给予 G－CSF 预防性支持(短效及长效均可)。⑨Her－2 阳性乳腺癌定义为病理组织酶标免疫组化检测为＋＋＋或用

FISH(荧光原位杂交方法)检测为阳性基因扩增。⑩Her－2阳性乳腺癌的辅助化疗推荐AC→wPH或TH→H方案,对于不宜用蒽环的患者也可选择TCH→H方案。⑪目前的证据Her－2阳性乳腺癌术后辅助曲妥珠单抗时限为用满1年。⑫辅助内分泌治疗应该在辅助化疗后序贯应用。⑬绝经后激素受体阳性早期乳腺癌的辅助内分泌治疗,推荐起始第三代芳香化酶抑制剂(阿那曲唑、来曲唑、依西美坦)治疗5年。对于已经使用5年芳香化酶抑制剂后没有复发转移的患者是否使用10年效果更好,目前还没有充分的循证医学证据。⑭绝经后激素受体阳性早期乳腺癌的辅助内分泌治疗也可以选择他莫昔芬或芳香化酶抑制剂的序贯或后续强化应用。如果患者(绝经后)有芳香化酶抑制剂的禁忌证时可选择他莫昔芬5年。最近有资料显示他莫昔芬10年可进一步改善预后。⑮唑来膦酸每6个月1次静脉注射4 mg可以有效预防芳香化酶抑制剂引起的骨相关事件。⑯迄今为止,对于绝经前激素受体阳性早期乳腺癌的辅助内分泌标准的方案仍然为他莫昔芬5年。对于高危复发风险的绝经前患者,可以应用戈舍瑞林(诺雷德)2～3年同时加用他莫昔芬5年。SOFT和TEXT研究结果显示,对绝经前乳腺癌患者,特别是高复发风险患者,在卵巢去势的基础上再加用第三代芳香化酶抑制剂较单用他莫昔芬或药物去势加他莫昔芬有明显生存优势。⑰绝经前患者在接受他莫昔芬治疗2～3年或5年后,如果确认已经处于绝经后状态可转换成芳香化酶抑制剂,此时用药参考绝经后患者。

(三) 姑息治疗

晚期乳腺癌的治疗目的是提高生活质量、减轻痛苦、延长生存期，治疗时应特别重视患者的生活质量。①对于病变发展迅速，肝、肺等出现广泛的内脏转移，术后至复发转移时间较短者，ER 和 PR 阴性的晚期乳腺癌是全身化疗的适应证。②对于病变发展相对缓慢、骨和软组织转移、术后至复发转移时间较长者、ER 和(或)PR 阳性的晚期乳腺癌是内分泌治疗的适应证。

▪ 晚期姑息化疗

1. 单药化疗优选方案(Her-2 阴性)

(1) 方案一

· 多柔比星 60～75 mg/m^2，iv，第 1 天

· 21 d 为 1 个周期

或：

· 多柔比星 20 mg/m^2，iv，每周 1 次

(2) 方案二

· 多柔比星脂质体 50 mg/m^2，iv，第 1 天

· 28 d 为 1 个周期

(3) 方案三

· 紫杉醇 175 mg/m^2，iv，第 1 天

· 21 d 为 1 个周期

或：

· 紫杉醇 80 mg/m^2，iv，每周 1 次

(4) 方案四

· 卡培他滨 1 000～1 250 mg/m^2，po，bid，第 1～14 天，21 d 为 1 个周期

(5) 方案五

· 吉西他滨 800～1 200 mg/m^2，iv，第 1、8、15 天，28 d 为 1 个周期

(6) 方案六

· 长春瑞滨 25 mg/m²,iv,第 1、8、15 天,28 d 为 1 个周期

(7) 方案七

· 艾日布林 1.4 mg/m²,iv,第 1、8 天,21 d 为 1 个周期

2. 单药化疗其他方案(Her-2 阴性)

(1) 方案一

· 表柔比星 60～90 mg/m²,iv,第 1 天,21 d 为 1 个周期

(2) 方案二

· 多西他赛 60～100 mg/m²,iv,第 1 天,21 d 为 1 个周期

(3) 方案三

· 白蛋白结合的紫杉醇 100 mg/m²或 150 mg/m²,iv,第 1、8、15 天,28 d 为 1 个周期

或:

· 白蛋白结合的紫杉醇 260 mg/m²,iv,21 d 为 1 个周期

(4) 方案四

· 环磷酰胺 50 mg/m²,po,qd,第 1～21 天, 28 d 为 1 个周期

(5) 方案五

· 卡铂 AUC=6,iv,21～28 d 为 1 个周期

(6) 方案六

· 顺铂 75 mg/m²,iv,21 d 为 1 个周期

(7) 方案七

· 伊沙匹隆 40 mg/m^2,iv,21 d 为 1 个周期

3. 联合化疗方案(Her－2 阴性)

(1) CAF/CEF(同辅助化疗部分)。

(2) EC/AC(同辅助化疗部分)。

(3) CMF(同辅助化疗部分)。

(4) TX

· 多西他赛 75 mg/m^2,iv,第 1 天

· 卡培他滨 950 mg/m^2,po,bid,第 1～14 天

· 21 d 为 1 个周期

(5) GT

· 紫杉醇 175 mg/m^2,iv,第 1 天

· 吉西他滨 1 250 mg/m^2,iv,第 1、8 天(第 1 天在紫杉醇之后)

· 21 d 为 1 个周期

(6) GC

· 吉西他滨 1 000 mg/m^2,iv,第 1、8 天

· 卡铂 AUC＝2,iv,第 1、8 天

· 21 d 为 1 个周期

(7) 紫杉醇＋贝伐珠单抗

· 紫杉醇 90 mg/m^2,iv(1 h),第 1、8、15 天

· 贝伐珠单抗 10 mg/kg,iv,第 1、15 天

· 28 d 为 1 个周期

【说明】

(1) 对于晚期乳腺癌的化疗,目前没有依据说明联合化疗比单药序贯有优势。所以,当患者无重要脏器转移,或无临床症状,或转移部位少,此时可优先考虑单药序贯。

(2) 当患者①有广泛转移或②有临床症状,需要快速

控制病情或③肿瘤进展迅速或④威胁生命的转移或⑤患者的耐受性较好时，可选择联合化疗。

(3) 化疗药物总的选择原则：①辅助治疗仅用内分泌治疗而未用化疗的患者可以选择CMF或CAF方案。②辅助治疗未用过蒽环类化疗的患者可首选蒽环类为基础的方案。③蒽环类辅助治疗后疾病进展的患者，可以选择紫杉类药物为基础的方案，如TX和GT方案。④紫杉类治疗失败的患者，目前尚无标准方案推荐，可以考虑的药物有卡培他滨、长春瑞滨、吉西他滨和铂类，采取单药或联合化疗。⑤晚期三阴性乳腺癌可选择GC方案。

(4) 化疗的基础上加用贝伐珠单抗可以提高有效率及无进展生存期，但没有提高Her-2阴性晚期乳腺癌的总生存期。FDA已经撤销贝伐珠单抗在晚期乳腺癌的适应证，但认为部分患者(三阴性乳腺癌)可能仍有受益。推荐贝伐珠单抗联合紫杉醇每周应用疗效较好。

- 晚期姑息内分泌治疗

(1) 他莫昔芬 10 mg，po，bid。

(2) 阿那曲唑 1 mg，po，qd。

(3) 来曲唑 2.5 mg，po，qd。

(4) 依西美坦 25 mg，po，qd。

(5) 氟维司群 500 mg，im(臀部)，每月1次(第1个月每半个月1次)。

(6) 戈舍瑞林 3.6 mg，ih(腹部)，每月1次。

(7) 甲羟孕酮 500 mg，po，bid。

(8) 醋酸甲地孕酮 160 mg，po，qd。

(9) 依维莫司 10 mg，po，qd + 依西美坦 25 mg，po，qd。

（10） palbociclib 125 mg，po，qd×3 周，停 1 周 + 来曲唑 2.5 mg，po，qd。

（11） palbociclib 125 mg，po，qd×3 周，停 1 周 + 氟士得 500 mg，im，qm（首个月第 1 天和第 15 天）。

【说明】

（1） 乳腺癌常用的内分泌治疗药物有抗雌激素类、孕激素、促黄体素释放激素类似物（LHRH 类似物）及芳香化酶抑制剂。无论绝经前后患者均能选用的内分泌药物为抗雌激素类和孕激素。只能用于绝经前患者的内分泌药物为 LHRH 类似物。只能用于绝经后患者的内分泌药物为芳香化酶抑制剂。第三代芳香化酶抑制剂包括：非甾体类抑制剂类的阿那曲唑（anastrozole）和来曲唑（letrozole）；甾体类抑制剂的依西美坦（exemestane）。绝经前患者只有在应用 LHRH 类似物的基础上才能加用芳香化酶抑制剂。

（2） 复发转移性乳腺癌的内分泌治疗药物选择原则：①他莫昔芬辅助治疗失败的患者首选芳香化酶抑制剂。②芳香化酶抑制剂治疗失败可选孕激素（醋酸甲地孕酮/甲羟孕酮）或氟维司群。③既往未用抗雌激素治疗或辅助治疗失败超过 1 年以上者，仍可试用他莫昔芬或托瑞米芬。④ER 阳性的绝经前患者可先采取卵巢功能抑制治疗，随后遵循绝经后妇女内分泌治疗指南。

（3） 在选择合适的内分泌治疗药物前，要明确月经的状态。绝经的定义：① 双侧卵巢切除术后。② 年龄≥60 岁。③年龄＜60 岁，停经≥12 个月，没有接受化疗、他莫昔芬、托瑞米芬或抑制卵巢功能治疗，且促卵泡素（FSH）及雌二醇水平在绝经后的范围内。④年龄＜60 岁，正在服他莫昔芬或托瑞米芬，FSH 及雌二醇水平应在绝经后范围内。

对于正在接受 LHRH 类似物或激动剂治疗的患者无法判定是否绝经；另外正在接受辅助化疗的绝经前妇女，停经不能作为判断绝经的依据。

(4) 内分泌治疗的起效时间相对慢，所以判断其疗效应在用药 6～8 周后。

(5) 戈舍瑞林(诺雷德)通过负反馈抑制垂体功能而起作用，用于绝经前乳腺癌患者，注射部位为腹部皮下。如果在戈舍瑞林的基础上要加用芳香化酶抑制剂，应在首次戈舍瑞林应用的 3 周后才能加用。

(6) 老年患者在用第三代芳香化酶抑制剂时要注意骨质疏松，唑来膦酸每 6 个月 1 次静脉注射 4 mg，可以有效预防其引起的骨相关事件。

(7) 对于绝经后激素受体阳性的晚期乳腺癌，氟维司群 500 mg 剂量优于氟维司群 250 mg，且每月 1 次肌内注射用药方便。

(8) 非甾体芳香化酶抑制剂(阿那曲唑或来曲唑)应用后出现耐药的绝经后激素受体阳性的晚期乳腺癌患者，可在依西美坦的基础上加用依维莫司(mTOR 抑制剂)，逆转内分泌的耐药，进一步提高疗效。

▪ Her－2 阳性晚期乳腺癌的治疗

1. 化疗联合靶向一线优选方案(Her－2 阳性)

(1) TPH

· 曲妥珠单抗 8 mg/kg，iv，第 1 天，随后 6 mg/kg，iv

· 帕妥珠单抗 840 mg，iv，第 1 天，随后 420 mg，iv

· 多西他赛 75～100 mg/m^2，iv

· 21 d 为 1 个周期

(2) PPH

· 曲妥珠单抗 8 mg/kg,iv,第 1 天,随后 6 mg/kg,iv,每 3 周 1 次

或:

· 曲妥珠单抗 4 mg/kg,iv,第 1 天,随后 2 mg/kg,iv,每周 1 次

· 帕妥珠单抗 840 mg,iv,第 1 天,随后 420 mg,iv,每 3 周 1 次

· 紫杉醇 80 mg/m², iv(1 h),每周 1 次

2. 化疗联合靶向一线其他方案(Her－2 阳性)

(1) PCH(3 周方案)

· 紫杉醇 175 mg/m², iv,第 1 天

· 卡铂 AUC＝6,iv,第 1 天

· 曲妥珠单抗 8 mg/kg,iv,第 1 天,随后 6 mg/kg,iv

· 21 d 为 1 个周期

(2) PCH(每周方案)

· 紫杉醇 80 mg/m², iv(1 h),第 1、8、15 天

· 卡铂 AUC＝2,iv,第 1、8、15 天

· 曲妥珠单抗 4 mg/kg,iv,第 1 天,随后 2 mg/kg,iv,每周 1 次

· 28 d 为 1 个周期

(3) PH(3 周或每周)

· 紫杉醇 175 mg/m², iv,第 1 天,每 3 周 1 次

或:

· 紫杉醇 80 mg/m², iv,每周 1 次

· 曲妥珠单抗 8 mg/kg,iv,第 1 天,随后 6 mg/kg,iv,每 3 周 1 次

或:

· 曲妥珠单抗 4 mg/kg,iv,第 1 天,随后 2 mg/kg,iv,每周 1 次

(4) TH

· 多西他赛 80～100 mg/m^2,iv,第 1 天

· 曲妥珠单抗 8 mg/kg,iv,第 1 天,随后 6 mg/kg,iv

· 21 d 为 1 个周期

(5) NH

· 长春瑞滨 25 mg/m^2,iv,第 1 天

· 曲妥珠单抗 4 mg/kg,iv,第 1 天,随后 2 mg/kg,iv

· 每周 1 次

(6) XH

· 卡培他滨 1 000～1 250 mg/m^2,po, bid,第 1～14 天

· 曲妥珠单抗 8 mg/kg,iv,第 1 天,随后 6 mg/kg,iv

· 21 d 为 1 个周期

3. 曲妥珠单抗治疗后二线优选方案(Her-2 阳性)

· T-DM1 3.6 mg/kg,iv,第 1 天

· 21 d 为 1 个周期

4. 曲妥珠单抗治疗后二线其他方案(Her-2 阳性)

(1) 拉帕替尼+卡培他滨

· 拉帕替尼 1 250 mg,po,qd,第 1～21 天

· 卡培他滨 1 000 mg/m^2,po,bid,第 1～14 天

· 21 d 为 1 个周期

(2) XH

· 卡培他滨 1 000～1 250 mg/m^2,po,bid,第 1～14 天

· 曲妥珠单抗 8 mg/kg,iv,第 1 天,随后 6 mg/kg,iv

· 21 d 为 1 个周期

(3) 拉帕替尼+曲妥珠单抗

· 拉帕替尼 1 000 mg，po，qd，第 1～21 天
· 曲妥珠单抗 8 mg/kg，iv，第 1 天，随后 6 mg/kg，iv
· 21 d 为 1 个周期

【说明】

（1）Her－2 阳性的晚期乳腺癌，首选含抗 Her－2 靶向治疗的方案，即使在一线抗 Her－2 靶向治疗后出现进展的患者，仍然推荐抗 Her－2 靶向的持续阻断。

（2）根据循证医学数据及 NCCN 的推荐，Her－2 阳性的晚期乳腺癌的一线治疗方案为双靶向联合化疗的 TPH（曲妥珠单抗＋帕妥珠单抗＋多西他赛）作为一类证据推荐，二线标准的方案为 T－DM1。

（3）目前的证据表明，与化疗药物联合时拉帕替尼的适应证为二线治疗（曲妥珠单抗治疗后的患者），但对于特定的患者，符合绝经后且激素受体阳性且 Her－2 阳性，拉帕替尼联合来曲唑可以作为一线治疗方案（FDA 批准的适应证）。

（徐兵河　王中华）

第五章
食　管　癌

食管癌的发病率占全球所有恶性肿瘤的第八位，发展中国家发病率尤其高。我国也是食管癌的高发国家，20 世纪 90 年代的调查显示，食管癌的死亡率占所有恶性肿瘤的第四位，男性发病率明显高于女性，高发年龄段为 60～64 岁。

食管癌高发区以鳞癌最常见，而在非高发区以腺癌常见，鳞癌多见于男性，与吸烟、酗酒有一定关系；腺癌与 Barrett 食管、胃食管反流、食管裂孔疝有关。近来美国和欧洲国家食管鳞癌发生率逐渐下降，仅占所有食管癌的 30%以下。

一、诊断要点

（一）临床表现

1. 症状

（1）早期常有胸骨后烧灼感、摩擦感、针刺痛，食物通过缓慢或滞留感。

（2）进行性吞咽困难为中晚期表现，有哽噎症状时常伴有呕吐黏液。

（3）胸骨后、背部疼痛。

（4）声音嘶哑常因喉返神经受压而产生。

(5) 如有食管气管瘘时可出现呛咳。

2. 体征 食管癌多无特异性的体征,尤其是早期患者。中晚期患者有的因长期进食困难而出现脱水及营养不良。

(二) 检查手段

1. 食管 X 线钡餐检查 对早期食管癌尤其是局限于黏膜层的病变优于 CT、MRI。

2. 内镜 内镜检查的同时可行细胞学涂片或活检,近年内镜下碘染色技术明显提高了早期食管癌的检出率。

3. 超声内镜 可以判断肿瘤浸润的深度,管壁外异常淋巴结等。

4. CT 可显示管壁的厚度、外形、肿瘤外侵及与纵隔器官的关系。

5. 食管拉网脱落细胞学检查 方便易行,为普查及门诊检查的重要手段。

(三) 病理分型

1. 早期食管癌 分隐伏型、糜烂型、斑块型、乳头型。

2. 晚期食管癌 分髓质型、蕈伞型、溃疡型和缩窄型,髓质型最多见。

3. 组织学分类 病理分鳞癌、腺癌、小细胞未分化癌和癌肉瘤,以鳞癌最多见,占 90%以上,腺癌约占 5%。

(四) 食管癌的分期

食管癌患者的预后与初诊时的临床分期密切相关。目前术后病理分期为食管癌分期的金标准。

1. 食管癌的 TNM 分级标准 见表 9。

2. 分期 按鳞癌及腺癌分别分期(表 10)。

表 9　食管癌 TNM 分级标准第七版（2010 版）

T	N	M	G
TX　原发肿瘤不能评估	NX　区域淋巴结无法估计	MX　无法评估	GX　组织学分级不能评估，按 G1
T0　无原发肿瘤的证据	N0　无区域淋巴结转移	M0　无远处转移	G1　高分化
Tis　原位癌	N1　有 1～2 个区域淋巴结转移	M1　有远处转移	G2　中等分化
T1　肿瘤侵及黏膜固有层或黏膜下层	N2　有 3～6 个区域淋巴结转移		G3　低分化
T1a　肿瘤侵犯黏膜固有层、黏膜肌层	N3　7 个或更多区域淋巴结转移		G4　未分化
T1b　肿瘤侵犯黏膜下层			
T2　肿瘤侵及肌层			
T3　肿瘤侵及食管纤维膜			
T4　肿瘤侵及邻近器官			
T4a　肿瘤侵及胸膜、心包、横膈（可切除）			
T4b　肿瘤侵犯其他邻近结构，如主动脉、椎体、气管（不可切除）			

表 10 食管癌分期

鳞癌分期	T	N	M	G	肿瘤部位
0 期	TIS(HGD)	N0	M0	1,X	任何
Ⅰ A 期	T1	N0	M0	1,X	任何
Ⅰ B 期	T1	N0	M0	2,3	任何
	T2～3	N0	M0	1,X	下段,X
Ⅱ A 期	T2～3	N0	M0	1,X	上段中段
	T2～3	N0	M0	2～3	下段,X
Ⅱ B 期	T2～3	N0	M0	2～3	上段中段
	T1～2	N1	M0	任何	任何
Ⅲ A 期	T1～2	N2	M0	任何	任何
	T3	N1	M0	任何	任何
	T4a	N0	M0	任何	任何
Ⅲ B 期	T3	N2	M0	任何	任何
Ⅲ C 期	T4a	N1～2	M0	任何	任何
	T4b	任何	M0	任何	任何
	任何	N3	M0	任何	任何
Ⅳ 期	任何	任何	M1	任何	任何

（续表）

腺癌分期	T	N	M	G
0 期	TIS(HGD)	N0	M0	1,X
Ⅰ A 期	T1	N0	M0	1～2,X
Ⅰ B 期	T1	N0	M0	3
	T2	N0	M0	1～2,X
Ⅱ A 期	T2	N0	M0	3
Ⅱ B 期	T3	N0	M0	任何
	T1～2	N1	M0	任何
Ⅲ A 期	T1～2	N2	M0	任何
	T3	N1	M0	任何
	T4a	N0	M0	任何
Ⅲ B 期	T3	N2	M0	任何
Ⅲ C 期	T4a	N1～2	M0	任何
	T4b	任何	M0	任何
	任何	N3	M0	任何
Ⅳ 期	任何	任何	M1	任何

二、治疗原则

原位癌的患者可选择内镜下黏膜切除术（EMR）或消融治疗；对于 T1a 者选择 EMR 后消融治疗或与 T1b 不伴淋巴结转移者一样直接行食管切除术；T1b 伴淋巴结转移或 T2～T4a（伴或不伴淋巴结转移）的患者可考虑术前放化疗（非颈段）再手术，或围手术期化疗加手术（腺癌者），对不愿手术的患者考虑根治性放化疗（放疗 50～50.4 Gy），对低危、小于 2 cm、分化良好的非颈段患者考虑食管切除术；T4b 的患者给予根治性放化疗，但若侵犯到气管、大血管或心脏，仅给予姑息化疗。

对于行 R0 切除术且无淋巴结转移的患者，若病理为鳞癌，可以仅观察。若为腺癌，则：①T1 期患者若无明确复发证据，仅随访，不用放疗或化疗。②T2N0 者若为低分化腺癌（或高 G 分级）、有淋巴管血管浸润、周围神经浸润或年龄<50 岁亦应选择性放化疗；其余 T2N0 的患者可随访。③T3N0 以上分期患者应该接受基于氟尿嘧啶的放化疗。

对于行 R0 切除术后淋巴结阳性的患者，若病理为鳞癌，可以观察。若为腺癌，则：①对于食管远端或胃食管交界处的腺癌患者，应该给予术后放化疗。②近端或中段食管腺癌可以密切随访，也可以采用术后放化疗。

若为 R1 切除（即切缘在显微镜下见肿瘤）术后患者则应该给予放疗加氟尿嘧啶/顺铂为主的化疗。若为 R2（即切缘肉眼见肿瘤或 M1b 者）切除术后的患者应予放化疗，并且按肿瘤扩散范围给予补救治疗。

对不能耐受放化疗和不能手术切除的患者，予最佳支持治疗。

三、治疗策略

（一）术前放化疗

1. PC方案

- 紫杉醇 50 mg/m^2，ivgtt，第1天
- 卡铂 AUC=2，ivgtt，第1天
- 每周1次，连续5周

【说明】Van Hagen P 的Ⅲ期研究证实，在可切除的食管癌（部分胃食管结合部）患者中，该方案术前放化疗较单纯手术显著提高了R0切除率（69%提高到92%），显著延长了总生存期。骨髓抑制很轻（3度以上白细胞下降及粒细胞缺乏仅分别为6%和2%）。

2. FP方案

- 顺铂 75～100 mg/m^2，ivgtt，第1天及第29天
- 氟尿嘧啶 750～1 000 mg/(m^2·d)，civ，第1～4天及第29～32天
- 第35天后放疗

或：

- 顺铂 15 mg/m^2，ivgtt，第1～5天
- 氟尿嘧啶 800 mg/(m^2·d)，civ，第1～5天
- 每21 d重复，共2个疗程

【说明】2008年Tepper J发表于JCO的研究显示，在没有远处转移的食管癌患者中，氟尿嘧啶+顺铂的同步放化疗再手术比单纯手术有更长的生存期（4.48年 vs. 1.79年），5年总生存率达39%vs.16%。

3. FOLFOX

· 奥沙利铂 85 mg/m^2,ivgtt,第 1 天
· 四氢叶酸 400 mg/m^2,ivgtt,第 1 天
· 氟尿嘧啶 400 mg/m^2,iv,第 1 天
· 氟尿嘧啶 800 mg/(m^2 · d),civ,第 1～2 天
· 每 2 周重复,前 3 次与放疗同时进行

【说明】Conroy T 的研究比较了不能切除的食管癌患者(超过 85%为鳞癌),FOLFOX 同氟尿嘧啶 + 顺铂分别联合根治性放化疗的结果,两方案在 3 年 PFS 率及总生存上类似,毒性也大体相当,仅贫血以顺铂组为高。

4. 卡培他滨联合顺铂或奥沙利铂方案

· 顺铂 30 mg/m^2,ivgtt,第 1 天
· 卡培他滨 800 mg/m^2,po,bid,第 1～5 天。每周重复,共 5 周

或:

· 奥沙利铂 85 mg/m^2,ivgtt,第 1、15、29 天,共 3 次
· 卡培他滨 625 mg/m^2,po,bid,第 1～5 天。每周重复,共 5 周

【说明】卡培他滨的联合方案同持续滴注氟尿嘧啶相比有很大的便利性。此两方案为同期放疗时的联合方案,在采用此卡培他滨/顺铂方案前,患者多接受两疗程常规剂量 XP 方案(卡培他滨 1 000 mg/m^2,po,bid,第 1～14 天;顺铂 60 mg/m^2,ivgtt,第 1 天)。

(二) 围手术期化疗

1. ECF 方案

· 表柔比星 50 mg/m^2,iv,第 1 天

· 顺铂 60 mg/m^2,ivgtt,第 1 天
· 氟尿嘧啶 200 mg/(m^2 · d),civ,第 1～21 天
· 每 3 周重复,术前 3 个疗程,术后亦 3 个疗程

【说明】MAGIC 研究结果显示,可切除的胃及胃食管交界处癌患者,接受 ECF 方案围手术期化疗后手术较单纯手术比较,降低了分期,延长了总生存期。

2. ECF 方案的另外 3 个改良方案

EOF /ECX/EOX 方案

· 表柔比星 50 mg/m^2,iv,第 1 天
· 奥沙利铂 130 mg/m^2,ivgtt,第 1 天
  (或顺铂 60 mg/m^2,ivgtt,第 1 天)
· 氟尿嘧啶 200 mg/(m^2 · d),civ,第 1～21 天
  (卡培他滨 625 mg/m^2,po,bid,第 1～21 天)
· 每 3 周重复,术前 3 个疗程,术后 3 个疗程

【说明】REAL2 试验证实以 ECF 为基础,将奥沙利铂和卡培他滨取代顺铂和氟尿嘧啶的三个改良方案,在总生存期上不劣于 ECF 方案。因此被认为可以用于围手术期化疗。

3. FP 方案

· 顺铂 75～100 mg/m^2,ivgtt,第 1 天
· 氟尿嘧啶 800 mg/(m^2 · d),civ,第 1～5 天
· 每 4 周重复,术前 2～3 个疗程,术后亦 3～4 个疗程,共 6 个疗程

【说明】Ychou M 的Ⅲ期多中心研究显示,对能切除的低位食管、胃食管结合部或胃的腺癌,围手术期的顺铂联合氟尿嘧啶的化疗能显著提高根治切除率,提高无病生存期和总生存期。

（三）根治性放/化疗

1. FP+放疗联合方案

· 顺铂 75～100 mg/m^2，ivgtt，第 1 天

· 氟尿嘧啶 750～1 000 mg/(m^2 · d)，civ，第 1～4 天

· 每 4 周重复，2～4 个疗程，2 个疗程伴放疗（同期放疗5 000 cGy，2 Gy/d），后续 2 个疗程化疗

【说明】Ⅲ期临床试验（RTOG85 01）证明同期放化疗对局部晚期食管癌疗效、生存期均优于单纯放疗，同期放化疗中位生存期 14.1 个月，5 年生存率 27%。INT0123 试验证实 PF 方案联合高剂量的放疗（60.4 Gy）同联合标准剂量放疗（50.4 Gy）相比，总生存期及局部治疗失败率无差别。因此，该方案目前是 RTOG 推荐的 T1～3N0～1M0 不能手术患者的标准治疗。

2. 奥沙利铂联合氟尿嘧啶

· 奥沙利铂 85 mg/m^2，ivgtt，第 1、15、29 天

· 氟尿嘧啶 180 mg/(m^2 · d)，civ，第 1～33 天

【说明】Khushalani NI 的研究证实了此方案的安全性和有效性，38 例患者中没有出现 4 度血液学毒性。

3. FOLFOX

同术前放化疗

【说明】同术前放化疗。

4. XP 方案

· 顺铂 30 mg/m^2，ivgtt，第 1 天

· 卡培他滨 800 mg/m^2，po，bid，第 1～5 天。每周重复，共 5 个疗程

5. XELOX 方案

· 奥沙利铂 85 mg/m^2，ivgtt，第 1、15、29 天，共 3 次

· 卡培他滨 625 mg/m^2,po,bid,第 1～5 天。每周重复,共 5 个疗程

【说明】同术前放化疗中卡培他滨联合顺铂或奥沙利铂方案。

6. PC 方案

同术前放化疗。

（四）姑息化疗

曲妥珠单抗(需联合化疗方案),仅适用于 HER-2 阳性的患者。

曲妥珠单抗 8 mg/kg,iv,负荷量(首次)。

曲妥珠单抗 6 mg/kg,iv,q3w。

1. DCF 方案

· 多西他赛 75 mg/m^2,ivgtt,第 1 天

· 顺铂 75 mg/(m^2 · d),ivgtt,第 1～5 天

· 氟尿嘧啶 1 000 mg/(m^2 · d),civ,第 1～5 天(持续滴注 120 h)

· 每 4 周重复 1 次

【说明】V325 研究证实了 DCF 方案在胃及胃食管交界处癌一线姑息治疗的效果。但 3 度以上中性粒细胞下降超过 80%,粒细胞缺乏伴发热 29%。

2. 多西他赛联合顺铂的两周方案

· 多西他赛 40 mg/m^2,ivgtt,第 1 天

· 四氢叶酸 400 mg/m^2,ivgtt,第 1 天

· 氟尿嘧啶 400 mg/m^2,iv,第 1 天

· 氟尿嘧啶 1 000 mg/(m^2 · d),civ,第 1～2 天

· 顺铂 40 mg/m^2,ivgtt,第 3 天

· 每 2 周重复 1 次

【说明】Shah MA 的Ⅱ期研究显示，该 mDCF 联合贝伐单抗的 3 度粒细胞缺乏发生率 50%，有效率达 67%，中位 PFS 为 12 个月，中位 OS 为 16.8 个月。

3. FLOT 方案（DCF 方案的改良方案）

· 多西他赛 50 mg/m^2，ivgtt，第 1 天

· 奥沙利铂 85 mg/m^2，ivgtt，第 1 天

· 四氢叶酸 200 mg/m^2，ivgtt，第 1 天

· 氟尿嘧啶 2 600 mg/（m^2 · d），civ（24 h），第 1 天

· 每 2 周重复 1 次

【说明】AI－Batran SE 的Ⅱ期研究证实 FLOT 方案有效率 57.7%，中位 PFS 和 OS 分别为 5.2 个月和 11.1 个月。3/4 度中性粒细胞下降 48.1%，白细胞下降 27.8%，腹泻 14.8%。

4. ECF 及其改良方案

见围手术期化疗。

5. PF 方案

参见根治性放化疗。

【说明】食管癌的姑息性化疗中，PF 方案（也有在此基础上加醛氢叶酸）是标准一线治疗方案，通常有效率 30%～50%，也有报道大于 60%，中位生存期从 7.5 个月到 28 个月（鳞癌）。无论是对食管的腺癌还是鳞癌均有效。

6. 伊立替康＋氟尿嘧啶/LV 方案

· 伊立替康 180 mg/m^2，ivgtt，第 1 天（30 min）

· 四氢叶酸 125 mg/m^2，ivgtt，第 1 天（15 min）

· 氟尿嘧啶 400 mg/m^2，iv，第 1 天

· 氟尿嘧啶 2 400 mg/（m^2 · d），civ（48 h）

· 每 2 周重复 1 次

【说明】既往化疗进展或对铂类耐药的食管癌/胃食管交界或胃癌患者，Assersohn L 的Ⅱ期试验显示该方案化疗的总有效率为 29%左右，另有 34%的患者达到稳定，中位治疗失败时间为 3.7 个月，中位 OS 为 6.4 个月，3 度以上中性粒细胞下降发生率 26.4%。

7. FOLFIRI

· 伊立替康 180 mg/m^2，ivgtt，第 1 天

· 四氢叶酸 400 mg/m^2，ivgtt，第 1 天

· 氟尿嘧啶 400 mg/m^2，iv，第 1 天

· 氟尿嘧啶 1 200 mg/(m^2 · d)，civ，第 1～2 天

· 每 2 周重复 1 次

【说明】把晚期肠癌中的方案试用到了食管癌姑息治疗中。

8. TC 方案

· 紫杉醇 200 mg/m^2，ivgtt，第 1 天

· 卡铂 AUC = 5，ivgtt，第 1 天

· 每 3 周重复 1 次

【说明】El - Rayes BF 等的Ⅱ期临床试验中，该方案治疗的 35 例晚期食管癌，PR 率 43%(15/35)，中位有效期 2.8 个月，中位生存时间 9 个月，1 年生存率 43%。主要毒性为骨髓抑制，3～4 度骨髓抑制发生率为 52%。

9. 伊立替康 + 顺铂方案

· 伊立替康 65 mg/m^2，ivgtt，每周 1 次

· 顺铂 30 mg/m^2，ivgtt，每周 1 次

· 连续 4 周，休 2 周，每 6 周重复 1 次

【说明】Ilson DH 的Ⅱ期临床试验显示，顺铂联合伊

立替康一线治疗晚期食管癌有效率57%(20/35),中位有效期约4.2个月,20例有吞咽困难的患者中,90%(18例)化疗后肿瘤消退或明显改善,中位OS 14.6个月,3度以上的中性粒细胞下降发生率46%。该方案对鳞癌、腺癌疗效相似。

10. PBV方案

· 顺铂100 mg/m^2,ivgtt,第3天(水化利尿)

· 博来霉素10 mg/m^2,ivgtt,第1、8天

· 长春地辛3 mg/m^2,ivgtt,第1、8天

· 每3周重复1次

11. PBF方案

· 顺铂50 mg/m^2,ivgtt,第6、7天(水化利尿)
(或卡铂300 mg/m^2,ivgtt,第2天)

· 博来霉素5 mg/m^2,ivgtt,第1、3、8、10天

· 氟尿嘧啶300 $mg/(m^2 \cdot d)$,ivgtt,第1～5天

· 每3周重复1次

12. PEF方案

· 顺铂30 mg/m^2,ivgtt,第6～8天(水化利尿)

· 依托泊苷120 $mg/(m^2 \cdot d)$,ivgtt,第1～3天

· 氟尿嘧啶300 $mg/(m^2 \cdot d)$,ivgtt,第1～5天

· 每3周重复1次

【说明】方案PBV、PBF、PEF是既往研究较多的几个方案,多数的研究显示它们的有效率超过50%。其中PBV方案骨髓抑制较轻,但有一定肺毒性。后两种方案的毒性能耐受,通常对鳞癌的患者采用PBF方案,腺癌的患者可用PEF方案。

（五）术后放化疗

卡培他滨或氟尿嘧啶的放化疗方案如下。

（1）以下方案放化疗前 1 个疗程，放化疗后 2 个疗程。

· 卡培他滨 750～1 000 mg/m^2，po，bid，第 1～14 天

或：

· 四氢叶酸 400 mg/m^2，ivgtt，第 1、15 天（或第 1、2 天和第 15、16 天）

· 氟尿嘧啶 400 mg/m^2，iv，第 1、15 天（或第 1、2 天和第 15、16 天）

· 氟尿嘧啶 1 200 mg/（m^2 · d），civ，第 1、2 天和第 15、16 天

· 每 4 周重复，放疗期间 3 次，放疗后 3 次

（2）放化疗期间

· 卡培他滨 625～825 mg/m^2，po，bid，第 1～5 天或第 1～7 天

或：

· 氟尿嘧啶 200～250 mg/（m^2 · d），civ，第 1～5 天或第 1～7 天

· 每周重复，连续 5 周

（朱晓东）

第六章
肺　　癌

非小细胞肺癌

肺癌是目前全球最常见的恶性肿瘤。随着发病率的逐年升高，肺癌成为癌症死亡的主要原因。2015 年中国肺癌的新发病例大约 73 万例，其中男性约 51 万例，女性约 22 万例。非小细胞肺癌（NSCLC）指除了小细胞肺癌以外的所有类型的肺癌，发病率约占肺癌发病总数的 80%，其中约 2/3 的患者确诊时已经出现远处转移病灶，如不予抗肿瘤治疗，平均生存期为 6 个月左右，治疗以化学治疗及靶向治疗为主要手段。

一、诊 断 要 点

（一）肿瘤引起的局部和全身症状

1. 咳嗽　是最常见的症状，约 2/3 患者有程度不同的咳嗽，部分伴有咳痰。在有长期慢性咳嗽的患者中，一旦咳嗽性质改变，或出现刺激性及夜间咳嗽，要警惕肺癌。持续不断、难以控制的咳嗽是肺癌最痛苦的症状之一。

2. 咯血　较多出现于中央型肺癌患者。40 岁以上的吸烟男子一旦出现痰中带血丝或小血凝块，肺癌的可能性相当大，这也是肺癌的早期症状之一。

3. 胸痛　30%～40%的患者出现胸痛，一般为间歇性不剧烈的胸内疼痛，表现为钝痛或钻痛，可持续数分钟至数小时。如肿瘤侵及胸膜则疼痛较剧烈、持续和固定。

4. 发热　肺癌的发热大多数是因癌肿引起支气管腔阻塞、引流不畅而致的炎症引起。早期用抗生素治疗，体温可恢复正常，但易复发，有时每天弛张热，达数个月之久。反复抗炎治疗无效、45 岁以上男性吸烟者、长期肺部炎症发热、治疗效果不佳者尤其要警惕肺癌的可能性。

5. 胸闷、气短　除肿瘤阻塞支气管所致肺不张及肺部炎症可引起胸闷、气短外，一般多在肺癌的晚期比较明显，尤其是出现大量胸腔积液时更为突出。

6. 全身表现　乏力、食欲不振、体重减轻，晚期出现恶病质。

（二）肿瘤外侵与转移的症状

1. 上腔静脉阻塞综合征　有 5%的患者由于肿瘤压迫上腔静脉引起上肢及肩部以上浮肿，静脉怒张，头痛，呼吸困难。

2. 霍纳（Horner）综合征　同侧上眼睑下垂、瞳孔缩小、眼球内陷、面部无汗等颈交感神经综合征。

3. 肺上沟瘤　上叶顶部肺癌，亦称 Pancoast 肿瘤，可以侵入和压迫位于胸廓上口的器官或组织，如第一肋骨、锁骨上动脉和静脉、臂丛神经、颈交感神经等，产生胸痛、颈静脉或上肢静脉怒张、水肿、臂痛和上肢运动障碍，并伴有霍纳综合征。

4. 其他　肿瘤累及喉返神经引起声音嘶哑；脑转移出现头痛、呕吐、偏瘫；骨转移引起相应部位的持续性疼痛或椎体病理性骨折导致截瘫等。

（三）肺癌的伴随症状

少数肺癌由于癌肿产生内分泌物质，临床上呈现非转移性的全身症状。如骨关节综合征（杵状指、关节痛、骨膜增生等）、Cushing 综合征、重症肌无力、男性乳腺增大、多发性肌肉神经痛等肺外症状。这些症状在肺癌切除后可能消失。

（四）影像学检查

1. X 线检查　X 线检查是发现、诊断肺癌和提供治疗参考的基本方法，常用于普查及随访。常用的 X 线检查方法包括 X 线胸部透视、胸部正侧位片、体层摄片（病灶体层、肺门体层和斜位体层）。需强调的是，近年来由于低剂量螺旋 CT 胸部扫描的出现，肺癌的 X 线检查已经愈来愈趋于淘汰。

2. CT 检查　胸部 CT 检查目前已成为估计肺癌胸内侵犯程度及范围的常规方法，尤其在肺癌的分期上，更有无可替代的作用。CT 检查的优点在于能发现小于 1 cm 和常规胸片难以发现的、位于重叠解剖部位的肺部病变，容易判断肺癌与周围组织器官的关系，对肺门、纵隔淋巴结的显示也较好。

其他部位包括脑、肝、肾上腺的 CT 检查，主要目的是排除肺癌相关部位的远处转移。

3. MRI 检查　胸部 MRI 检查的最大特点是较 CT 更容易鉴别实质性肿块与血管的关系，而且能显示气管、支气管和血管的受压、移位与阻塞。但对肺部小结节的检查效果不如 CT 好。

4. PET－CT 检查　恶性肿瘤的^{18}F－FDG 摄取往往增加，能用于诊断恶性肿瘤和鉴别病灶的良性和恶性。主要用于排除胸内淋巴结和远处转移。

其他的影像学检查还有 B 超和 ECT 检查。前者用于怀疑有肝脏转移的患者，后者用于排除骨转移。

（五）组织学或细胞学检查

肺癌的确诊必须有组织学或细胞学依据，细胞学检查是目前诊断肺癌的重要方法之一，也是目前最简单、方便的诊断方法。根据标本来源不同，可分为痰细胞学检查、胸腔积液或心包积液癌细胞学检查、纤维支气管镜检查、纵隔镜、经皮细针肺穿刺细胞学检查、锁骨上肿大淋巴结或皮下结节的穿刺及经气管镜超声引导针吸活检术（EBUSTBNA）涂片细胞学检查。临床医生可根据每个患者的不同情况做不同选择。

1. 痰找癌细胞　在 60%～80% 的中央型肺癌及 15%～20%的外周型肺癌患者，可通过重复的痰细胞学检查发现阳性结果。

2. 纤维支气管镜检查　除很小的肺癌及大多数外周型肺癌外，通过纤维支气管镜行经支气管活检，2/3 的患者可有阳性结果。

3. 淋巴结　增大变硬的外周淋巴结，尤其是锁骨上淋巴结，进行穿刺活检可取得阳性结果。对于纵隔淋巴结可以采用超声内镜(EBUS－TBNA)下穿刺。

4. 纵隔镜检查指征

(1) 常规的手术前分期。

(2) 体质差的患者行纵隔镜检查如结果阳性，可降低行不必要的胸腔手术的机会。

(3) 有纵隔肿物，但痰细胞学检查、纤维支气管镜检查均阴性的患者。

(4) 淋巴结肿大的评价：外周型肺癌患者可合并非肿瘤性的纵隔淋巴结肿大。在中央型肺癌，由于阻塞继发感染所致的淋巴结增生也非罕见。纵隔镜检查可使这类患者明确病情，以行手术切除。

5. 经皮肺穿刺细针活检 在锁骨上淋巴结穿刺及纤维支气管镜结果均为阴性时，则有必要进行肺穿刺检查。

6. 经气管镜超声引导针吸活检术(EBUS－TBNA)应用范围 ①肺癌淋巴结分期。②肺内占位诊断。③肺门或纵隔淋巴结诊断。④纵隔肿瘤诊断。具有操作简单、微创、准确、涉及纵隔淋巴结区域广、可重复的优势。

(六) 病理分型

上皮性肿瘤病理分型如下。

(1) 腺癌(adenocarcinoma)：2015版WHO基本采用了国际多学科分类。主要做了以下改动：①废除了细支气管肺泡癌(BAC)和混合亚型腺癌的诊断术语。②提出原位腺癌及微浸润性腺癌。③浸润性腺癌按腺癌中最主要的组织学亚型分类，有贴壁状腺癌、腺泡状腺癌、乳头状腺癌、微乳头状腺癌、实体状腺癌，主要的特殊变型有浸润性黏液腺癌、胶样腺癌、胎儿型腺癌及肠型腺癌。

(2) 鳞状细胞癌(squamous cell carcinoma,SCC)。

(3) 神经内分泌肿瘤(neuroendocrine tumors,NET)。

(4) 大细胞癌(large cell carcinoma)。

(5) 腺鳞癌(adenosquamous carcinoma):腺鳞癌由鳞癌和腺癌两种成分组成,每种成分至少占10%以上。

(6) 肉瘤样癌(sarcomatoid carcinoma)。

(7) 淋巴上皮瘤样癌(lymphoepithelioma - like carcinoma)。

(8) NUT癌:NUT癌是一种少见的侵袭性的低分化癌,以*NUT*(睾丸核蛋白)基因重组为特征命名该肿瘤。伴有*t*(15;19)基因异位的癌。

(9) 涎腺型肿瘤(salivary gland type tumors)。

(10) 硬化性肺细胞瘤(sclerosing pneumocytoma)。

(七)基因检测

(1) 对于初次病理诊断为肺腺癌、含有腺癌成分、具有腺癌分化或不能分型的NSCLC患者须进行*EGFR*、*ALK*、*ROS*1基因检测,对于不吸烟或穿刺活检标本诊断的鳞癌患者也应进行检测。

(2) 对于具有EGFR敏感突变且经EGFR - TKI治疗后疾病进展的晚期患者,建议行二次活检以检测是否出现耐药基因突变。

(3) 对于确实难以获得组织学及细胞学标本的患者,建议行外周血检测*EGFR*等基因。

(八)分期

1. 肺癌TNM分级标准　见表11。

表 11 肺癌 TNM 分级标准(UICC 第 7 版)

T	N	M
TX 支气管肺分泌物癌细胞阳性，影像学检查和支气管镜检查阴性	NX 区域淋巴结不能评价	MX 远处转移不能评价
T0 肺内无原发肿瘤证据	N0 区域淋巴结无转移	M0 无远处转移
Tis 原位癌	N1 同侧支气管旁和(或)肺门淋巴结转移	M1 远处转移分为M1a：胸膜播散(恶性胸腔积液、心包积液或胸膜结节)以及对侧肺叶出现癌结节；M1b 肺及胸膜外的远处转移
T1 分为 T1a，肿瘤最大径≤2 cm；T1b，肿瘤最大径≥2 cm，≤3 cm，被肺或脏层胸膜包绕，支气管镜检查未见肿瘤超出肺叶支气管	N2 同侧纵隔或(和)隆突下淋巴结转移	
T2 分为 T2a，肿瘤最大径≤5 cm，且符合以下任何一点：①肿瘤最大径＞3 cm。②累及主支气管，但距隆突≥2 cm。③累及脏层胸膜。④扩展到肺门的肺不张或阻塞性肺炎，但不累及全肺。T2b，肿瘤最大径＞5 cm，且≤7 cm	N3 对侧纵隔、对侧肺门淋巴结、同侧或对侧斜角肌或锁骨上淋巴结转移	
T3 肿瘤大小或范围符合以下任何一点：肿瘤最大径＞7 cm；直接侵犯以下任何一个器官，包括胸壁(包括肺上沟瘤)、横膈、膈神经、纵隔胸膜、心包；距隆突＜2 cm，但未侵及隆突；阻塞性肺炎或肺不张涉及全肺；原发肿瘤同一肺叶内出现单个或多个分离的肿瘤结节		

（续表）

T	N	M
T4 不论肿瘤大小，侵及以下任何一个器官，包括：纵隔、心脏、大血管、隆突、喉返神经、主气管、食管、椎体；原发肿瘤同侧不同肺叶内出现单个或多个分离的肿瘤结节		

2. 肺癌分期 见表12。

表12 肺癌分期

分期	TNM分期	分期	TNM分期
0	原位癌	ⅡA	T2bN0M0
Ⅰ			T1N1M0
ⅠA	T1N0M0		T2aN1M0
ⅠB	T2aN0M0	ⅡB	T2bN1M0
	T1N2M0		T3N0M0
	T2N2M0	Ⅲ	
	T3N2M0	ⅢA	T3N1M0
	T4N0M0	ⅢB	任何T，N3，M0；
	T4N1M0		T4，N2，M0
Ⅱ		Ⅳ	任何T，任何N，M1

二、治疗原则

能够进行根治性手术治疗的患者（Ⅰ、Ⅱ期患者）仍然以手术治疗为主，对ⅢA或ⅢB期患者需进行多学科的综合治疗。Ⅳ期患者主要以姑息性治疗为主。

对可以手术切除的患者，目前的临床研究结果显示：ⅠA期患者术后辅助化疗并不延长生存期，故不主张进行。

ⅠB期患者尚不能确定,需更多的临床试验结果予以证实;根据ECOG9633和荟萃分析LACE的结果,对于T≥4 cm者,可以从辅助化疗中获益;Ⅱ～ⅢA期对已行根治性切除的患者来说,联合化疗可减少局部复发率,并延长生存期。对手术无法切除的局部晚期(ⅢA、ⅢB期)患者的标准方案没有定论,近来研究表明,如行化疗加放疗,加或不加手术,能明显改善患者的1、2、3年生存率,2年生存率为25%～40%。对于Ⅳ期患者如果身体状况(PS)较好,短期内无明显体重下降(>5%),通常预后较好,可使用含顺铂或卡铂的化疗方案化疗。在一线化疗方案中,第三代新药联合铂类的两药方案是晚期患者的标准治疗方案。与老药相比,有效率提高,毒副作用减少;与最佳支持治疗(BSC)相比,可以延长生存期。对于EGFR ALK阳性的患者,可一线给予相应的TKI治疗,相比化疗有更好的生活质量及疗效。如果患者身体状况较差(PS>2)、消瘦明显,对化疗的耐受性较差,对于这些患者只适合单药治疗或对症支持治疗。

三、治疗策略

(一)辅助化疗

(1) NP方案

· 长春瑞滨25 mg/m^2,iv,第1、8天

· 顺铂75 mg/m^2,ivgtt,第1天(需水化)

· 每3周重复1次

(2) TC方案

· 紫杉醇175～200 mg/m^2,ivgtt(3 h),第1天

· 卡铂 AUC＝5～6，ivgtt，第 1 天

【说明】①术后辅助化疗不超过 4 周期。②TC 方案仅推荐用于ⅠB 期 NSCLC 根治术后原发灶大于 4 cm 的患者。

（二）同期或续贯放化疗

EP 方案

· 依托泊苷 50 mg/m^2，ivgtt，第 1～5 天、第 29～33 天

· 顺铂 50 mg/m^2，ivgtt，第 1、8、29、36 天

【说明】对局部晚期的患者，在有条件的医院推荐同期放化疗，疗效优于续贯放化疗，但由于技术要求较高，在普通医院仍推荐后者。

（三）姑息化疗

1. 一线化疗

（1）GP 方案

· 吉西他滨 1 000 mg/m^2，ivgtt(30 min)，第 1、8 天

· 顺铂 75 mg/m^2，ivgtt，第 1 天(需水化)

· 每 3 周重复 1 次

（2）TP 或 TC 方案

· 紫杉醇 175～200 mg/m^2，ivgtt(3 h)，第 1 天

· 顺铂 75 mg/m^2，ivgtt，第 1 天(需水化)(或卡铂 AUC＝5～6，ivgtt，第 1 天)

· 每 3 周重复 1 次

（3）NP 方案

· 长春瑞滨 25 mg/m^2，iv，第 1、8 天

· 顺铂 75 mg/m^2，ivgtt，第 1 天(需水化)

· 每 3 周重复 1 次

(4) DP 方案

· 多西他赛 75 mg/m^2,ivgtt(1 h),第 1 天

· 顺铂 75 mg/m^2,ivgtt,第 1 天(需水化)

· 每 3 周重复 1 次

(5) PC 方案(限非鳞癌)

· 培美曲塞 500 mg/m^2,ivgtt,第 1 天(10 min 以上)

· 顺铂 75 mg/m^2,ivgtt,第 1 天(需水化)(或卡铂 AUC = 5～6,ivgtt)

· 用药期间必须补充叶酸及维生素 B_{12},每 3 周重复 1 次

(6) TCB 方案(限非鳞癌)

· 紫杉醇 175～200 mg/m^2,ivgtt(3 h),第 1 天

· 卡铂 AUC = 5～6,ivgtt,第 1 天

· 贝伐单抗 7.5～15 mg/kg,ivgtt,第 1 天

· 每 3 周重复 1 次

(7) EGFR - TKI 方案(限 EGFR 敏感突变患者)

1) 方案一

· 吉非替尼 250 mg/d,po

· 直至病情快速进展或出现不可耐受的副作用

2) 方案二

· 厄罗替尼 150 mg/d,po

· 直至病情快速进展或出现不可耐受的副作用

(8) 克唑替尼 250 mg,bid,po(仅用于 FISH 或 Ventanal HC 检测确定 *ALK* 或 *ROS*1 融合基因阳性的患者)

2. 二线治疗

(1) 方案一

· 多西他赛 75 mg/m^2,ivgtt,第 1 天

· 每 3 周重复 1 次

或:

· 多西他赛 35 mg/m^2,ivgtt,第 1 天

· 每周 1 次,用 3 周停 1 周

(2) 方案二(限非鳞癌)

· 培美曲塞 500 mg/m^2,ivgtt,第 1 天(10 min 以上)

· 每 3 周重复 1 次

注意事项:用药期间必须补充叶酸及维生素 B_{12}。

(3) 方案三

· 厄罗替尼 150 mg/d,po

· 直至病情进展或出现不可耐受的副作用

(4) 方案四

· 吉非替尼 250 mg/d,po

· 直至病情进展或出现不可耐受的副作用

(5) 方案五

· 克唑替尼 250 mg,bid,po(仅用于 FISH 或Ventanal HC 检测确定 *ALK* 或 *ROS*1 融合基因阳性的患者)

· 直至病情进展或出现不可耐受的副作用

(6) 方案六

· nivolumb 3 mg/kg,iv,每 2 周重复 1 次

(7) 方案七

· pembrolizumb 2 mg/kg,iv,每 3 周重复 1 次(用于 IHC22C3 pharmDx 检测 PD - L1 阳性者)

(8) 方案八

· 奥希替尼 80 mg/d,po(用于一代 EGFR - TKI 失败并检测出 T790M 突变阳性者)

3. 三线治疗　三线治疗目前尚无标准,如患者能够耐

受可试用如下方案。

（1）方案一

· 吉非替尼 250 mg/d，po

· 直至病情进展或出现不可耐受的副作用

（2）方案二

· 厄罗替尼 150 mg/d，po

· 直至病情进展或出现不可耐受的副作用

【说明】①对于初治晚期患者，病理为非鳞癌，咯血量很少，病灶远离大血管，不需长期抗凝剂治疗者，可考虑使用化疗联合贝伐单抗治疗，但不主张单独使用贝伐单抗。②培美曲塞用于病理为非鳞癌的晚期患者。对于4个疗程后临床获益的患者可酌情给予单药培美曲塞维持治疗。③吉非替尼和厄罗替尼在有*EGFR*基因敏感突变（19、21外显子突变）的晚期患者疗效较高，且可明显改善生活质量，推荐用于一线治疗。④克唑替尼 250 mg 不能耐受者，可酌情减量至 200 mg，bid 或 250 mg，qd。⑤nivolumab 和 pembrolizomab 目前建议用于 EGFR、ALK、ROSI 均阴性的二线治疗。

小细胞肺癌

小细胞肺癌（SCLC）占所有肺癌的 20%～25%，其生物学行为与非小细胞肺癌明显不同，与吸烟密切相关，97%的病例有多年、大量吸烟史，临床特点是恶性程度高，容易转移，对化疗和放疗敏感，需采取以化学治疗为主的综合治疗。

一、诊断要点

（一）临床表现

临床症状与非小细胞肺癌基本相同，但有其临床特点。

1. 病程　临床过程和疾病的自然病程明显快于非小细胞肺癌。许多患者在疾病的早期就出现远处转移。因此，目前认为小细胞肺癌是一种全身性的疾病。大部分患者症状及病情发展较快，在短期内死于肿瘤进展。不治疗的患者平均中位生存期为12～15周，晚期患者平均中位生存期为6～9周。

2. 病理组织学　小细胞肺癌是由支气管黏膜基底层的Kulchistky细胞恶变而来，肿瘤细胞有较明显的神经内分泌的分化趋向。因此，在临床上肿瘤伴随综合征的发生率较高。

3. 与NSCLC不同　小细胞肺癌的肿瘤细胞分化较低，倍增时间较短，因此对化疗和放疗均非常敏感。在治疗方面以化疗联合局部放疗为主。

（二）分期

通过一系列常规检查如血常规、尿常规、粪常规、血生化、肿瘤标记物NSE，以及胸部X线、CT，肝、脑CT，骨ECT，骨髓穿刺等检查，可将SCLC分为：

1. 局限期　肿瘤局限于一侧胸腔内，包括已有纵隔、同侧锁骨上和前斜角肌淋巴结转移的患者。

2. 广泛期　肿瘤的发展超过局限期的范围。

【说明】UICC第7版的TNM分期同样可以适用于

SCLC；推荐在进行临床研究时，使用新版 TNM 分期系统，而在临床实践中，可以并用两种分期系统。

二、治疗原则

化疗是小细胞肺癌的主要治疗手段之一。临床上使用多药联合化疗的疗效达 70%左右。对于局限期的小细胞肺癌，目前的标准治疗为化疗联合放疗。对于放疗使用的时机，从目前的临床研究结果来看，早期放疗或化疗与放疗同时进行，疗效优于晚期放疗或先化疗后放疗。一般认为对 PS 较好的局限期患者（PS＜2）应尽早开始放疗（化疗 2～3 个疗程后）或放化疗同步进行，但对 PS 较差的局限期患者仍应采用先化疗后放疗的方法。对广泛期患者和局限期经化疗仍无法达到 PR 的患者以单纯化疗为主。

三、治疗策略

（一）一线治疗

1. EP 方案

· 依托泊苷 80～120 mg/m^2，ivgtt，第 1～3 天

· 顺铂 60～80 mg/m^2，ivgtt，第 1 天

· 每 3 周重复 1 次

2. EC 方案

· 依托泊苷 100 mg/m^2，ivgtt，第 1～3 天

· 卡铂 AUC＝5，ivgtt，第 1 天

· 每 3 周重复 1 次

3. CAV 方案

· 环磷酰胺 800 mg/m^2,ivgtt,第 1 天
· 多柔比星 40～50 mg/m^2,iv,第 1 天
· 长春新碱 1.4 mg/m^2(最大 2 mg),iv,第 1 天
· 每 3 周重复 1 次

4. CAE 方案
· 环磷酰胺 800 mg/m^2,ivgtt,第 1 天
· 多柔比星 40～50 mg/m^2,iv,第 1 天
· 依托泊苷 80 mg/m^2,ivgtt,第 1～3 天
· 每 3 周重复 1 次

5. IP 方案
· 伊立替康 60 mg/m^2,ivgtt,第 1、8、15 天
· 顺铂 60 mg/m^2,ivgtt,第 1 天
· 每 4 周重复 1 次

6. 口服单药依托泊苷
· 依托泊苷 200 mg/m^2,po,第 1～5 天
· 每 3～4 周重复 1 次

【说明】①在广泛期 SCLC 患者,IP 方案疗效优于 EP 方案,可选用。②局限期患者,尽早开始放疗,可同期放化疗或在化疗前 3 个疗程中开始放疗,然后再完成 6 个疗程的化疗。③对老年人或不愿静脉用药的患者,可用口服依托泊苷方案化疗。④局限期患者,化疗获得明显疗效的,应给予预防性全脑放疗(PCI)。部分治疗后达到 CR 的广泛期患者,酌情给予局部放疗及 PCI。

(二) 二线治疗

1. 单用拓扑替康
· 拓扑替康 1.25～1.5 mg/m^2,ivgtt,第 1～5 天

· 每 3 周重复 1 次

2. CAV 方案

· 环磷酰胺 800 mg/m^2,ivgtt,第 1 天

· 多柔比星 50 mg/m^2,iv,第 1 天

· 长春新碱 1.4 mg/m^2,iv,第 1 天

· 每 3 周重复 1 次

3. IP 方案

· 伊立替康 60 mg/m^2,ivgtt,第 1、8、15 天

· 顺铂 60 mg/m^2,ivgtt,第 1 天

· 每 4 周重复 1 次

【说明】①二线治疗根据复发时间早晚选择不同的方案。一线治疗后 3 个月内复发者,PS＜2,可选用异环磷酰胺、紫杉醇、多西他赛、吉西他滨等药;3～6 个月内复发者,可予标准的二线化疗方案;6 个月后复发者,可用原化疗有效的一线方案化疗。②拓扑替康单药与 CAV 方案治疗复发性 SCLC,两者的缓解率和中位疾病进展时间无显著性差异,中位生存期亦相似,对血液系统和非血液系统的毒性相似,但肿瘤相关症状(包括声音嘶哑、呼吸困难、乏力、纳差、日常活动障碍)的改善率,拓扑替康单药显著优于 CAV 方案。研究表明,对于曾接受过治疗的 SCLC,拓扑替康单药不仅可达到与 CAV 方案相同的缓解率和生存期,且姑息治疗效果优于 CAV 方案。

(韩宝惠　常建华)

第七章
胸膜间皮瘤

胸膜间皮瘤指发生于胸膜的少见肿瘤，其中弥漫浸润性的恶性程度最高，约占胸膜恶性肿瘤的 5%。间皮瘤的主要起因是患者有对石棉的接触。70%～80%被诊断为间皮瘤的患者有石棉接触史。男女比例为3:1，中位年龄 60 岁。本病尽管少见，但目前文献报道其发病率有增加的趋势，而且在未来的 35～40 年间将保持一个较高的发病率。该病预后很差，如果不治疗，中位生存期仅有 4～9 个月，2 年生存率不足 10%，5 年生存率<5%。

一、诊断要点

（一）临床表现

1. 胸腔积液　是最常见的临床表现，约 95%患者会发生，右侧多于左侧，多为血性胸腔积液。常伴以胸痛、咳嗽和气短，且常规止痛疗效差。累及腹膜时常出现腹水。

2. 邻近组织侵犯　其症状取决于侵犯的部位，如上腔静脉压迫、食管压迫、脊柱压迫、霍纳综合征以及胸壁和心包病变。严重的胸膜浸润可导致“冰冻胸”。

3. 全身症状　体重减轻、干咳和乏力，可有发热，晚期可出现恶病质。

（二）检查手段

1. 影像学基本特征　患侧胸膜广泛增厚，伴有增强结节及胸腔积液者占 60%；胸膜收缩、胸廓塌陷占 25%；胸壁、纵隔、心包等处转移占 10%；胸膜钙化占 5%。普通 X 线胸片和 B 超可发现胸膜病变及胸腔积液，肺被肿瘤组织包裹等。对于可疑恶性胸膜间皮瘤的患者，CT 检查最为有用，可帮助区别良性和恶性间皮瘤。

2. 胸腔积液细胞学检查　确诊率低(21%～36.7%)，但胸腔积液中透明质酸含量比肺腺癌者明显增高，>8 μg/ml 可排除腺癌，有助于诊断恶性胸膜间皮瘤。

3. 胸膜活检　对于常规检查不能明确诊断的，可做 CT 引导下的胸膜活检。目前用胸腔镜做胸膜活检是诊断间皮瘤的最佳方法。

4. 实验室检查　部分患者可有血小板增多、血清 CEA 升高等。

（三）分期

1. 胸膜间皮瘤 TNM 分期　见表 13。

表 13　胸膜间皮瘤 TNM 分级标准(UICC 1992 年)

T	N	M
TX　原发肿瘤不能确定 T0　未发现原发肿瘤 T1　肿瘤局限于同侧壁层胸膜和(或)脏层胸膜 T2　肿瘤侵及同侧肺、胸腔内筋膜、膈肌或心包	NX　区域淋巴结转移不能确定 N0　无区域淋巴结转移 N1　有同侧支气管旁和(或)同侧肺门淋巴结转移	MX　远处转移不能确定 M0　无远处转移 M1　有远处转移

（续表）

T	N	M
T3 肿瘤侵及同侧胸壁肌肉、肋骨、纵隔器官或组织	N2 有同侧纵隔和（或）隆突下淋巴结转移	
T4 肿瘤直接侵及对侧胸膜、对侧肺、腹膜、胸腔内器官或颈部组织	N3 有对侧纵隔、对侧肺门、同侧或对侧斜角肌淋巴结或锁骨上淋巴结转移	

2. 胸膜间皮瘤分期　见表14。

表14　胸膜间皮瘤分期

分期	T	N	M
Ⅰ期	T1～2	N0	M0
Ⅱ期	T1～2	N1	M0
Ⅲ期	T1～2	N2	M0
	T3	N0～2	M0
Ⅳ期	T4	任何N	M0
	任何T	N3	M0
	任何T	任何N	M1

二、治疗原则

恶性胸膜间皮瘤目前仍没有有效的根治方法。手术为主要治疗手段。Ⅰ、Ⅱ期患者应做根治性胸膜肺切除术，需要时术后给予放疗。Ⅲ期患者以放疗为主，待肿瘤缩小后再争取手术切除，或加化疗。Ⅳ期患者以化疗为主，需要时做姑息放疗，可能时做姑息手术。为控制胸腔渗液，促进胸膜粘连，避免胸膜腔积液再生和减轻患者症状，可行腔内治疗。

三、治疗策略

1. GP 方案

· 吉西他滨 1 000 mg/m^2,ivgtt(30 min),第 1、8 天

· 顺铂 75 mg/m^2,ivgtt,第 1 天

· 每 3 周重复 1 次

2. MP 方案

· 培美曲塞 500 mg/m^2,ivgtt,第 1 天

· 顺铂 75 mg/m^2,ivgtt,第 1 天(需水化)

· 每 3 周重复 1 次

【说明】本方案有效率为 41.3%,中位生存期为 12.1 个月。接受培美曲塞治疗的患者应同时应用叶酸和维生素 B_{12},可减少治疗相关的血液学毒性和胃肠道毒性。

(常建华)

第八章
纵隔肿瘤

纵隔肿瘤中54%发生在前纵隔，20%在中纵隔，26%在后纵隔；成人以胸腺瘤、淋巴瘤多见，儿童则主要是神经源性肿瘤。前纵隔肿瘤以胸腺瘤、畸胎瘤多见，中纵隔肿瘤以心包囊肿、支气管囊肿、淋巴瘤多见，后纵隔肿瘤以神经源性肿瘤多见。

胸 腺 瘤

常见于成年人，男女发病率相同，占纵隔肿瘤的20%～30%。半数患者无症状，有症状者中40%表现为肌无力。90%胸腺瘤位于前上纵隔。

一、诊 断 要 点

（一）临床表现

由于纵隔内组织来源的复杂性，其临床表现多种多样。其中40%的患者可无任何症状和体征，60%的患者则由于肿块压迫或侵犯到纵隔内的器官和组织而有临床表现，或肿瘤伴发综合征。

1. 症状和体征　常见胸痛、胸闷、气短、咳嗽。

2. 交感神经压迫引起的症状　声音嘶哑，霍纳综合征，吞咽困难，上腔静脉压迫综合征，截瘫。

3. 肿瘤伴发综合征

（1）重症肌无力：发病率1∶75 000，男女比例1∶2，年轻女性和年龄大者多见。50%～70%的患者伴有胸腺病理性改变。胸腺瘤中15%～50%伴肌无力。临床上可分为3型：①眼肌型：眼睑下垂，视物长久感疲劳、复视。②躯干型：上肢伸举不能持久，步行稍远需坐下休息。③延髓型：咀嚼吞咽费力，甚至呼吸肌麻痹。

（2）红细胞发育异常（纯红细胞再生障碍）：表现为血常规见红细胞减少、血红蛋白下降，有30%伴有血小板和白细胞异常。5%的胸腺瘤伴有此症，术后38%的患者恢复正常。发病机制可能是红细胞抗原的自身免疫反应，故也可给予免疫抑制治疗。

（3）丙种球蛋白减少症：胸腺瘤患者中4%～12%合并此症。易合并红细胞发育异常，胸腺切除后无改善。

（二）辅助检查

1. X线透视及正/侧位胸片　位于前纵隔或前上纵隔内密度均匀、边缘光滑的块影，多向一侧胸腔突出。10%～15%肿瘤囊壁可见点线状钙化影。

2. CT扫描和MRI检查　可发现较小的肿瘤，鉴别肿瘤与大血管，判断神经源性肿瘤有无椎管内或硬脊膜内扩展。

3. B超　可鉴别肿瘤与囊肿。

4. 核素扫描　可排除胸内甲状腺，但如果是低功能性甲状腺肿，则有假阴性可能。

5. 标记物检查　AFP、HCG 可与生殖细胞瘤鉴别。

6. 活检　可明确细胞学或组织学诊断。

（三）临床分期

Ⅰ期：肿瘤包膜完整，包膜无肿瘤侵犯。

ⅡA 期：肿瘤累及包膜外的纵隔脂肪或胸膜。

ⅡB 期：肿瘤突出包膜外，包膜外有亚临床病灶存在。

Ⅲ期：肿瘤侵犯到周围器官，如心包、大血管、肺等。

ⅣA 期：胸膜或心包有转移。

ⅣB 期：淋巴道或血道有转移。

二、治 疗 原 则

首选手术治疗，对于Ⅰ期病变，不用常规加术后放疗；但对于包膜有侵犯或有手术残留者，加局部放疗可提高局控率及延长生存期；晚期病变应放疗加化疗，化疗对于有转移或可能存在转移者有效。

三、治 疗 策 略

1. CAP 方案

- 环磷酰胺 500 mg/m^2，iv，第 1 天
- 多柔比星 50 mg/m^2，iv，第 1 天
- 顺铂 50 mg/m^2，ivgtt，第 1 天
- 每 3 周重复 1 次

2. VCAP 方案

· 长春新碱 0.6 mg/m^2,iv,第 3 天
· 环磷酰胺 700 mg/m^2,iv,第 4 天
· 多柔比星 40 mg/m^2,iv,第 1 天
· 顺铂 50 mg/m^2,ivgtt,第 1 天
· 每 3 周重复 1 次

3. EP 方案

· 依托泊苷 80～120 mg/m^2,ivgtt,第 1～3 天
· 顺铂 60～80 mg/m^2,ivgtt,第 1 天(需水化)
· 每 3 周重复 1 次

纵隔生殖细胞瘤

纵隔生殖细胞源性肿瘤占生殖腺体外生殖细胞瘤的 50%～70%,好发于前纵隔,少数出现在后纵隔。其占所有纵隔肿瘤的 10%～15%。可以分为良性和恶性两种,其中畸胎瘤为良性肿瘤,精原细胞瘤和非精原细胞瘤为恶性肿瘤。

一、诊断要点

1. 畸胎瘤　最常见,发病年龄为 20～40 岁,在儿童中占纵隔肿瘤的 70%,成人中占 60%。良性畸胎瘤有完整包膜,可为实性或囊性,密度不均,可有类牙齿或骨骼样的钙化灶。恶性畸胎瘤可侵犯周围组织器官。CT 可见到类似牙齿和骨骼的钙化影;血清 β - HCG 和 AFP 均在正常

范围。

2. 精原细胞瘤　占纵隔恶性生殖细胞肿瘤的35%，年龄为20～40岁，男性为主。生长慢、转移晚，60%～70%有症状，肺为常见转移部位。血清β-HCG可以轻度升高，AFP不升高。

3. 非精原细胞瘤　包括胚胎癌、畸胎癌、绒毛癌和不成熟畸胎瘤等。85%为男性，前纵隔多见。诊断时，90%有肿瘤浸润，30%～50%出现血清β-HCG增高，60%～80%出现AFP增高。比精原细胞瘤和性腺体非精原细胞瘤预后差，可出现血液系统疾病。

二、治 疗 原 则

1. 畸胎瘤　手术切除，预后好，对放化疗不敏感。不成熟型有潜在恶性，预后与年龄、位置和不成熟细胞比例等有关。年龄＞15岁，不成熟畸胎瘤可表现为恶性，而＜15岁者，与成熟型相似。

2. 精原细胞瘤　对放化疗都很敏感。对于体积小的孤立性病灶，首选单纯放疗，长期生存率为60%～80%。对于肿瘤较大、局部晚期的患者可以先化疗，再予以局部放疗。对复发性患者可给予挽救性化疗。

3. 非精原细胞瘤　含铂的联合化疗方案能显著提高患者的疗效，CR率为40%～50%，疗效评价除影像学外，还需检查血清β-HCG和AFP水平。若两者均正常，则化疗4个周期后可随访；若影像学检查正常，而血清β-HCG和AFP仍高于正常，则需继续化疗；若影像学检查仍有肿瘤残留，应行手术切除。

三、治疗策略

1. BEP 方案

· 博来霉素 30 mg/m^2,im,第 1、8、15 天

· 依托泊苷 100 mg/m^2,ivgtt,第 1～5 天

· 顺铂 50 mg/m^2,ivgtt,第 1、2 天

· 每 3 周重复 1 次

2. VIP 方案

· 长春碱 0.11 mg/kg,iv,第 1、2 天

· 异环磷酰胺 1 200 mg/m^2,ivgtt,第 1～5 天

· 顺铂 60～80 mg/m^2,ivgtt,第 1 天(需水化)

· 每 3 周重复 1 次

3. EP 方案

· 依托泊苷 80～120 mg/m^2,ivgtt,第 1～3 天

· 顺铂 60～80 mg/m^2,ivgtt,第 1 天(需水化)

· 每 3 周重复 1 次

神经母细胞瘤

神经母细胞瘤起源于肾上腺髓质或椎旁交感神经组织,是儿童期常见的实体肿瘤,2/3 的患者在 5 岁以前起病。70%的患者诊断时已有转移。预后取决于年龄、分期和有无 *N*-*myc* 癌基因扩增。早期和 1 岁以下儿童的神经母细胞瘤预后好。晚期神经母细胞瘤即使予以积极治疗,5 年生存率仍低。*N*-*myc* 癌基因扩增的各期神经母细胞瘤

预后差。

一、诊断要点

（一）临床表现

1. 肿瘤压迫或侵犯周围器官症状　上腔静脉压迫综合征;霍纳综合征;脊柱旁的肿瘤可经椎间孔侵入椎管内,形成哑铃状肿块,引起硬膜外脊髓压迫,产生局限性背部疼痛和触痛、跛行、下肢无力甚至截瘫。

2. 肿瘤转移所引起的症状　约2/3的患者首发症状由转移病变引起,除了区域淋巴结转移外,常见转移部位包括骨骼(特别是颅骨、眼眶、脊柱与长骨)、骨髓、肝脏和皮肤。眶骨侵犯引起眼球突出、眶周瘀斑。骨髓侵犯引起骨痛、贫血,甚至全血细胞减少。皮肤结节和肝脏肿大是皮肤侵犯和肝脏转移的主要表现。

3. 内分泌症状　肿瘤分泌的肠肽激素可使部分患者发生顽固性腹泻和低钾。儿茶酚胺分泌增加可出现发作性面部潮红和苍白、头痛、心率加快、多汗,少数患者血压升高。

4. 非特异性全身症状　食欲不振、体重减轻、发热、疲倦和易激惹等。

5. 生化检查　肿瘤分泌儿茶酚胺,其代谢产物——香草扁桃酸(VMA)和同香草酸(HVA)升高。

（二）诊断标准

(1) 肿块病理组织学确诊为神经母细胞瘤,可伴或不伴VMA、HVA升高。

（2）骨髓检查发现神经母细胞瘤浸润，呈菊花团样，伴儿茶酚胺升高或其代谢产物 VMA、HVA 升高。

以上两条标准满足一条即可诊断神经母细胞瘤。

（三）临床分期

Ⅰ期：局限肿瘤手术完全切除，有或无显微镜下残留，同侧区域淋巴结阴性。

ⅡA 期：局限肿瘤手术不能完全切除，同侧区域淋巴结阴性。

ⅡB 期：局限肿瘤能完全切除，同侧区域淋巴结阳性或阴性。

Ⅲ期：肿瘤不能切除，扩展超越中线，有或无同侧区域淋巴结阳性。

Ⅳ期：原发肿瘤扩散至远处淋巴结、骨、骨髓、肝脏、皮肤或其他器官。

Ⅳs 期：年龄＜1 岁，肿瘤转移至皮肤、肝脏、骨髓，但无骨转移。

二、治疗原则

1. 低危（无 *N－myc* 基因扩增的Ⅰ/Ⅱ期、Ⅳs 期） Ⅰ期，单纯手术切除，不需化疗和放疗。Ⅱ期，手术加化疗。Ⅳs 期，观察，可自然消退，或小剂量化疗。

2. 中危（无 *N－myc* 基因扩增的Ⅲ期；年龄＜1 岁Ⅳ期） 以综合治疗为主，可先化疗使肿瘤缩小后再手术，尽可能切除肿瘤，残留病灶可考虑放疗。

3. 高危（所有 *N－myc* 基因扩增的各期患者；＞1 岁Ⅳ

期） 全身化疗为主，造血干细胞移植支持下的超大剂量化疗可使治愈率获得改善(30%左右)。

4. 复发神经母细胞瘤治疗 局限性复发，尽可能手术切除，术后化疗。转移性复发，化疗 + 手术 + 放疗 + 干细胞移植。

三、治 疗 策 略

1. CAV 方案

· 环磷酰胺 70 mg/(kg · d)，ivgtt(6 h)，第 1、2 天

· 多柔比星 25 mg/(m^2 · d)，ivgtt(24 h)，第 1～3 天

· 长春新碱 0.033 mg/(kg · d)，ivgtt(24 h)，第1～3 天

· 长春新碱 1.5 mg/m^2，iv，第 9 天

2. EP 方案

· 顺铂 50 mg/(m^2 · d)，ivgtt(1 h)，第 1～4 天

· 依托泊苷 200 mg/(m^2 · d)，ivgtt(2 h)，第 1～3 天

【说明】CAV 方案和 EP 方案交替使用，共 5～6 个疗程，有效率为 87.5%。主要严重毒性是骨髓抑制和听力损害。

3. PVAC 方案

· 顺铂 60 mg/m^2，ivgtt，第 1 天

· 替尼泊苷 100 mg/m^2，ivgtt，第 3、6 天

· 环磷酰胺 30 mg/m^2，iv，第 3 天

· 多柔比星 30 mg/(kg · d)，iv，第 4、5 天

【说明】Ⅳs 期有可能自发消退，尤其 6 个月以下婴儿的自发消退率比较高，如果没有威胁生命的并发症，可以暂

不治疗。原发肿瘤可在适当的时机切除，因为少数患者仍有原部位复发的可能。若患儿由于肿瘤巨大产生压迫症状，可以给予短期化疗。

（常建华）

第九章
胃　　癌

胃癌是目前全球最常见的恶性肿瘤之一。最近的全球数据——GLOBOCAN2012 显示，2012 年全球新增约 1 410 万例癌症病例，癌症死亡人数达 820 万。胃癌发病 100 万，死亡 70 万，占 8.8%。

尽管近年来随着胃癌一、二级防治工作的开展，使早期胃癌的检出率提高，但中晚期患者仍占 70%左右。晚期胃癌无根治性手术指征，5 年生存率低。因此有必要了解胃癌的临床特点以及诊疗规范，提高早诊早治率，改善胃癌患者的生存状况。

一、诊断要点

（一）临床表现

胃癌早期常无特殊的症状，进入进展期后才会出现临床症状。

1. 上腹不适和疼痛　上腹不适是最早出现和最常见的症状之一，通常不为患者注意，这也是胃癌早期诊断困难的原因之一。当肿瘤侵犯胃壁神经后，会出现无规律中上腹隐痛。最初，服用抑酸或解痉药物可能得到暂时缓解，使患者误认为是胃炎或胃溃疡。随后由于病情的进展，疼痛可能会加重或转为持续性。

2. 恶心和呕吐　胃癌的早期，会出现食后饱胀感和轻度恶心感，随着病情进展，此症状加重。当出现消化道梗阻时，会出现持续性呕吐。贲门部肿瘤可导致进食困难，而胃窦部或幽门部位肿瘤往往引起呕吐宿食，伴有上腹部的饱胀感。

3. 出血和黑便　肿瘤部位破溃可发生出血。少量出血可能仅表现为大便隐血阳性或少量黑便。出血量大时会发生呕血和较明显的黑便，甚至出现失血性休克。更多情况是慢性失血或消耗而导致贫血。

4. 乏力、消瘦　由于进食量的减少还会出现乏力和消瘦，这是进展期胃癌常见的症状。因此，对近期体重减轻的患者应注意胃部的检查。

5. 胃癌转移导致的症状　胃癌发生转移时会出现转移部位肿瘤的相应的症状，如腹水、锁骨上淋巴结肿大，盆腔转移导致的腹胀、腹痛、排便困难等。

（二）检查手段

1. 实验室检查　早期胃癌实验室检查多为正常，中晚期胃癌可有不同程度的贫血，部分患者有肿瘤标志物的升高，如CEA、CA19-9、CA50等。

2. 胃镜检查　胃镜检查是目前明确胃癌诊断的最主要手段，特别是对发现早期胃癌有重要作用。通过胃镜活检可以鉴别良、恶性溃疡，排除胃炎，明确胃癌的病理类型。通过超声内镜检查还可以了解病变的范围，有助于术前分期，协助确定手术的可行性和方式。

3. CT和MRI检查　增强型CT或MRI检查可清晰地显示胃壁侵犯的范围、肿瘤侵犯邻近组织的程度、淋巴结转移情况，是否存在腹盆腔转移。胸部 CT 可以帮助了解是否存在肺转移。CT 或 MRI 检查应该作为胃癌术前的常规检查。

4. PET－CT 检查　肿瘤灶 ^{18}F－FDG 摄取往往增高，能用于鉴别病灶良、恶性，帮助排除远处转移，但对印戒细胞癌腹腔内播散转移假阴性率可以达到 30%，所以不作为常规检查。

5. 肿瘤标记物　目前在胃癌的诊断中无特异性较强的肿瘤标记物。CEA、CA19－9、CA50 等可供参考，对预测复发和评估疗效有一定参考价值。

6. 体格检查　胃癌患者的体检，应注意锁骨上淋巴结的检查，术前还应行直肠指检，帮助判断是否存在盆腔转移。

（三）TNM 分期

1. TNM 分级标准　见表 15。

表 15　胃癌 TNM 分级标准

T	N	M
TX　原发肿瘤无法评价	NX　区域淋巴结无法评价	M0　未发现远处转移
T0　切除标本中未发现肿瘤	N0　区域淋巴结无转移	M1　有远处转移
Tis　原位癌，肿瘤位于上皮内，未侵犯黏膜固有层	N1　1～2 枚区域淋巴结转移	
T1a　肿瘤侵犯黏膜固有层或黏膜肌层	N2　3～6 枚区域淋巴结转移	
T1b　肿瘤侵犯黏膜下层	N3　7 个及 7 个以上区域淋巴结转移	
T2　肿瘤侵犯固有肌层	N3a　7～15 个区域淋巴结有转移	
T3　肿瘤穿透浆膜下层结缔组织，未侵犯脏层腹膜或邻近结构	N3b　16 个（含）以上区域淋巴结有转移	
T4a　肿瘤侵犯浆膜（脏层腹膜）		
T4b　肿瘤侵犯邻近组织结构		

2. 分期 见表16。

表16 胃 癌 分 期

分期	T	N	M
0期	Tis	N0	M0
ⅠA期	T1	N0	M0
ⅠB期	T1	N1	M0
	T2	N0	M0
ⅡA期	T1	N2	M0
	T2	N1	M0
	T3	N0	M0
ⅡB期	T1	N3	M0
	T2	N2	M0
	T3	N1	M0
	T4a	N0	M0
ⅢA期	T2	N3	M0
	T3	N2	M0
	T4a	N1	M0
ⅢB期	T3	N3	M0
	T4a	N2	M0
	T4b	N0	M0
	T4b	N1	M0
ⅢC期	T4a	N3	M0
	T4b	N2	M0
	T4b	N3	M0
Ⅳ期	任何T	任何N	M1

二、治疗原则

胃癌的治疗强调多学科合作的综合治疗，确定治疗方案的基础则为胃癌病理诊断、临床分期以及分子病理分型。

早期胃癌不伴淋巴结转移者可根据侵犯深度考虑内镜下治疗或手术治疗，术后无须进行辅助放疗或化疗；局部进展期胃癌或伴有淋巴结转移的早期胃癌应采取以手术为主的综合治疗手段。根治性手术的局部进展期胃癌需根据术后病理及分期决定辅助治疗方案（辅助化疗，必要时考虑辅助放化疗）；转移性胃癌应采取以化学治疗为主的综合治疗手段，在恰当的时机给予姑息性手术、放射治疗、介入治疗、射频治疗等局部治疗手段，同时也应积极给予止痛、心理、营养等最佳支持治疗。

三、治疗策略

（一）新辅助化疗

新辅助治疗不仅可以提高手术根治性切除率，同时还可以获得明确的疗效判断，对于术后辅助化疗方案的选择提供了依据，是患者术后辅助化疗方案选择的重要决定因素之一。新辅助化疗的方案如下。

1. ECF 方案

· 表柔比星 50 mg/m^2，iv，第 1 天

· 顺铂 60 mg/m^2，iv，第 1 天

· 氟尿嘧啶 200 mg/m^2，ivgtt（持续），第 1～21 天

· 每 3～4 周重复 1 次

2. DCF 方案

· 多西他赛 75 mg/m^2，iv，第 1 天

· 顺铂 60 mg/m^2，iv，第 1 天

· 氟尿嘧啶 750 mg/m^2，ivgtt（持续），第 1～5 天

· 每 3～4 周重复 1 次

3. EOX 方案

· 表柔比星 50 mg/m^2,iv,第 1 天

· 奥沙利铂 130 mg/m^2,iv(2 h),第 1 天

· 卡培他滨 825 mg/m^2,bid,po,第 1～14 天

· 每 3 周重复 1 次

4. XELOX 方案

· 奥沙利铂 130 mg/m^2,iv(2 h),第 1 天

· 卡培他滨 800～1 000 mg/m^2,po,bid,第 1～14 天

· 每 3 周重复 1 次

5. mFOLFOX6 方案

· 奥沙利铂 85 mg/m^2,iv(2 h),第 1 天

· 醛氢叶酸 200 mg/m^2,iv(2 h),第 1 天

· 氟尿嘧啶 400 mg/m^2,iv,第 1 天

· 氟尿嘧啶 2 400～3 000 mg/m^2,ivgtt(连续 46 h)

· 每 2 周重复 1 次

【说明】因为新辅助化疗的目的是要在短期内实现肿瘤降期,因此选择化疗药物时首要原则为高效低毒的联合化疗方案,避免选择单药。

新辅助化疗周期数目前尚无定论,在没有远处转移的局部进展期患者中,T3N1 的患者一般需要 8～9 周的术前辅助化疗;对于 T3N2 或 T4 以上分期的患者应适当延长,需要 8～9 周及以上。但应注意及时评估疗效,部分无效的患者应尽快转入手术程序。

(二) 辅助化疗

早期胃癌患者,即便不接受辅助化疗,术后 5 年生存率也可达 90%～95%,因此不推荐术后进行辅助化疗。而对

于 T2N0M0 患者，传统意义上的高危因素，如低分化，淋巴管、血管、神经受侵，年龄小于 50 岁者，从术后辅助放化疗也可能获得生存期延长。

对于腹膜转移风险高的患者，术后或术中腹腔化疗或热灌注化疗也有诸多临床研究，初步结果显示了很好的临床应用前景，氟尿嘧啶、顺铂、紫杉醇类药物是常选择的腹腔化疗药物，但用药时机、剂量以及与全身化疗如何联合、对生存状态的影响等问题尚未解决，仍需要继续探索。

对于术前曾经接受新辅助化疗的患者，在根治手术后，如原方案治疗有效，仍可采用原方案进行辅助化疗，但要根据患者术后消化道重建等原因带来患者身体状况的改变来调整治疗方案和剂量。

辅助治疗的方案有：

1. ECF 方案　见新辅助治疗。

2. XELOX 方案　见新辅助治疗。

3. mFOLFOX6 方案　见新辅助治疗。

4. 替吉奥(S1)单药

· 替吉奥(S1)40 mg/m^2，po，第 1～28 天

· 每 6 周重复 1 次

· 或服 2 周，停 1 周

【说明】胃癌根治术后(D2 淋巴结清扫术)的患者，Ⅱ期患者可采用替吉奥单药辅助治疗 1 年或者 XELOX 术后 8 周期(6 个月)，两种治疗方案都可以接受。但对于ⅢB 期患者，倾向于推荐后者。

(三) 晚期/复发胃癌的化疗

据晚期胃癌全身化疗研究观察，无论在国内还是国际，

含有第三代铂类、口服氟尿嘧啶衍生制剂、紫杉烷类等新药已成为晚期胃癌一线化疗的主流。胃癌药物治疗主要有以下几类(表 17)。

表 17　目前用于胃癌治疗的常用药物

分　　类	药　　物
氟尿嘧啶类药物	氟尿嘧啶
	卡培他滨(capecitabine,CAPE,xeloda)
	替吉奥(S1,TS1)
紫杉烷类	紫杉醇(paclitaxel,taxol,TAX,PCT)
	多西他赛(docetaxel,taxotere,TXT,DCT)
铂类	顺铂(cisplatin)
	奥沙利铂(oxaliplatin,eloxatin,LOHP,OXA)
拓扑异构酶Ⅰ抑制剂	伊立替康(irinotecan,camptosar,IRI,CPT－11)
蒽环类药物	表柔比星
靶向药物	曲妥珠单抗
	阿帕替尼

一线化疗：

1. DCF 方案　见新辅助治疗。
2. EOX 方案　见新辅助治疗。
3. ECF 方案　见新辅助化疗。
4. XELOX 或 FOLFOX　见新辅助化疗。
5. XP 方案

· 顺铂 80 mg/m^2,iv,第 1 天
· 卡培他滨 825 mg/m^2,bid,po,第 1～14 天
· 每 3 周重复 1 次

6. SP 方案

· 替吉奥 40 mg/m^2,po,bid,第 1～21 天
· 顺铂 80 mg/m^2,iv,第 8 天
· 每 5 周重复 1 次

7. 以上化疗方案联合曲妥珠单抗

限Her2阳性患者。

【说明】对每一位晚期胃癌患者都应该首先筛选Her-2状态,如果Her-2(+++),或基因扩增,应首先选择曲妥珠单抗联合化疗,联合的化疗方案推荐选择氟尿嘧啶或卡培他滨联合顺铂或联合奥沙利铂,对于不能耐受联合化疗的老年胃癌Her-2阳性患者,可以使用单药氟尿嘧啶类药物联合曲妥珠单抗。

氟尿嘧啶类药物联合铂类药物成为晚期胃癌的一线选择,含紫杉醇类的单药、两药或三药联合方案也已成为治疗胃癌的基本方案,但适应人群并不相同;三药联合方案仅适应于身体状况良好、肿瘤负荷量较大、需要短期内降期或减少肿瘤负荷的患者,但不良反应较大,应注意及时处理和预防不良反应,特别是骨髓抑制和黏膜炎。

二线化疗:单药紫杉醇类药物是二线治疗的常用方案;拓扑异构酶Ⅰ抑制剂伊立替康,也是胃癌二线治疗的可选药物。

三线治疗:国内临床研究显示阿帕替尼作为三线治疗可以改善患者生存,成为可选药物,但应注意预防高血压等不良反应,避免活动性出血、肠梗阻患者使用。阿帕替尼的标准剂量可从750 mg开始,如果没有明显不良反应,可以递增到每天850 mg。

(沈 琳 李 进)

第十章
小 肠 肿 瘤

小肠包括十二指肠、空肠和回肠。小肠肿瘤占消化系统肿瘤的比例不足5%，主要包括腺癌、神经内分泌肿瘤、间质瘤以及淋巴瘤等。小肠腺癌(small bowel adenocarcinoma，SBA)约占小肠肿瘤的40%。小肠腺癌的发病率有地域差异，北美及西欧高发，亚洲低发。十二指肠是小肠腺癌的好发部位(占55%～82%)，其次为空肠(11%～25%)和回肠(7%～17%)。近年来，小肠腺癌发病率呈上升趋势，主要因为十二指肠腺癌的增长。本文仅讨论小肠腺癌诊治进展。

一、诊 断 要 点

(一) 临床表现

小肠腺癌最初的临床表现很不特异，诊断往往被延误。常见临床表现包括恶心、呕吐、体重下降、贫血和腹痛等。Dabaja BS 曾回顾分析217例小肠腺癌患者，66%的患者诊断时表现为腹痛。小肠腺癌患者通常因为急腹症如肠梗阻(40%)或者肠出血(24%)就医而被诊断。

（二）检查手段

据统计，通过上消化道内镜检查诊断的占 28%，手术诊断的占 26%，钡剂造影诊断的占 22%，CT 扫描诊断的占 18%，超声检查诊断的占 3%，体检发现者占 3%。

1. 实验室检查　小肠腺癌患者，外周血肿瘤标记物如 CEA、CA19-9、CA50 等可能正常或升高。伴有慢性出血者，可表现为粪隐血试验阳性和血红蛋白降低。

2. 特殊检查

（1）X 线钡餐造影：X 线钡餐造影检查敏感性较低，诊断小肠肿瘤的敏感性约为 50%。

（2）CT 及 MRI：CT 扫描已经成为小肠肿瘤最主要的诊断方法。CT 扫描诊断小肠肿瘤的准确率约 47%。随着灌肠螺旋 CT 及 MRI 的应用，小肠肿瘤的诊断率显著提高。文献报道，多排螺旋 CT 小肠造影（CT enteroclysis）诊断小肠肿瘤的敏感性在 85%～95%，特异性在 90%～96%。磁共振注气小肠灌肠检查（MR enteroclysis）诊断小肠肿瘤的敏感性约 86%，特异性约 98%。

（3）上消化道内镜检查：可以发现十二指肠降部以上小肠肿瘤，且可活检明确诊断。限于技术，对于十二指肠降部以下的小肠肿瘤不能发现。近年来，双气囊小肠镜的临床应用在一定程度上弥补了这一缺陷。

（4）胶囊内镜：胶囊内镜检查可以完整地探查整个小肠，且便于门诊进行。但有潜在肠梗阻的患者，不建议行胶囊内镜检查。对于不明原因的消化道出血（常规胃肠镜检查未见明确出血灶），胶囊内镜检查具有优势，诊断小肠肿瘤的敏感性在 88.9%～95%，特异性在 75%～95%。

（5）双气囊小肠镜：双气囊小肠镜可用于范围广泛的

小肠检查，但没有胶囊内镜方便。双气囊小肠镜的优势在于可以活检组织进行病理学确诊。据报道，双气囊小肠镜能够检测到胶囊内镜漏诊的小肠肿瘤。

（6）选择性肠系膜动脉造影：小肠肿瘤合并活动性出血时，选择性肠系膜动脉造影可发现造影剂自血管渗入肠腔。

（三）TNM 分期

1. 小肠腺癌 TNM 分级　见表 18。

表 18　小肠肿瘤 TNM 分级标准

T	N	M
TX　原发肿瘤无法评估	NX　区域淋巴结无法评估	MX　远处转移无法评估
T0　无原发肿瘤证据	N0　区域淋巴结无转移	M0　无远处转移
Tis　原位癌：上皮内肿瘤，未侵及固有层	N1　1～3 个区域淋巴结转移	M1　有远处转移
T1　肿瘤侵犯固有层、黏膜肌层或黏膜下层	N2　4 个及以上区域淋巴结转移	
T1a　肿瘤侵犯固有层或黏膜肌层		
T1b　肿瘤侵犯黏膜下层		
T2　肿瘤侵犯固有肌层		
T3　肿瘤侵犯到浆膜下层或无腹膜的肌肉周围组织（肠系膜或后腹膜[a]）的范围在 2 cm 以下		
T4　肿瘤穿透脏腹膜或直接侵犯其他器官或结构，包括：①小肠其他部位，侵犯肠系膜或后腹膜的范围超过 2 cm；②透过浆膜侵犯腹壁；③侵犯胰腺（仅为十二指肠肿瘤）		

[a] 无腹膜的肌肉周围组织：对于十二指肠，它是没有浆膜区的腹膜后部分；对于空肠和回肠，它是肠系膜部分。

2. 小肠腺癌肿瘤分期　见表 19。

表 19　小肠肿瘤的分期

分期	T	N	M
0	Tis	N0	M0
Ⅰ	T1,T2	N0	M0
ⅡA	T3	N0	M0
ⅡB	T4	N0	M0
ⅢA	任何 T	N1	M0
ⅢB	任何 T	N2	M0
Ⅳ	任何 T	任何 N	M1

注：TNM Classification of Malignant Tumours. 7th ed. West Sussex:Wiley Blackwell,2009,153－159.

二、治 疗 原 则

手术切除是唯一可能的治愈方法。新辅助化疗有可能使初始不可切除的患者获得根治性手术的机会。小肠腺癌根治术后是否行辅助化疗仍有争议。一般建议高危Ⅱ期和Ⅲ期小肠腺癌患者术后行氟尿嘧啶类联合奥沙利铂为基础的方案化疗 6 个月。目前有限的循证医学证据表明，对于Ⅳ期患者且 PS 评分小于 2 分，一线可选择 FOLFOX 或 CapeOX 方案化疗，二线可选择 FOLFIRI 方案化疗。抗 VEGF 或 EGFR 的单克隆抗体贝伐珠单抗或西妥昔单抗用于晚期小肠腺癌的疗效仍不确定。姑息性放疗有可能是局部晚期十二指肠腺癌的一个治疗选择。

三、治疗策略

（一）手术治疗

对于可手术的小肠腺癌患者，原发肿瘤和区域淋巴结完全切除（R0 切除）是必需的。对于合并远处转移患者，不推荐切除原发肿瘤，除非出现肠梗阻、穿孔或者不可控制的出血。即使远处转移病灶和原发肿瘤可以分期或者同期切除，手术治疗的价值目前仍不确定。

（二）新辅助化疗

对于原发肿瘤不可切除或者后腹膜淋巴结受侵，应该考虑术前新辅助化疗，2～3 个月新辅助化疗后再评估根治性手术的可能性。新辅助化疗方案参照姑息化疗方案。

（三）小肠腺癌的辅助化疗

鉴于氟尿嘧啶类药物联合奥沙利铂在晚期小肠腺癌姑息化疗和结直肠癌术后辅助化疗中的有效性，推荐氟尿嘧啶类联合奥沙利铂为基础的化疗方案（12 个周期 FOLFOX 方案）用于 ⅡB 期和 Ⅲ 期小肠腺癌术后辅助化疗。对于低分化和清扫淋巴结少于 10 枚的 ⅡA 期小肠腺癌患者术后辅助化疗需要酌情考虑，其他 ⅡA 期和 Ⅰ 期小肠腺癌辅助化疗不推荐。

（四）晚期小肠腺癌的姑息化疗

迄今为止，仍缺乏前瞻性 Ⅲ 期随机对照研究比较不同化疗方案治疗晚期小肠腺癌的疗效区别。

氟尿嘧啶类联合铂类被推荐为晚期小肠腺癌的一线化疗方案。具体化疗方案推荐 FOLFOX 方案或者 CapeOX 方案。发生于十二指肠乳头的进展期壶腹部腺癌，也可选择吉西他滨为基础的化疗方案。

现有文献缺乏评估晚期小肠腺癌患者二线化疗的数据。法国 AGEO 研究回顾性发现一线采用含铂化疗方案失败后，28 例患者二线采用 FOLFIRI 方案化疗的疾病控制率为 52%，中位 PFS 为 3.2 个月。

现提供几个参考方案如下：

1. CapeOX 方案

· 奥沙利铂 130 mg/m^2，ivgtt(2 h)，第 1 天

· 卡培他滨 850～1 000 mg/m^2，bid，第 1～14 天，随后休息 7 天

· 每 3 周重复 1 次

2. FOLFOX4 方案

· 奥沙利铂 85 mg/m^2，ivgtt(2 h)，第 1 天

· 亚叶酸钙 200 mg/m^2，ivgtt(2 h)，第 1、2 天

· 氟尿嘧啶 400 mg/m^2，iv，第 1、2 天

· 氟尿嘧啶 600 mg/m^2，ivgtt(22 h)，第 1、2 天

· 每 2 周重复 1 次

3. mFOLFOX6 方案

· 奥沙利铂 85 mg/m^2，ivgtt(2 h)，第 1 天

· 亚叶酸钙 400 mg/m^2，ivgtt(2 h)，第 1 天

· 氟尿嘧啶 400 mg/m^2，iv，第 1 天

· 氟尿嘧啶 2 400 mg/m^2，ivgtt，维持 46～48 h

· 每 2 周重复 1 次

4. FOLFIRI 方案

· 伊立替康 180 mg/m^2,ivgtt(30～90 min),第 1 天
· 亚叶酸钙 400 mg/m^2,ivgtt(2 h),第 1 天
· 氟尿嘧啶 400 mg/m^2,iv,第 1 天
· 氟尿嘧啶 2 400 mg/m^2,ivgtt,维持 46～48 h
· 每 2 周重复 1 次

(五)晚期小肠腺癌的靶向治疗

尽管已有靶向药物应用于晚期小肠腺癌的个案报道,但目前仍缺乏抗血管生成药物和抗 EGFR 药物用于晚期小肠腺癌的确切疗效数据。

四、预　　后

TNM 分期是影响小肠腺癌预后的最重要因素。小肠腺癌总的 5 年生存率:Ⅰ期超过 50%,Ⅱ期 40%～50%,Ⅲ期 10%～40%,Ⅳ期小于 5%。

(李开春　朱晓东)

第十一章
大　肠　癌

大肠癌是较常见的胃肠道恶性肿瘤，在经济发达国家和地区十分常见，如北美、西欧及澳大利亚、新西兰等地大肠癌的初发病率可达每年 50/10 万～60/10 万人口，一般为第 2～4 位常见肿瘤。2000 年的统计资料表明，大肠癌为美国癌症发病及死亡的第 3 位。在我国为第 4～6 位。近年来，我国大肠癌的发病率逐年上升，且有年轻化的趋势。大城市的发生率已居恶性肿瘤的第 2～3 位。

一、诊 断 要 点

（一）临床表现

1. 便血　便血是所有大肠癌最常见的症状之一，往往是直肠癌的首发症状，常为鲜血；由于粪便在乙状结肠内停留的时间较长，乙状结肠癌便血的颜色会变暗，以至排出绛紫色或黑紫色的大便；降结肠以上部位肿瘤的便血往往与大便相混，不易察觉，大便隐血试验有助于诊断。

2. 排便习惯改变　包括排便时间、次数的改变，以及便秘或不明原因的腹泻。患者大便次数增多，但每次排便量不多，可为黏液血便、黏液脓血便或为溏薄的稀便，可伴有里急后重感。部分患者以腹泻为首发症状，或反复交替出现便秘与腹泻。

3. 粪便形状的异常　正常的大便呈圆柱形，癌肿突出在直肠腔内，压迫粪便，大便会出现压痕或变细，同时伴有大便困难和肛痛。

4. 腹痛　部分患者以腹部隐痛为首发或突出的症状，另一些患者表现为典型的不完全性肠梗阻性腹痛，即疼痛为阵发性绞痛，并伴有腹胀。

5. 乏力、贫血　大肠上段特别是升结肠部位肿瘤的出血不易被发现，由于长期的便血及毒素吸收，患者会出现不同程度的贫血、乏力等全身症状。

（二）诊断要点

1. 直肠指检　是一种简单但非常重要的诊断方法。因为人的手指可触及直肠内 7～8 cm 的病变，半数以上直肠癌位于这一范围内，因此应将此简易方法作为临床医生常规初筛方法和程序。检查时应注意肿块基底部是否固定，前列腺与膀胱是否受累，当癌表面已发生溃破时，指套上常染有血液及黏液。

2. 肿瘤标志物　目前有多种肿瘤标志物应用于大肠癌的诊断，癌胚抗原(CEA)是应用较早、较多的一项，但其敏感性、特异性均不高，CEA 的升高与大肠癌预后有一定关系。CA19－9 可用于大肠癌的诊断，但其特异性也不强。虽然两个肿瘤标志物的敏感性均不高，但两者联合检测对大肠癌的诊断和随访观察有一定意义。

3. 钡剂灌肠　钡剂灌肠，特别是双重气钡对比结肠造影，可以清晰地显示肠黏膜的溃疡型、隆起型病灶和狭窄等病变。大肠癌在X线下的表现常常是钡剂的充盈缺损、边缘不整齐、龛影、肠壁僵直、黏膜破坏、肠腔狭窄等。但发生于盲肠、脾曲、乙状结肠的悬垂部,以及直径0.5 cm以下的肿物常常漏诊,宜进一步进行肠镜检查。

4. 影像学检查　B超、CT等影像学检查对大肠癌本身确诊意义不大,但在确定邻近脏器侵犯、远隔脏器转移、淋巴结转移、术后复查等方面有其优越性,是钡剂灌肠造影、纤维结肠镜诊断大肠癌的重要补充手段。

5. 结肠镜　近20年来,结肠镜的诊断价值在进一步提高,在临床检查中要尽可能做全结肠检查。漏诊情况与肠道准备是否充分以及检查者的技术水平有很大关系。对不具备纤维结肠镜检查条件、患者不能耐受、肿瘤或其他原因造成肠腔狭窄时,不能继续进镜,有可能遗漏狭窄部位以上的肿瘤;单纯的结肠镜检查有时肿瘤定位不准确,同时与下消化道造影检查相互补充往往会做出更准确的诊断。

(三) 分期

国际抗癌联盟提出的TNM分期如下。

1. 大肠癌TNM的分期标准　见表20。

表20　大肠癌TNM分期标准

T	N	M
TX　原发肿瘤无法评价	NX　区域淋巴结无法评价	MX　远处转移无法评价
T0　无原发肿瘤证据	N0　无区域淋巴结转移	M0　无远处转移
Tis　原位癌:局限于上皮内或侵犯黏膜固有层	N1　有1～3枚区域淋巴结转移	M1　有远处转移
T1　肿瘤侵犯黏膜下层	N1a　有1枚区域淋巴结转移	
T2　肿瘤侵犯固有肌层		

（续表）

T	N	M
T3 肿瘤穿透固有肌层到达浆膜下层，或侵犯无腹膜覆盖的结直肠旁组织 T4a 肿瘤穿透腹膜脏层 T4b 肿瘤直接侵犯或粘连于其他器官或结构	N1b 有2～3枚区域淋巴结转移 N1c 浆膜下、肠系膜、无腹膜覆盖结肠/直肠周围组织内有肿瘤种植（TD，tumor deposit），无区域淋巴结转移 N2 有4枚以上区域淋巴结转移 N2a 4～6枚区域淋巴结转移 N2c 7枚及更多区域淋巴结转移	M1a 远处转移局限于单个器官或部位（如肝、肺、卵巢、非区域淋巴结） M1b 远处转移分布于一个以上的器官/部位或腹膜转移

2. 大肠癌分期　见表21。

表21　解剖分期/预后组别

期别	T	N	M
0	Tis	N0	M0
Ⅰ	T1	N0	M0
	T2	N0	M0
ⅡA	T3	N0	M0
ⅡB	T4a	N0	M0
ⅡC	T4b	N0	M0
ⅢA	T1～2	N1/N1c	M0
	T1	N2a	M0
ⅢB	T3～4a	N1	M0
	T2～3	N2a	M0
	T1～2	N2b	M0
ⅢC	T4a	N2a	M0
	T3～4a	N2b	M0
	T4b	N1～2	M0
ⅣA	任何T	任何N	M1a
ⅣB	任何T	任何N	M1b

二、治疗原则

大肠癌的治疗方法有手术、化疗、放疗和生物靶向(单克隆抗体)治疗及免疫治疗等，其中以外科手术为最主要的治疗手段。化疗在大肠癌中的作用主要有两个方面，即根治术后的辅助化疗和晚期大肠癌的姑息化疗。

大肠癌的新辅助化疗主要与放疗联合应用于直肠癌，可以提高保肛率，改善患者的生活质量，减少术后复发。

辅助化疗是大肠癌综合治疗的一个重要组成部分，辅助化疗的机制在于消灭根治术后的残留病灶。

对直肠癌的治疗，放化疗密不可分，辅助化疗不但可以起到减灭远处微小转移灶的作用，而且对局部残留病灶能起到增加放射敏感性的作用。放化疗结合也显著提高根治术后直肠癌患者的无瘤生存率和总生存率。局部复发的患者联合放化疗可以明显提高局部控制率。

晚期大肠癌的姑息治疗，对一些在诊断时已出现远处转移或术后复发转移的大肠癌患者，通过化疗能使患者的生存期延长，生活质量提高。

三、治疗策略

(一) 大肠癌的新辅助化疗

大肠癌的新辅助化疗一般用于直肠癌，其目的是增加保肛率，提高患者的生活质量，对于 T3～T4 的患者还能够降低术后局部复发率。通常与 54 Gy 剂量的放疗联合使用。

1. 方案一

· 氟尿嘧啶 225 mg/m^2,ivgtt(24 h),每天 1 次,每周 5 d

· 放疗 54 Gy

2. 方案二

· 亚叶酸钙 20 mg/m^2,iv,每天 1 次×4 d,放疗的第 1、5 周给予

· 氟尿嘧啶 400 mg/m^2,iv,每天 1 次×4 d,放疗的第 1、5 周给予

· 放疗 50.4 Gy

3. 方案三

· 卡培他滨 825 mg/m^2,po,bid,每周 5 d

· 放疗 54 Gy

4. 方案四(备选)

· 减量 CapeOX 方案　围手术期 8 疗程,术前 2 疗程,第 1 疗程加用放疗

· 奥沙利铂 100 mg/m^2,ivgtt,第 1 天

· 卡培他滨 1 000 mg/m^2,po,bid,第 1～14 天,q3w

· 放疗 50.4 Gy×25 次

方案四为中山大学附属肿瘤医院、复旦大学附属肿瘤医院等医院临床使用的方案之一,中山大学附属肿瘤医院的研究证实该同期放化疗对比单纯手术,pCR 率更高。此方案初步看有一些效果,尚待进一步证据。

根据目前所得到的临床研究结果,联合放化疗可获得 70%～80%的有效率,大部分患者可以通过新辅助放化疗获得彻底手术的机会,增加了保肛率,减少了术后复发。

（二）大肠癌的辅助化疗

大肠癌术后辅助化疗能提高5年生存率15%左右。一般认为，以氟尿嘧啶为主的化疗方案是大肠癌辅助化疗的基础，亚叶酸钙为近20年来发现的最有效的生物调节剂，增强氟尿嘧啶的疗效。

对无高复发风险的Ⅱ期患者可予以氟尿嘧啶类单药化疗。化疗前，建议检测错配修复基因（*MMR*）。如果为缺失型，不建议做任何辅助化疗；如果为非缺失型，氟尿嘧啶类药物辅助化疗半年有助于降低复发率。其中Ⅱ期非缺失型年轻患者，可以选择氟尿嘧啶类药物联合奥沙利铂作为辅助治疗。

Ⅲ期大肠癌的标准辅助化疗方案是以氟尿嘧啶加亚叶酸钙为基础，联合奥沙利铂。这一方案也推荐应用于具有高危因素的Ⅱ期大肠癌。这些高危因素包括：肠梗阻、肠穿孔、T4、低分化肿瘤、有脉管或神经侵犯、病理检查淋巴结<12枚。术后的正确分期对指导辅助化疗非常重要，特别是对淋巴结的检查，应在12枚以上，若遗漏了对淋巴结的检查，将对预后产生不良影响。

1. 改良FOLFOX6(mFOLFOX6)方案

· 奥沙利铂85 mg/m^2，ivgtt(2 h)，第1天

· 亚叶酸钙400 mg/m^2，ivgtt，第1天

· 氟尿嘧啶400 mg/m^2，iv，第1天

· 氟尿嘧啶2～2.4 g/m^2，ivgtt（46 h），第1天

· 该方案每2周1次

【说明】①该方案是在FOLFOX6方案基础上的改进，减少了奥沙利铂的用量，安全性更好，氟尿嘧啶/亚叶酸钙的用药采用了改良De Gramont方案。②对于直肠癌的术

后辅助治疗,应以联合放化疗为首选,由于放疗的有效性,在氟尿嘧啶基础上加用奥沙利铂并不能进一步减少局部复发。Ⅲ期直肠癌的患者,考虑到远处转移的风险大大增加,可以考虑加用奥沙利铂以减少远处转移的发生率。③虽然伊立替康治疗晚期大肠癌有效,但在术后辅助治疗方面,不管是与静脉推注的还是静脉持续滴注的氟尿嘧啶联合均未能进一步降低术后复发率,反而增加了毒副作用。所以,到目前为止,伊立替康仍不被推荐应用于术后辅助化疗。④有关单克隆抗体联合化疗进行的辅助化疗的临床试验均未能证明单抗用于辅助治疗有效。

2. CapeOX 方案

· 奥沙利铂 130 mg/m^2,ivgtt(2 h),第 1 天

· 卡培他滨 850～1 000 mg/m^2,po,bid,第 1～14 天

· 该方案每 3 周 1 次

【说明】诸多的临床试验证明,卡培他滨与持续静脉滴注氟尿嘧啶的疗效相等,虽然手足综合征发生的比例升高,但大部分患者能够耐受,而且对骨髓的抑制较轻,对老年或体质差的患者使用更加安全。用药方便也是卡培他滨相对于静脉用药的优势之一。

3. 改良 De Gramont 方案

· 亚叶酸钙 400 mg/m^2,ivgtt,第 1 天

· 氟尿嘧啶 400 mg/m^2,iv,第 1 天

· 随后 2～2.4 g/m^2,ivgtt(46 h),第 1 天

· 该方案每 2 周 1 次

【说明】①对于不能耐受强化疗,或对奥沙利铂过敏的患者,可以单独应用氟尿嘧啶/亚叶酸钙或氟尿嘧啶衍生药物,以策安全。②在使用方法上,随着对氟尿嘧啶用法的深

入研究，人们认识到，氟尿嘧啶的持续给药比静脉推注有更大的优势，因此产生了该方案。该方案是在 De Gramont 方案基础上的改良。静脉推注的 Mayo Clinic 方案和 Roswell Park 方案已不再被推荐在临床使用。

4. 卡培他滨方案

· 卡培他滨 1 000～1 250 mg/m^2，po，bid；第 1～14 天

· 应用 2 周，休息 1 周

5. 替加氟/尿嘧啶(优福定)/亚叶酸钙方案

· 替加氟/尿嘧啶 400 mg/m^2，分 4 次口服

· 亚叶酸钙 15 mg，po，qid(于服替加氟/尿嘧啶 30 min 后口服)

· 持续 4 周，休 1 周

【说明】NSABP 组织的数千例患者的研究证明，替加氟/尿嘧啶与氟尿嘧啶/亚叶酸钙比较，在疗效和毒性方面均无差别。

(三) 晚期大肠癌的化疗

与最佳支持治疗比较，晚期大肠癌的化疗就生存期和生活质量方面均占有优势，而且尽早治疗对患者有益，可以使中位生存期延长。晚期大肠癌的化疗仍以氟尿嘧啶类药物为基础，联合伊立替康或奥沙利铂可使疗效显著提高。

1. FOLFIRI 方案

· 伊立替康 180 mg/m^2，ivgtt，第 1 天

· 亚叶酸钙 400 mg/m^2，ivgtt，第 1 天

· 氟尿嘧啶 400 mg/m^2，iv，第 1 天

· 氟尿嘧啶 2～2.4 g/m^2，ivgtt(46 h)，第 1 天

· 该方案每 2 周 1 次

这一方案是采用伊立替康与改良 De Gramont 方案联合，一线治疗有效率 45%左右，二线治疗有效率 5%～10%，临床获益率为 25%～50%。

2. mFOLFOX6 方案　参见辅助化疗章节。

3. CapeOX 方案　参见辅助化疗章节。

【说明】①奥沙利铂联合方案中，对于那些体质较弱的患者采用卡培他滨替代氟尿嘧啶/亚叶酸钙，疗效不受影响，对骨髓抑制较轻。②奥沙利铂为主的联合方案与伊立替康为主的联合方案可以互为一线和二线用药，凡能完成这两种方案的患者，其中位生存期可以达到 20 个月。

4. FOLFOXIRI 方案

· 伊立替康 165 mg/m^2，ivgtt，第 1 天

· 奥沙利铂 85 mg/m^2，ivgtt，第 1 天

· 亚叶酸钙 400 mg/m^2，ivgtt，第 1 天

· 氟尿嘧啶 3 200 mg/m^2，ivgtt(48 h)，第 1 天

· 每 2 周重复 1 次

【说明】与 FOLFIRI 方案相比，FOLFOXIRI 方案能显著提高近期有效率、转移灶的根治性切除率，从而延长无进展生存期。对于体质好，有希望通过接受强力化疗缩小病灶而获得手术机会的患者可以采用该方案。但该方案毒性反应较大，对体质差，或者估计不能获得根治机会的患者临床上不推荐使用。

5. 单克隆抗体的联合方案

(1) 贝伐单抗/mFOLFIRI

· mFOLFIRI(参见晚期大肠癌化疗章节)

· 贝伐单抗 5 mg/kg，每 2 周 1 次

(2) 贝伐单抗/mFOLFOX6

· mFOLFOX6(参见大肠癌辅助化疗章节)

· 贝伐单抗 5 mg/kg,每 2 周 1 次

(3) 贝伐单抗/CapeOX 方案

· CapeOX 方案(参见大肠癌辅助化疗章节)

· 贝伐单抗 5 mg/kg,每 2 周 1 次

【说明】①以上贝伐单抗的联合方案可以作为一线或未使用过贝伐单抗的二线用药,贝伐单抗的应用必须联合有效的化疗药物,因此,不推荐在三线应用。②对 65 岁以上的患者,如果既往有高血压或出血及血栓事件者,谨慎应用。③术前、术后 6 周内尽量避免应用,以免伤口愈合障碍。④如果在一线化疗联合贝伐单抗出现进展后,二线仍可以更换化疗方案继续联合贝伐单抗,即跨线治疗。可以比单化疗延长 1.5 个月的无疾病进展时间。

(4) 西妥昔单抗/mFOLFIRI

mFOLFIRI(参见晚期大肠癌化疗章节)。

西妥昔单抗单周方案:

· 400 mg/m^2,ivgtt,第 1 周

· 随后 250 mg/m^2,ivgtt,每周 1 次

西妥昔单抗双周方案:

· 500 mg/m^2,ivgtt,q2w

【说明】①目前,西妥昔单抗可以联合化疗应用于晚期大肠癌的治疗,也可单独应用于常规化疗失败的患者。目前西妥昔单抗可以和 FOLFIRI 联合,但不推荐和 XELOX 联合。联合应用时,化疗剂量不变,对于体质较差不能耐受化疗的患者,可以西妥昔单抗单独应用。既往的化疗方案和疗程不影响西妥昔单抗的联合效果。②一般来说,*EGFR*

基因表达对患者的疗效无预测作用，而 *RAS* 基因状态与西妥昔单抗的疗效有密切关系，*RAS* 野生型患者才能从西妥昔单抗的治疗中获益，因此，所有应用西妥昔单抗的患者必须检测 *RAS* 状态。③与西妥昔单抗有关的毒副作用主要为痤疮样皮疹。有资料显示，皮疹的发生可以预测疗效，皮疹的严重程度与生存期的延长有一定相关性。

6. 一线维持化疗方案

（1）贝伐单抗

（2）贝伐单抗/卡培他滨

（3）卡培他滨

（4）氟尿嘧啶/亚叶酸钙

目前一线维持治疗被证实可以延长 PFS，尚无标准维持方案，根据目前 RCTs，常用以上方案维持治疗。

7. 雷替曲塞联合方案

对于氟尿嘧啶不耐受或有心脏疾病的患者，可以用雷替曲塞取代 5－FU，用量为 4 mg/m^2，每 3 周 1 次。雷替曲塞也可以用于二线化疗失败后单药三线化疗。如果出现肝脏毒性，也可调整为 $2mg/m^2$，每 2 周 1 次。

（徐瑞华　郭伟剑　李　进）

第十二章
原发性肝癌

原发性肝癌为高发并严重威胁我国人民生命健康的恶性肿瘤之一。全球范围内，肝癌发病率居恶性肿瘤发病的第五位，死亡率居第三位。由于乙肝病毒的高感染率，国内的肝癌发病形势尤为严峻，每年新发病例约 35 万，占全球的 50% 以上，死亡率居国内肿瘤死亡的第二位。

一、诊断要点

（一）临床表现

1. 症状　肝癌无特异性症状，症状可来自肝癌或者肝炎、肝硬化背景，与良性肝病难以鉴别。肝癌起病比较隐匿，可分为亚临床肝癌与临床肝癌。肝癌早期可无症状，筛查或健康体检时发现，大多为小肝癌。患者出现明显的临床症状时，病情往往已是中晚期，临床表现可因肝癌部位、大小、邻近器官受侵犯程度、病程、转移情况以及有无并发症而异。首发症状以肝区疼痛最为常见，其次是上腹部包块、纳差、乏力、消瘦、腹胀、原因不明的发热、腹泻、腹痛和右肩酸痛等。此外，出血倾向、下肢水肿、急腹症也是其常见表现。也有部分患者表现为肝硬化的一些并发症，如黑便、呕血、黄疸等。个别患者因肺、脑、骨转移引起的症状而入院，如咯血、偏瘫、骨痛等。

2. 体征　由于原发性肝癌多是在慢性肝炎、肝硬化的基础上发展而来，因此，不少患者常有慢性肝病及肝硬化的一些体征，如慢性肝病面容、肝掌、蜘蛛痣、腹壁静脉曲张、体质虚弱、男性乳房发育和下肢水肿等，除此之外，肝癌患者亦有一些特殊的体征，如进行性肝肿大、脾肿大、黄疸、腹水、肝区血管杂音、Budd-Chiari 综合征。晚期肝癌还可发生肺、肾上腺、骨、脑、淋巴结等远处转移，如骨转移可有压痛、颅内转移可有神经定位体征、锁骨上淋巴结肿大等。

（二）检查手段

1. 肝癌标记物

（1）甲胎蛋白（AFP）：为肝细胞肝癌诊断中最有价值的肿瘤标记物。我国肝癌患者 AFP 阳性率 60%～70%。AFP＞ 400 μg/L 持续 1 个月或 ＞200 μg/L 持续 2 个月，应怀疑肝癌可能，需进一步做影像学检查明确诊断。AFP 可协助早期发现肝癌，在症状出现前 6～12 个月即可做出诊断。AFP 结合 B 超用于筛查与体检，可发现亚临床肝癌与小肝癌。AFP 还可用于监测病情变化、治疗效果，早期检出治疗后的复发与转移。AFP 异质体的检测有助于良恶性肝病的鉴别、原发性与转移性肝癌的鉴别。

（2）其他：α-L-岩藻糖苷酶（AFU）、γ-谷氨酰转肽酶同工酶、碱性磷酸酶同工酶、异常凝血酶原（DCP）等在肝癌的辅助诊断与病情监测中也有一定价值。

2. 影像学检查

（1）超声：为最常用的肝癌定位诊断方法之一，并可协助良、恶性的鉴别，可发现直径 1 cm 甚至更小的肝癌。由于其具有无创、费用低、易重复应用、无放射性损伤、敏感性高等优点，常用于筛查、体检及怀疑肝癌后的初筛。

（2）CT：为肝癌诊断的常用方法，可提供肿瘤大小、部位、与周围结构的关系等全面信息，并可协助病变性质的鉴别（肝癌大多呈低密度占位，动脉相多血供病灶可明显充填）。其缺点为有放射性，费用高于超声检查。

（3）MRI：同样可提供肿瘤大小、部位、与周围结构的关系等全面信息，并可协助病变性质的鉴别（肝癌结节大多在 T1 加权相呈低信号，T2 加权相呈高信号）。MRI 具有无放射性损伤，软组织分辨较好，能获得横断面、冠状面与矢状面三重图像等优点。

（4）肝动脉造影：可显示肿瘤大小、数目及肝动脉的解剖变异，还有助于病变性质的鉴别。但其为有创性检查，通常仅用于超声或 CT、MRI 等仍未能做出定位诊断时，或用于肝动脉栓塞治疗前了解肿瘤血供及血管畸形等。

3. 病理检查　包括细胞学与组织学病理检查。可在 B 超或 CT 导引下细针穿刺获得细胞学，或粗针穿刺获得组织学，或术中活检，或手术切除标本的组织学检查。组织学分型包括肝细胞癌、胆管细胞癌、肝细胞胆管细胞混合癌，以肝细胞癌最常见。

4. 肝癌的临床诊断标准　2001 年 9 月在广州召开的第八届全国肝癌学术会议上正式通过了“原发性肝癌的临床诊断与分期标准”：①AFP＞400 μg/L，能排除妊娠、生殖系胚胎源性肿瘤、活动性肝病及转移性肝癌，并能触及肿大、坚硬及有大结节状肿块的肝脏或影像学检查有肝癌特征的占位性病变者。②AFP＜400 μg/L，能排除妊娠、生殖系胚胎源性肿瘤、活动性肝病及转移性肝癌，并有两种影像学检查有肝癌特征的占位性病变或有两种肝癌标志物(DCP、GGT、AFU及CA19-9等)阳性及一种影像学检查有肝癌特征的占位性病变者。③肝癌的临床表现并有肯定的肝外转移病灶(包括肉眼可见的血性腹水或在其中发现癌细胞)并能排除转移性肝癌者。

(三) TNM分期

1. 2003版国际抗癌联盟(UICC)分期法　见表22。

表22　原发性肝癌TNM分级标准

T	N	M
T1　单个肿瘤结节，无血管侵犯 T2　单个肿瘤，伴血管侵犯；或多个肿瘤，最大径均≤5 cm T3　多个肿瘤，最大径>5 cm；或肿瘤侵犯门静脉或肝静脉的主要分支 T4　肿瘤侵犯除胆囊外的附近脏器；或穿破内脏腹膜	N0　无局部淋巴结转移 N1　有局部淋巴结转移	M0　无远处转移 M1　有远处转移

2. TNM分期　见表23。

表23　原发性肝癌分期

分期	T	N	M
Ⅰ期	T1	N0	M0
Ⅱ期	T2	N0	M0
ⅢA期	T3	N0	M0
ⅢB期	T4	N0	M0
ⅢC期	任何T	N1	M0
Ⅳ期	任何T	任何N	M1

二、治疗原则

对于小肝癌，首选手术切除，可取得60%～70%的5年生存率；存在手术禁忌证或因肿瘤部位无法做根治性切除的小肝癌，可行瘤内无水乙醇注射、射频治疗等局部治疗；伴严重肝硬化或肝功能失代偿的小肝癌，可行肝移植。对于大肝癌，首选手术切除；不可切除的大肝癌，首选介入性肝动脉化疗栓塞（TACE），TACE再结合瘤内无水乙醇注射或射频治疗或放射治疗等局部疗法，可提高部分患者的疗效。对于无手术指征的肝癌，尤其无TACE治疗指征或TACE治疗失败者，可选择分子靶向药物索拉非尼。不可切除肝癌经内科治疗后肿瘤缩小者应再次评估可切除性，二期切除者仍可取得良好的疗效。全身化疗的疗效未得到肯定，仅试用于无其他有效方法时或临床试验。对于伴黄疸、腹水或肝功能失代偿的晚期肝癌患者，以对症支持治疗为主。

三、治疗策略

1. 介入性肝动脉化疗栓塞（TACE） TACE是中晚期肝癌最有效的治疗方法，采用灌注化疗药物与栓塞剂相结合。目前常用的化疗药物为氟尿嘧啶500～1 250 mg，顺铂60～100 mg，奥沙利铂100～150 mg，多柔比星60～80 mg或表柔比星70～80 mg或吡柔比星50～70 mg，丝裂霉素10～20 mg等，常常是选择其中两三种药联合使用。栓塞剂常采用远端栓塞剂碘油与近端栓塞剂吸收性明胶海绵。水剂化疗药氟尿嘧啶直接灌注，粉剂化疗药可与碘油混合成混悬液再灌注，可发挥缓释的作用。

【说明】TACE 的疗效主要来源于栓塞，阻断癌灶的血供，使肿瘤坏死、缩小，化疗是否在 TACE 中发挥一定的作用，目前仍有争论。

2. 分子靶向药物治疗

· 索拉非尼 400 mg, po, bid

· 直至疾病进展

【说明】索拉非尼为多靶点酪氨酸激酶抑制剂，通过抑制 VEGF 与 PDGF 受体，进而抑制肿瘤新生血管的形成及通过抑制 RAF/MEK/ERK 信号传导通路抑制肿瘤的生长，为第一个可改善总生存期的全身治疗药物，SHARP 研究显示，其可延长肝癌患者的中位 OS 近 3 个月(10.7 个月 vs.7.9 个月)。其主要不良反应为皮肤毒性(皮肤干燥、瘙痒、皮疹、手足综合征)、高血压、乏力、胃肠道反应(腹泻、恶心、食欲不振)等。

3. 全身化疗　肝癌对化疗表现为原发性耐药，化疗在肝癌术后辅助治疗中不能提高疗效，在晚期肝癌的姑息治疗中缓解率较低。近年有一些采用全身化疗治疗不可切除肝癌或转移性肝细胞癌的Ⅱ期临床试验报道，肿瘤缓解率 5%～25%，疾病控制率 34%～76%，中位肿瘤进展时间(TTP)或无进展生存期(PFS)2～6 个月，中位 OS 8～12 个月。近期有一项Ⅲ期临床试验报道采用 FOLFOX4 方案化疗较多柔比星(ADM)化疗提高了 RR、PFS，但 OS 仅有延长的趋势。因而，全身化疗的疗效仍未得到充分肯定，不应作为常规治疗手段，仅试用于伴有肝内播散或肝外转移且不适合局部治疗、不适合或无条件应用索拉非尼者，或临床试验。

(1) XP 方案

· 卡培他滨 1 000 mg/m², po, bid,第 1～14 天

· 顺铂 60 mg/m²,ivgtt(需水化),第 1 天

· 每 3 周重复 1 次

【说明】有报道该方案一线治疗 33 例转移性肝细胞癌，肿瘤缓解率 6.3 %，疾病控制率 34.4 %，中位 TTP 2.0 个月，中位 OS 12.2 个月。

(2) XELOX 方案

· 卡培他滨 1 000 mg/m², po, bid, 第 1～14 天

· 奥沙利铂 130 mg/m²,ivgtt, 第 1 天

· 每 3 周重复 1 次

【说明】有报道该方案一线治疗 50 例不可切除肝细胞癌，肿瘤缓解率 6%，疾病控制率 72%，中位 PFS 4.1 个月，中位 OS 9.3 个月。

(3) GEMOX 方案

· 吉西他滨 1 000 mg/m²,ivgtt,第 1 天

· 奥沙利铂 100 mg/m²,ivgtt, 第 2 天

· 每 2 周重复 1 次

【说明】有报道该方案一线治疗 34 例不可切除肝细胞癌，肿瘤缓解率 18%，疾病控制率 76%，中位 PFS 6.3 个月，中位 OS 11.5 个月。

(4) 多柔比星 + 奥沙利铂

· 多柔比星 60 mg/m²,iv,第 1 天

· 奥沙利铂 130 mg/m²,ivgtt, 第 1 天

· 每 3 周重复 1 次

【说明】有报道该方案一线治疗 40 例不可切除肝细胞癌，肿瘤缓解率 15.6 %，中位 PFS 3 个月，中位 OS 7.8 个月。

(5) FOLFOX4 方案

· 奥沙利铂 85 mg/m^2，ivgtt，第 1 天

· 亚叶酸钙 200 mg/m^2，ivgtt，氟尿嘧啶 400 mg/m^2，iv，随即 600 mg/m^2 持续静滴(civ)，第 1～2 天

· 每 2 周重复 1 次

【说明】最近报道的Ⅲ期临床试验(EACH 研究)采用该方案治疗无局部治疗指征的局部进展期或转移性肝细胞癌，肿瘤缓解率 8.15%(高于对照组多柔比星治疗的 2.67%，$P=0.02$)，中位 PFS 2.93 个月(长于多柔比星治疗组的 1.77 个月，$P<0.001$)，中位 OS 较多柔比星治疗组有延长趋势(6.40个月 vs. 4.97 个月，$P=0.07$)。

(秦叔逵　潘宏铭　郭伟剑)

第十三章
胆道系统癌

胆　管　癌

胆道系统癌主要包括胆管癌和胆囊癌。胆管癌是指原发于左/右肝管、肝总管、胆总管上段肝外胆管的原发恶性肿瘤，亦称肝外胆管癌。一般不包括肝内胆管、胆囊管、胆总管中下段和壶腹部的恶性肿瘤。

胆管癌以西欧国家发病率为高，亚洲国家以我国和日本为高。胆管癌病因及发病机制不明，可能与胆管结石、寄生虫感染引起的机械化学刺激、饮食习惯对胆汁代谢的影响等因素有关。原发性硬化性胆管炎、胆石症、胆管囊肿、肝吸虫感染是较为明确的发生胆管癌的高危因素。

一、诊 断 要 点

（一）临床表现

1. 症状　常不典型，上腹部不适、隐痛、腹胀最为多见，出现梗阻性黄疸时有皮肤、巩膜黄染等症状及消化道症状，继发感染时可有高热。

2. 体征　初期常无明确体征，进展期或晚期表现全身皮肤、巩膜黄染，重度消瘦，梗阻时伴有肝、脾、胆囊肿大，进而形成上腹包块。

（二）检查手段

1. 血生化检查　胆道梗阻时出现碱性磷酸酶增高，造成肝脏损害时转氨酶可升高，白蛋白低下，凝血功能障碍。

2. 肿瘤标志物　血 CEA、CA19－9、CA125、CA50、CA242 等肿瘤相关抗原对胆管癌的诊断、监测复发和预后判断有一定价值。

3. 影像学检查　CT、MRI、B 超、ERCP、胆管镜及超声内镜等检查对判定胆管肿瘤部位、确定肿瘤性质、毗邻关系及判断是否能切除具有重要意义。

（三）病理

胆管癌组织学主要为腺癌，来自胆管壁立方上皮，多为中、高分化腺癌，部分可呈印戒细胞癌。

（四）胆管癌的 TNM 分期（AJCC 2010 分期）

1. 远端胆管癌 TNM 的分期标准　见表 24。

表 24　远端胆管癌 TNM 分期标准

T	N	M
TX　原发肿瘤不能评估	NX　区域淋巴结无法估计	MX　无法评估
T0　无原发肿瘤的证据		
Tis　原位癌	N0　无区域淋巴结转移	M0　无远处转移
T1　组织学上肿瘤局限于胆管内		
T2　肿瘤侵犯超出胆管壁	N1　有区域淋巴结转移	M1　有远处转移
T3　肿瘤侵犯到胆囊、胰腺、十二指肠，或其他邻近器官，未累及腹腔干动脉及肠系膜上动脉		
T4　肿瘤侵犯腹腔干动脉，或肠系膜上动脉		

2. 远端胆管癌分期 见表25。

表25 远端胆管癌分期

分期	T	N	M
0期	Tis	N0	M0
ⅠA期	T1	N0	M0
ⅠB期	T2	N0	M0
ⅡA期	T3	N0	M0
ⅡB期	T1～T3	N1	M0
Ⅲ期	T4	任何N	M0
Ⅳ期	任何T	任何N	M1

附：组织学分级：GX，组织学分级不能确认；G1，组织学分化良好；G2，中等分化；G3，低分化；G4，未分化。

3. 肝门部胆管癌TNM的分期标准 见表26。

表26 肝门部胆管癌TNM分期标准

T	N	M
TX 原发肿瘤不能评估 T0 无原发肿瘤的证据 Tis 原位癌 T1 组织学上肿瘤局限于胆管内，最大浸润到肌层或纤维组织 T2a 肿瘤侵犯超出胆管壁到周围脂肪组织 T2b 肿瘤侵犯周围肝实质 T3 肿瘤侵犯到门静脉或肝动脉的单一分支（左支或右支） T4 肿瘤侵犯到门静脉主干或同时侵犯其两个分支；或肝固有动脉；或双侧二级胆管根部；或单侧二级胆管根部，并伴对侧门静脉或肝动脉累及	NX 区域淋巴结无法估计 N0 无区域淋巴结转移 N1 有区域淋巴结转移（包括沿胆囊管、胆总管、肝动脉和门静脉的淋巴结） N2 腹主动脉旁，腔静脉周围，肠系膜上动脉和（或）腹腔干淋巴结	MX 无法评估 M0 无远处转移 M1 有远处转移

4. 肝门部胆管癌分期 见表27。

表 27 肝门部胆管癌分期

分期	T	N	M
0 期	Tis	N0	M0
Ⅰ期	T1	N0	M0
Ⅱ期	T2 a～b	N0	M0
ⅢA 期	T3	N0	M0
ⅡB 期	T1～T3	N1	M0
ⅣA 期	T4	N 0～1	M0
ⅣB 期	任何 T	N2	M0
	任何 T	任何 N	M1

附：组织学分级：GX，组织学分级不能确认；G1，组织学分化良好；G2，中等分化；G3，低分化；G4，未分化。

二、治疗原则

（1）胆管癌的治疗主要是外科治疗为主的综合治疗。达到 R0 切除的，且区域淋巴结阴性，或切缘呈原位癌的可观察（两年内每 6 个月进行 CT、MRI 等影像学复查），或接受氟尿嘧啶的联合放化疗，或接受基于氟尿嘧啶或吉西他滨的化疗；切缘阳性（R1）或肉眼有残留（R2）或淋巴结阳性者，可选择基于氟尿嘧啶的放化疗，继而采用基于氟尿嘧啶或吉西他滨方案化疗，或对淋巴结阳性的患者给予基于氟尿嘧啶或吉西他滨方案化疗。

（2）局部晚期不能切除者，或有远处转移者，若无胆道梗阻，考虑给予吉西他滨联合顺铂化疗，或氟尿嘧啶为基础的或吉西他滨为基础的其他方案化疗，或氟尿嘧啶为基础的放化疗。若有胆道梗阻，可考虑行短路手术或放置支架，解除梗阻后，根据 PS 状况考虑姑息化疗、姑息放化疗或最佳支持治疗。

三、治 疗 策 略

（一）姑息化疗

1. GP 方案

· 吉西他滨 1 000 mg/m²，ivgtt，第 1、8 天

· 顺铂 25 mg/m²，ivgtt，第 1、8 天

· 每 3 周重复，共 8 个疗程

【说明】Valle J 等的Ⅲ期试验比较了 GP 方案同吉西他滨单药对进展期及转移性的胆囊癌、胆管癌和壶腹部癌的治疗效果，结果 GP 组的疾病控制率、PFS 及 OS 均明显优于单药，分别为 81.4%、8.0 个月及 11.7 个月。两组不良反应类似，3 度中性粒细胞下降及贫血以 GP 多见，为 25.3%及 7.6%。

2. GEMOX 方案

· 吉西他滨 1 000 mg/m²，ivgtt，第 1 天[恒定滴速（每分钟 10 mg/m²）]

· 奥沙利铂 100 mg/m²，ivgtt，第 2 天

· 每 2 周重复

【说明】Andre T 等报道该方案在 KPS 0～2 的初治的进展期胆道腺癌有效率为 14.9%（非胆囊癌 20.5%，胆囊癌 4.3%），中位 PFS 和 OS 分别为 3.4 个月和 8.8 个月，3/4 度谷丙转氨酶升高 13.4%，中性粒细胞下降 11.9%，血小板下降 14.9%。

3. mGEMOX 方案

· 吉西他滨 900 mg/m²，ivgtt，第 1、8 天

· 奥沙利铂 80 mg/m²，ivgtt，第 1、8 天

· 每 3 周重复

【说明】见胆囊癌。

4. 吉西他滨联合卡培他滨方案

· 吉西他滨 1 000 mg/m², ivgtt, 第 1、8 天（30～60 min）

· 卡培他滨 650 mg/m², bid, 第 1～14 天

· 每 3 周重复

【说明】Knox JJ 等报道该方案治疗进展期胆管癌有效率为 31%，疾病控制率 73%，中位 PFS 为 7 个月，中位生存时间 14 个月。化疗耐受性良好。

5. 卡培他滨联合顺铂方案

· 卡培他滨 1 250 mg/ m², bid, po, 第 1～14 天

· 顺铂 60 mg/m², ivgtt, 第 1 天

· 每 3 周重复

【说明】KIM TW 的Ⅱ期试验中，该方案在晚期胆道肿瘤的有效率为 21.4%，中位有效时间 5.1 个月，TTP 和 OS 分别为 3.7 个月和 9.1 个月。最常见的 3/4 度中性粒细胞下降发生率 20%，呕吐发生率 12%。

6. 吉西他滨单药

· 吉西他滨 1 250 mg/m², ivgtt, 30～60 min, 第 1、8、15 天

· 每 4 周重复

【说明】该方案耐受性很好，恶心和中性粒细胞下降是较常见的副作用，总有效率约为 30%。

（二）辅助化疗

参见胆囊癌。

胆 囊 癌

胆囊癌为胆道系统中最常见的恶性肿瘤，发病隐匿，治疗以外科手术为主，但多数患者就诊时已为晚期，无法手术治疗。好发年龄为 50～70 岁，女性多见，男女之比为1∶2～1∶5。

胆囊癌好发于胆囊底部，病理分型包括腺癌、鳞癌、腺鳞癌、未分化癌、类癌、混合型癌。病因尚不清楚，但其危险因素有胆囊炎和胆囊结石、胆囊息肉、环境中的致癌物等。

胆囊癌的预后主要取决于：①肿瘤的分期、淋巴结的转移情况。②手术方式，是否根治性切除。

一、诊 断 要 点

（一）临床表现

1. 症状

（1）上腹胀痛：是最常见的症状，为持续性胀痛，可伴向右肩部放射。

（2）黄疸：多为阻塞性黄疸，进行性加重。

（3）消化道症状：有纳差、恶心、厌油腻等表现。

（4）上腹包块：为肿大的胆囊、肝或脾。

2. 体征

（1）黄疸：为胆囊癌常见的体征。

（2）右上腹肿块：系肿大的胆囊或肿瘤本身，硬而且有触痛。

(3) 其他:腹水、腹壁静脉曲张,凝血功能异常致皮肤出血点,淋巴结转移体征。

(二) 检查手段

1. 血生化检查 可出现贫血,胆道梗阻时出现碱性磷酸酶、γ-谷氨酰转肽酶增高,转氨酶升高及凝血功能障碍。CA19-9、CA125、CA50、CA242 等指标缺乏特异性,敏感度也低。

2. 影像学检查 B超、CT、MRI对胆囊癌的诊断有重要意义。

(三) TNM 分期 (AJCC 2010 分期)

1. TNM 的分期标准 见表 28。

表 28 胆囊癌 TNM 分期标准

T	N	M
TX 原发肿瘤不能评估 T0 无原发肿瘤的证据 Tis 原位癌 T1 肿瘤侵犯限于黏膜层或肌层 T1a 肿瘤侵犯黏膜层 T1b 肿瘤侵犯肌层 T2 肿瘤侵犯肌层周围的结缔组织;未超过浆膜,肝脏未受侵 T3 肿瘤穿透脏腹膜和(或)直接侵犯肝和(或)一个其他邻近脏器或结构,如胃、十二指肠、结肠、胰腺、网膜,或肝外胆管 T4 肿瘤侵犯门静脉主干或肝动脉,或侵犯两个或更多肝外器官或结构	NX 区域淋巴结无法估计 N0 无区域淋巴结转移 N1 胆囊管、胆总管及肝动脉周围淋巴结和(或)门静脉周围淋巴结转移 N2 腹主动脉周围,腔静脉周围,肠系膜上动脉淋巴结和(或)腹腔动脉淋巴结转移	MX 无法评估 M0 无远处转移 M1 有远处转移

2. 分期　见表 29。

表 29　胆囊癌分期

分期	T	N	M
0 期	Tis	N0	M0
Ⅰ期	T1	N0	M0
Ⅱ期	T2	N0	M0
ⅢA 期	T3	N0	M0
ⅢB 期	T1～T3	N1	M0
ⅣA 期	T4	N0～1	M0
ⅣB 期	任何 T	N2	M0
	任何 T	任何 N	M1

附：组织学分级：GX，组织学分级不能确认；G1，组织学分化良好；G2，中等分化；G3，低分化；G4，未分化。

二、治疗原则

切缘阴性的完整切除仍是胆囊癌唯一的根治方式。对 T1a 患者，行单纯胆囊切除术已足够；T2 的患者，可行胆囊联合部分肝脏整块切除及淋巴结清扫，T1b 者中未确定该方式一定优于单纯胆囊切除术；T3 的患者行扩大胆囊切除术加系统的淋巴结清扫术（一些研究显示该手术方式对 T2 及伴有局限肝脏侵犯、有限的区域淋巴结转移的 T3 患者意义大）；T4 患者，若条件许可，行联合脏器切除术、姑息性切除术、减瘤术、黄疸的引流术或短路手术。有较多患者是因胆囊结石、胆囊息肉行胆囊手术后发现胆囊癌的。对此类患者，若病理提示病灶局限于黏膜层（T1a），可仅观察；对于超出黏膜层者，若能排除远处转移，均应再行胆囊癌根治术。

术后辅助化疗或放化疗缺乏随机对照试验的支持。近来，多个大样本回顾性分析的结果也支持术后放化疗能提高胆囊癌患者生存期，尤其是肿瘤浸润达 T2 及以上者。一项研究胰胆管肿瘤（包含部分胆囊癌、胆管癌）根治术后辅助化疗的Ⅲ期临床研究，亚组分析中胆囊癌辅助化疗能提高患者的生存时间，因此术后辅助化疗或放化疗愈来愈被更多的肿瘤学家所接受。

姑息化疗方面，Ⅱ期试验显示含氟尿嘧啶方案的联合化疗较最佳支持治疗提高了胆囊癌患者的生活质量和总生存率，但目前没有形成标准一线化疗方案，通常采用含氟尿嘧啶（包括卡培他滨）、吉西他滨、铂类的方案（吉西他滨联合铂类，氟尿嘧啶联合铂类，吉西他滨联合卡培他滨）。

三、治疗策略

（一）辅助放化疗或辅助化疗

1. 放疗联合同期氟尿嘧啶化疗

· 放疗：照射范围主要是胆囊窝和区域淋巴结（最后对胆囊窝区缩野照射），总量 50.4 Gy/28 次

· 同期氟尿嘧啶 500 mg/(m^2 · d)，iv，放疗的第 1 周内连续 3 天；放疗第 5 周内重复 1 次

【说明】该方法来自 Mayo Clinic 的经验，该肿瘤中心对 1985～2004 年行 R0 切除的胆囊癌患者的一项回顾性分析提示，胆囊癌术后采用此同期放化疗可能提高患者的总生存率。现在多个回顾性资料支持 T2 或 T3 及淋巴结阳性的胆囊癌患者 R0 切除术后放化疗能提高总生存率。

2. 吉西他滨单药

· 吉西他滨 1 250 mg/m^2,ivgtt(30～60 min),第 1、8、15 天

· 每 4 周重复

【说明】就目前而言,胆囊癌的术后辅助化疗缺乏大样本的Ⅲ期随机对照临床试验,辅助化疗是基于一些样本较大的回顾性分析而形成的专家共识。目前并没有标准的辅助化疗方案,多数专家建议选择含氟尿嘧啶的放化疗,或单药吉西他滨、氟尿嘧啶化疗。

3. MF 方案

· 丝裂霉素 6 mg/m^2,iv,手术当天快速静脉推注

· 氟尿嘧啶 310 mg/(m^2 · d) ,civ×5 d,术后第 1 周和术后第 3 周

· 氟尿嘧啶 100 mg/(m^2 · d),po,术后第 5 周起,直到进展

【说明】Takada T 等的一项比较Ⅱ～Ⅳ期胰腺癌、胆道癌或胆囊癌术后辅助化疗及单纯手术疗效的Ⅲ期临床试验显示,MF 方案辅助化疗较单纯手术明显提高胆囊癌患者的 5 年生存率(26% vs. 14.4%)。但该试验入组了部分Ⅳ期的病例,一些病例并未达到 R0 切除,并且没有其他类似的Ⅲ期临床试验资料佐证,该方案并未受到众多肿瘤学家推荐。

(二) 姑息化疗

1. GP 方案

· 吉西他滨 1 000 mg/m^2,ivgtt,第 1、8 天

· 顺铂 25 mg/m^2,ivgtt,第 1、8 天

· 每 3 周重复,共 8 个疗程

【说明】见胆管癌。

2. mGEMOX

· 吉西他滨 900 mg/m^2,ivgtt,第 1、8 天

· 奥沙利铂 80 mg/m^2,ivgtt,第 1、8 天

· 每 3 周重复

【说明】Sharma A 等的一项随机对照研究比较了 mGEMOX 同 FUFA(氟尿嘧啶联合四氢叶酸每周推注)及最佳支持治疗在不能切除的胆囊癌的临床效果,该方案有效率为 30.8%,中位 PFS 和 OS 分别为 8.5 个月和 9.5 个月,均高出其他两组 1 倍多,3/4 度骨髓抑制为 38.5%,粒细胞缺乏性发热为 7.7%。

3. GEMOX

· 吉西他滨 1 000 mg/m^2,ivgtt,第 1 天[恒定滴速 10 mg/(m^2 · min)]

· 奥沙利铂 100 mg/m^2,ivgtt,第 2 天

· 每 2 周重复

【说明】见胆管癌。

4. 吉西他滨联合卡培他滨方案

· 吉西他滨 1 000 mg/m^2,ivgtt,第 1、8 天(30～60 min)

· 卡培他滨 650 mg/m^2,bid,第 1～14 天

· 每 3 周重复

【说明】见胆管癌。

5. 卡培他滨联合顺铂方案

· 卡培他滨 1 250 mg/m^2,bid,第 1～14 天

· 顺铂 60 mg/m^2,ivgtt,第 1 天

· 每 3 周重复

【说明】见胆管癌。

6. FLP 方案

· 卡铂 300 mg/m^2,ivgtt,第 1 天

· 醛氢叶酸 25 mg/(m^2 · d),ivgtt,第 1～4 天

· 氟尿嘧啶 400 mg/(m^2 · d),civgtt,第 1～4 天

· 每 4 周重复

【说明】此方案在晚期胆囊癌患者中的有效率为 21.4%,副作用不甚显著。

7. 单药卡培他滨方案

· 卡培他滨 1 000 mg/m^2,bid,第 1～14 天

· 每 3 周重复

【说明】Patt YZ 等以卡培他滨治疗晚期胆囊癌、胆管癌和肝癌的研究中,8 例胆囊癌的患者 2 例 CR,总有效率 50%,中位生存时间 9.9 个月。

(朱晓东　李　进)

第十四章
胰　腺　癌

胰腺癌是一种恶性程度极高的消化系统肿瘤，起病隐匿，早期即发生浸润、转移，其死亡率和发病率之比约为0.95∶1，预后极差。近年来，其发病率在全球呈上升趋势。全球流行病学统计资料显示，其发病率为恶性肿瘤发病率的第13位，死亡率为第7位。据 *Cancer Statistics in China*，2015统计数据，预计2015年胰腺癌居我国恶性肿瘤总发病率和死亡率的第9位和第6位，因此胰腺癌已成为严重危害人类健康的疾病。

一、诊断要点

（一）临床表现

胰腺癌的临床表现与胰腺癌肿块的部位及侵犯范围有关。早期无特异性症状，发展到一定程度可出现症状。起始可表现为厌食、不明原因的体重减轻、上腹部不适或疼痛、血糖升高、血栓性静脉炎、焦虑、抑郁、失眠等精神症状，位于胰头部的肿瘤还会出现黄疸和胆囊肿大等。

（二）检查手段

1. 实验室检查　血液生化检查包括血胆红素和肝功

能等的检查；肿瘤标志物主要包括糖类抗原CA19-9、糖类抗原CA50、糖类抗原CA242和癌胚抗原(CEA)等，其中CA19-9升高并排除胆道梗阻和胆系感染则提示胰腺癌可能；凝血功能及D-二聚体检查，评估患者血栓形成的风险。

2. 影像学检查 主要有B超、CT、MRI、PET-CT、经内镜逆行胰胆管造影(ERCP)、磁共振胰胆管造影(MRCP)、超声内镜(EUS)，选择合适的影像学检查是诊断胰腺占位的前提。

3. 组织学及细胞学检查 组织病理学和细胞学检查是诊断胰腺癌的唯一依据和金标准，主要包括EUS或CT引导下细针穿刺活检，脱落细胞学检查，必要时行诊断性腹腔镜检查等。

(三) 病理学类型及TNM分期

本文所指的胰腺癌为导管上皮性恶性肿瘤，其他来源的胰腺肿瘤治疗方法与此处胰腺癌不同。

胰腺导管上皮性恶性肿瘤组织病理学类型(参照2010年第4版WHO消化系统肿瘤新分类)包括：

(1) 导管腺癌。

(2) 腺鳞癌。

(3) 胶样癌(黏液性非囊性癌)。

(4) 肝样腺癌。

(5) 髓样癌。

(6) 印戒细胞癌。

(7) 未分化癌。

(8) 未分化癌伴破骨巨细胞样反应。

1. TNM 分期（AJCC 第七版） 见表 30。

表 30 胰腺肿瘤 TNM 分期

T	N	M
TX 原发肿瘤无法评估 Tis 原位癌（包括 PanIN 1～3） T1 肿瘤局限于胰腺内，最大径≤2 cm T2 肿瘤局限于胰腺内，最大径>2 cm T3 肿瘤浸润至胰腺外 T4 肿瘤累及腹腔干或肠系膜上动脉	NX 区域淋巴结无法评估 N0 无区域淋巴结转移 N1 有区域淋巴结转移	M0 无远处转移 M1 有远处转移

2. 分期 见表 31。

表 31 胰腺肿瘤病理分期

分期	T	N	M
0	Tis	N0	M0
ⅠA	T1	N0	M0
ⅠB	T2	N0	M0
ⅡA	T3	N0	M0
ⅡB	T1、T2、T3	N1	M0
Ⅲ	T4	任何 N	M0
Ⅳ	任何 T	任何 N	M1

二、治 疗 原 则

治疗前应行多学科综合讨论，全面评估患者身体状况，包括体能状态评分（ECOG PS 评分）、胆道梗阻情况、疼痛及营养状况。根据患者的整体状态，制订不同的治疗策略。

病变局限、经检查可行手术者，争取剖腹探查，行根治术。根治性手术后辅助治疗包括全身化疗和同步放化疗。

对临界可切除的患者(无远处转移;肠系膜上静脉－门静脉有狭窄、扭曲或闭塞,但切除后可安全重建;胃十二指肠动脉侵犯达肝动脉水平,但未累及腹腔干;肿瘤侵犯肠系膜上动脉未超过周径的 180°),部分患者可从新辅助放化疗中获益;联合静脉切除如能达到 R0 切除,则患者的预后与静脉未受累的患者相当;联合动脉切除不能改善患者预后。

对于剖腹探查不可切除的胰腺癌患者(不可重建的肠系膜上－门静脉侵犯;胰头癌包绕肠系膜上动脉超过 180°或累及腹腔干和下腔静脉;胰尾癌累及肠系膜上动脉或包绕腹腔动脉干超过 180°),即局部晚期,部分患者可行姑息性手术(胆管减压引流或胃空肠吻合术等),或放置支架±开放性乙醇腹腔神经丛阻滞。活检取得病理后,体能状态较好的患者全身化疗±同步放化疗;体能状态较差的患者单用化疗或最佳支持治疗。

手术后只有局部复发的患者,先前未行同步放化疗者可予同步放化疗。手术后全身转移伴局部复发的患者,局部先前未行同步放化疗者可予同步放化疗。病变全身广泛转移的患者,以化疗或最佳支持治疗为主。

除了抗肿瘤治疗外,最佳支持治疗应贯穿于胰腺癌患者治疗的始终,主要包括以下几个方面:①疼痛的治疗:根据 WHO 三阶梯镇痛的五大原则予以足量镇痛,必要时还可行姑息性放疗止痛。②营养不良的治疗:注意胰酶的补充,糖皮质激素类药物和醋酸甲地孕酮能够增加食欲。③胆道系统感染的治疗:存在梗阻性黄疸患者可考虑胆道引流管或内支架置入,也可以考虑口服利胆药物。④预防血栓形成的治疗:常规检测 D－二聚体和凝血功能,可考虑给予低分子肝素、阿司匹林等预防性治疗。

三、治 疗 策 略

（一）辅助化疗

1. 氟尿嘧啶方案

· 亚叶酸钙 20 mg/m^2，氟尿嘧啶 425 mg/m^2，iv，第 1～5 天

· 每 4 周重复

2. 吉西他滨方案

· 吉西他滨 1 000 mg/m^2，ivgtt，30 min，第 1、8、15 天

· 每 4 周重复

3. 替吉奥方案

· 替吉奥 80～120 mg/d，po，bid，第 1～28 天

· 每 6 周重复

4. 吉西他滨联合卡培他滨方案

· 吉西他滨 1 000 mg/m^2，ivgtt，30 min，第 1、8 天

· 卡培他滨 825 mg/m^2，bid，po，第 1～14 天

· 每 3 周重复

5. 参加临床研究

【说明】①Ⅲ期临床试验显示，术后辅助吉西他滨化疗较单行手术治疗显著延长了无疾病生存时间和总生存时间。②Ⅲ期临床试验显示，术后辅助吉西他滨化疗与氟尿嘧啶静推方案疗效相当。③Ⅲ期临床试验显示，在亚洲人群中，替吉奥单药较吉西他滨显著改善了总生存和无复发生存期。④最新研究显示，吉西他滨联合卡培他滨较吉西他滨单药疗效提高。

（二）辅助放/化疗

氟尿嘧啶方案

· 氟尿嘧啶 500 mg/m^2，iv，放疗的第 1～3 天和第 29～31 天

【说明】①与美国胃肠道肿瘤研究组（GITSG）进行的随机对照研究相比，近期Ⅲ期临床试验结果未发现放疗有益。欧洲胰腺癌研究组（ESPAC）2004 年发表了辅助治疗的多中心、随机临床研究（ESPAC1）甚至认为放疗有害。但这些研究或缺乏统计学意义或质控差受到了广泛批评。因此，联合氟尿嘧啶的同期放化疗仍作为术后辅助治疗的选择。②有研究表明，联合氟尿嘧啶的同期放化疗中前后化疗用吉西他滨和氟尿嘧啶疗效相同。

（三）新辅助治疗

即采用晚期胰腺癌的一线化疗方案（见后述）。

（四）晚期胰腺癌的化疗

1. 一线治疗

（1）体能状况较好者

1）吉西他滨＋白蛋白结合型紫杉醇方案

· 吉西他滨 1 000 mg/m^2，ivgtt，30 min，qw×3

· 白蛋白结合型紫杉醇 125 mg/m^2，ivgtt，qw×3

· 每 4 周重复

【说明】Ⅲ期临床试验显示，该方案中位生存期 8.5 个月，最常见的白蛋白紫杉醇相关的 3 度以上不良反应主要是中性粒细胞缺乏、乏力和神经毒性。

2）FOLFIRINOX 方案

· 奥沙利铂 85 mg/m^2，ivgtt（2 h），第 1 天

· 亚叶酸钙 400 mg/m^2,ivgtt(2 h),第 1 天
· 伊立替康 180 mg/m^2,ivgtt(90 min),第 1 天
· 氟尿嘧啶 400 mg/m^2,iv,第 1 天
· 氟尿嘧啶 2.4 g/m^2,ivgtt(持续,46 h)
· 每 2 周重复

【说明】Ⅲ期临床试验显示,该方案中位生存期高达 11.1 个月,但毒性明显增加,因此该方案适用于体能状况较好的患者。

3）GS 方案

· 吉西他滨 1 000 mg/m^2,ivgtt,30 min,第 1、8 天
· 替吉奥 60～100 mg/d,po,bid,第 1～14 天
· 每 3 周重复

【说明】Ⅲ期临床试验显示,与吉西他滨单药相比,GS 方案显著延长无进展生存期,提高生活质量。

4）吉西他滨单药方案

标准用法:

· 吉西他滨 1 000 mg/m^2,ivgtt,30 min,qw×7,休 1 周,以后 qw×3
· 每 4 周重复

FDR 用法:

· 吉西他滨 1 000 mg/m^2,10 mg/(m^2 · min),ivgtt,第 1、8、15 天
· 每 4 周重复

【说明】①吉西他滨 FDR 用法可代替标准的吉西他滨 30 min 静脉滴注。

5）替吉奥单药方案

· 替吉奥 80～120 mg/d,po,bid,第 1～28 天

· 每 6 周重复

【说明】Ⅲ期临床试验显示，替吉奥单药用于局部晚期或转移性胰腺癌的亚洲患者，总生存期不劣于吉西他滨单药。

（2）体能状态较差者

1）吉西他滨单药方案（给药方法同上）。

2）氟尿嘧啶类单药：替吉奥单药或持续灌注氟尿嘧啶（给药方法同上）。

2. 二线治疗

（1）体能状况较好者

1）参加临床研究。

2）既往未接受吉西他滨化疗的患者，首选吉西他滨为基础的化疗（方案和用药同上）。

3）OFF 方案

· 亚叶酸钙 200 mg/m^2，第 1、8、15、22 天

· 氟尿嘧啶 2 g/m^2，ivgtt（24 h），第 1、8、15、22 天

· 奥沙利铂 85 mg/m^2，ivgtt，第 8、22 天

· 第 43 天重复

【说明】①二线治疗对于未用过吉西他滨的患者可考虑应用吉西他滨。②CONKO 003 研究显示氟尿嘧啶/亚叶酸钙方案中加入奥沙利铂可显著提高总生存期。③Ⅲ期临床试验显示，OFF 方案二线治疗较最佳支持治疗延长生存期。

（2）体能状况较差、不能耐受联合化疗的患者：

1）吉西他滨或氟尿嘧啶类为基础的单药化疗（方案和用药同上）。

2）最佳支持治疗。

（王理伟　虞先濬）

第十五章 泌尿及男性生殖系统肿瘤

肾癌

肾肿瘤中约95%为恶性，主要为肾细胞癌(简称肾癌)，其次为肾盂癌。在肾癌病理类型中，75%~85%为透明细胞癌，其他类型包括嫌色细胞型、乳头状细胞型及集合管型。肾癌发病率在泌尿系肿瘤中仅次于膀胱癌而居第二位，占成人肾恶性肿瘤的80%~85%。肾癌发病率占所有癌症的2%~3%，约占癌症相关死亡的2%。肾癌的发病率和死亡率逐年上升，约1/3患者初诊时即伴有远处转移，中位生存时间7~11个月，2年生存率低于20%，5年生存率约10%。

一、诊断要点

(一) 临床表现

1. 血尿　肉眼血尿或镜下血尿是肾癌最常见的症状。间歇性无痛性肉眼血尿为泌尿系肿瘤特有的症状，大多数是由于肿瘤侵入肾盂、肾盏所致。

2. 腰痛　多数为钝痛，局限于侧腰部或背部。主要是由于膨大的肿瘤使肾包膜张力增高所致。

3. 肿块　有10%肾癌患者腰部或上腹部可触及肿块。在消瘦患者和肿块位于下极时，体格检查可扪及。

4. 全身症状　有些患者是以不明发热、贫血、消瘦或肺、骨转移而就诊。少数首诊原因为局部缺血或肾盂受压发生高血压，或因红细胞生成素水平增高而引起红细胞增多症。

（二）检查手段

1. 腹部B超　为最基本、最简便的检查方法。随着其应用日益广泛，偶尔检测出肾癌的机会也增多，其中也有肾癌体积很大但无临床症状者。

2. CT扫描　可提供肿瘤的密度、局部蔓延以及淋巴结和静脉受累等情况。

3. MRI检查　对肾癌的诊断和临床分期有较高的灵敏度和特异度。尤其在对静脉瘤栓的显示强于CT，其假包膜征象也具有特异性。

4. 主动脉造影检查和选择性肾动脉血管造影检查　可用于确定肾肿瘤的性质，并精确地提供所见肾动脉数目和血管走向样式，以便手术处理。

5. 其他　因肾癌出现肺及骨转移常见，所以X线胸片及骨扫描很必要。

（三）TNM分期（AJCC第七版）

1. 肾癌TNM分级标准　见表32。

2. 解剖/预后分期　见表33。

表 32　TNM 分级标准

原发肿瘤(T)	区域淋巴结(N)	远处转移(M)
TX　原发肿瘤无法评估 T0　无原发肿瘤的证据 T1　肿瘤局限于肾脏,最大径≤7 cm T1a　肿瘤最大径≤4 cm T1b　4 cm<肿瘤最大径≤7 cm T2　肿瘤局限于肾脏,最大径>7 cm T2a　7 cm<肿瘤最大径≤10 cm T2b　肿瘤局限于肾脏,最大径>10 cm T3　肿瘤侵及大静脉或肾周围组织,但未累及同侧肾上腺,也未超过肾周围筋膜 T3a　肿瘤侵及肾静脉内或肾静脉分支的肾段静脉(含肌层的静脉)或侵犯肾周围脂肪和(或)肾窦脂肪(肾盂旁脂肪),但是未超过肾周围筋膜 T3b　肿瘤侵及横膈膜下的下腔静脉 T3c　肿瘤侵及横膈膜上的下腔静脉或侵及下腔静脉壁 T4　肿瘤侵透肾周筋膜,包括侵及邻近肿瘤的同侧肾上腺	NX　区域淋巴结无法评估 N0　无区域淋巴结转移 N1　区域淋巴结转移	M0　无远处转移 M1　有远处转移

表 33　解剖/预后分期

分期	T	N	M
Ⅰ期	T1	N0	M0
Ⅱ期	T2	N0	M0
Ⅲ期	T1～2	N1	M0
	T3	N0～1	M0
Ⅳ期	T4	任何 N	M0
	任何 T	任何 N	M1

二、治疗原则

根治性手术切除是Ⅰ～Ⅲ期肾癌的主要的治疗方法。Ⅰ期肾癌中T1a优选肾癌部分切除术；Ⅱ、Ⅲ期肾癌宜选择肾癌根治术。根治性术后的辅助化疗、生物免疫治疗(包括疫苗)以及放疗对减少复发、延长生存无肯定益处，一般不推荐。

Ⅳ期患者中伴有孤立转移病灶的，建议同时切除；多发转移的可考虑减瘤性肾切除术。

对于不可手术根治的复发转移性肾癌，可分为透明细胞为主型和非透明细胞型进行治疗。化疗对其不敏感，高剂量IL－2、干扰素以及一系列分子靶向药物(包括舒尼替尼、索拉非尼、帕唑帕尼、阿西替尼、卡博替尼、贝伐珠单抗、替西罗莫司、依维莫司、厄洛替尼)是重要的治疗手段。

三、治疗策略

(一) 晚期肾癌的一线治疗

1. 舒尼替尼

· 舒尼替尼50 mg，po，qd，连用4周，停2周

· 每6周为一周期

【说明】与传统的α干扰素一线治疗相比，舒尼替尼在转移性透明细胞癌治疗客观有效率(31% vs. 6%)、PFS(11个月 vs. 5个月)及OS方面均有优势。用于一线治疗复发或无法切除的Ⅳ期肾癌(透明细胞为主型)，对于非透

明细胞为主型则为2A类证据。主要不良反应为：腹泻、乏力、高血压、口腔黏膜炎、手足综合征、3度中性粒细胞减少等。

2. 帕唑帕尼

· 帕唑帕尼 800 mg，po，qd

【说明】一项开放性、国际多中心研究临床研究(VEG105192)验证了其疗效与安全性，帕唑帕尼治疗组PFS显著提高，达9.2个月，而安慰剂组为4.2个月。其主要不良反应为：腹泻、高血压、头发颜色改变、恶心、食欲减退、呕吐、乏力、虚弱、腹痛与头痛，最常见的3级不良反应为ALT或AST升高为表现的肝毒性，部分患者会发生心律失常。

3. 替西罗莫司

· 替西罗莫司 25 mg，ivgtt，qw

【说明】替西罗莫司是特异性mTOR受体阻滞剂。其主要不良反应为：皮疹、口腔黏膜炎、疼痛、感染、外周水肿、血小板减少、中性粒细胞减少、高脂血症、高胆固醇血症及高血糖。

4. 贝伐珠单抗 + 干扰素 α－2a

· 贝伐珠单抗 10 mg/kg，ivgtt，每2周1次

· 干扰素 α－2a 900万IU，ih，tiw（最多52周，可减量至600万IU和300万IU）

【说明】目前NCCN指南推荐贝伐单抗联合干扰素α－2a治疗作为透明细胞为主型转移性肾癌的一线治疗（1类证据）。无条件应用贝伐珠单抗的患者，可以考虑单用α干扰素治疗。对于非透明细胞癌，一线单独使用贝伐珠单抗也是一种治疗选择。

5. IL－2

· IL－2 60万～72万U/kg，iv，q8h，连续5 d

· 每2周重复1次

【说明】高剂量IL－2总的反应率为15%～25%，CR率为3%～10%。在美国IL－2曾是唯一被批准应用于转移性肾癌的药物。高剂量IL－2副作用较大，耐受性差，建议选择体能状态较好、KPS≥80分的患者应用。主要的副作用有发热、毛细血管渗透综合征、水钠潴留、低血压等。

6. 索拉非尼

· 索拉非尼400 mg，po，bid

【说明】索拉非尼对病理类型为肾透明细胞癌的患者证据充足。索拉非尼药物相关的不良事件包括皮疹、腹泻、手足综合征、脱发、瘙痒、恶心、高血压和疲乏。

7. 阿西替尼

· 阿西替尼5 mg，po，bid

【说明】阿西替尼也是多靶点酪氨酸激酶抑制剂，是第二代口服的选择性血管内皮细胞生长因子受体抑制剂，被大多数指南推荐为二线治疗用药。毒副作用主要有恶心、呕吐、乏力、腹泻、高血压。

8. 依维莫司

· 依维莫司10 mg，po，qd

【说明】依维莫司是一种口服的mTOR受体阻滞剂。在一项随机的依维莫司与舒尼替尼对照的Ⅱ期临床研究中，入组患者为既往未接受过系统治疗的转移性肾癌患者，依维莫司组与舒尼替尼组的中位疾病无进展时间分别为7.9个月和10.7个月，提示：作为一线治疗，舒尼替尼的效果优于依维莫司。基于上述研究，大多数指南推荐依维莫司用于二线、三线及四线治疗。

9. 厄洛替尼

· 厄洛替尼 150 mg，po，qd

【说明】为口服 EGFR 抑制剂，用于晚期乳头状肾癌。52 例患者治疗后，ORR 达到 11%，DCR 达到 64%，中位 OS 达到 27 个月。

（二）晚期肾癌的二线治疗

对于非透明细胞型肾癌，没有二线治疗推荐，建议参加临床研究。对于透明细胞为主型晚期肾癌，如一线已经使用过靶向药物，则 1 类推荐阿西替尼、卡博替尼、依维莫司。2A 类推荐索拉非尼、舒尼替尼、帕唑帕尼、nivolumab；2B 类推荐替西罗莫司和贝伐珠单抗；如一线使用了细胞因子治疗，而二线 1 类推荐阿西替尼、索拉非尼、舒尼替尼、帕唑帕尼，2A 类推荐替西罗莫司和贝伐珠单抗。当然给予高剂量的 IL－2 也可以在部分患者中采用（2B 类证据）。

1. 卡博替尼

· 卡博替尼 140 mg，po，qd

【说明】是 MET 及 VEGFR 双通道抑制剂。Ⅲ期 METEOR 研究对比了卡博替尼和依维莫司（目前标准治疗方案）治疗进展期肾癌的疗效，共纳入 375 例患者，均为进展期肾透明细胞癌，两组的中位 PFS 为 7.4 个月和 3.8 个月，客观反应率为 21% 和 5%。卡博替尼已成为接受过 VEGFR 靶向治疗的进展期肾癌患者二线治疗的标准方案。

2. nivolumab

· nivolumab 3 mg/kg，ivgtt（>1 h），q2w

【说明】CheckMate025 Ⅲ期研究对比了 PD-1 单抗 nivolumab 和依维莫司用于晚期肾癌 TKI 治疗失败后的后续治疗，虽然 PFS 改善不明显，但 OS 优势明显（25 个月 vs. 19.6 个月）。

膀 胱 癌

膀胱癌是发病率男性第 4 位、女性第 8 位的常见恶性肿瘤。在国外，膀胱癌居男性泌尿生殖系统肿瘤的第 2 位，仅次于前列腺癌；而在我国则居首位。男性膀胱癌发病率是女性 2.6 倍，白种人发病率是黑种人的 2 倍。膀胱癌高发年龄为 50～80 岁。吸烟、长期接触芳香族类、局部慢性刺激等很可能是重要的致病因素。病理分型：90%以上来源于尿路上皮，5%为鳞癌，1%～2%为腺癌，其他为平滑肌肉瘤、小细胞未分化癌等。在埃及血吸虫病流行的地方，鳞癌的发病率高。膀胱癌中 70%以上为非肌层浸润性膀胱癌，肿瘤切除后 5 年复发率高达 30%～80%。

一、诊 断 要 点

（一）临床表现

1. 血尿　约 80%的患者以血尿就诊。间歇性无痛性肉眼血尿为其典型和常见症状。

2. 尿路刺激症状　早期膀胱癌较少出现尿路刺激症状（尿频、尿急、尿痛）。

3. 排尿困难　因肿瘤较大，或膀胱肿瘤发生于膀胱颈部,或血块形成,可造成尿流梗阻,排尿困难。

4. 晚期表现　晚期时盆底周围浸润或有远处转移。常见转移部位为肝、肺、骨等。当肿瘤浸润前列腺、后尿道、直肠时会出现相应症状。当肿瘤浸润输尿管引起梗阻时可引起肾积水、肾功能不全。

(二) 检查手段

1. 腹部B超　经腹B超检查的诊断正确率与肿瘤的大小成正比。由于其方便、无创的特点,可作为常规的筛选检查。

2. 尿路X线平片和静脉肾盂造影　可作为常规诊断方法,静脉肾盂造影对膀胱早期肿瘤的诊断意义不大,无法清楚显示膀胱肿瘤,主要用以除外肾盂、输尿管原发性肿瘤,同时了解肾功能和上尿路梗阻情况。

3. 盆腔CT扫描　对向腔内生长的膀胱肿瘤和转移淋巴结,CT检查的诊断正确率在80%左右,有助于病变的分期。

4. MRI检查　通过分析膀胱壁的局部增厚以及与膀胱壁周围脂肪的关系,也有助于病变分期。

5. 尿液脱落细胞学检查　尿液细胞检查对于泌尿系上皮细胞肿瘤的诊断具有重要意义,可作为筛查膀胱肿瘤的早期诊断方法,具有方便、无痛苦的特点。

6. 膀胱镜检查　对于高度怀疑患者应首先考虑膀胱镜检查,了解肿瘤的形态学特征,同时进行组织活检,病理确诊。因尿路上皮肿瘤具有多中心性的特点,因此在活检时不但应钳取肿瘤表面标本,还应钳取肿瘤深部标本及对正常膀胱壁标本进行随机活检,以确定肿瘤是否为多中心性。

（三）TNM 分期

1. TNM 分级标准（AJCC 第 7 版） 见表 34。

表 34 TNM 分级标准

原发肿瘤(T)	区域淋巴结(N)	远处转移(M)
TX 原发肿瘤无法评估	NX 区域淋巴结无法评估	M0 无远处转移
T0 无原发肿瘤证据	N0 无区域淋巴结转移	M1 有远处转移
Ta 非浸润性乳头状癌	N1 单个真骨盆内淋巴结	
Tis 原位癌	N2 多个真骨盆内淋巴结	
T1 肿瘤侵及上皮下结缔组织	N3 髂总淋巴结	
T2 肿瘤侵及固有肌层		
pT2a 肿瘤侵及浅肌层(内 1/2)		
pT2b 肿瘤侵及深肌层(外 1/2)		
T3 肿瘤侵及膀胱周围组织		
pT3a 镜下可见		
pT3b 肉眼可见		
T4 肿瘤侵及以下任何部位:前列腺、精囊、子宫、阴道、盆壁、腹壁		
pT4a 肿瘤侵及前列腺、子宫、阴道		
pT4b 肿瘤侵及盆壁、腹壁		

2. 分期 见表 35。

表 35 解剖/预后分期

分期	T	N	M
0a 期	Ta	N0	M0
0is 期	Tis	N0	M0
Ⅰ期	T1	N0	M0
	T2a	N0	M0
	T2b	N0	M0
Ⅲ期	T3a	N0	M0
	T3b	N0	M0
	T4a	N0	M0
Ⅳ期	T4b	N0	M0
	任何 T	N1～3	M0
	任何 T	任何 N	M1

二、治 疗 原 则

Ⅰ期患者可行经尿道膀胱肿瘤电切术(TURBT)等,术后建议 24 h 内即刻膀胱内灌注化疗药物。膀胱内有可疑穿孔或创面较大的患者不适合术后即刻灌注治疗。

Ⅱ～Ⅲ期患者主要行全膀胱切除＋尿流改道手术,并常规行标准的盆腔淋巴结清扫。支持对于分期为 T2 或 T3 的膀胱癌接受膀胱全切术前接受顺铂为主的新辅助化疗(NCCN 指南 1 级证据),两项随机临床研究显示新辅助化疗具有生存获益,尤其是临床分期为 T3 的病变。

Ⅳ期中 pT4a 期患者经过新辅助化疗后仍可行膀胱癌根治术,而 pT4b 且无远处转移的患者,经化疗和(或)放疗后缓解的,部分可考虑行膀胱切除术,但大多数处理同晚期复发转移性膀胱癌的治疗,即以放疗和化疗为主。目前联合化疗的有效率可达 60%～70%,CR 率达 20%左右。

三、治 疗 策 略

(一) 膀胱灌注治疗

适用于各期患者,尤对 0～Ⅰ期表浅肿瘤效果最好,对其他已有深部浸润的病灶不能发挥良好的治疗作用,但对浅表有病灶者仍有治疗作用。

常用药物包括丝裂霉素(20～60 mg)、羟喜树碱(10～20 mg)、吉西他滨(1 000～2 000 mg)、蒽环类(多柔比星 30～50 mg、表柔比星 50～80 mg、吡柔比星 30～50 mg)加

入 0.9%氯化钠 40～60 ml 中灌入膀胱，每 15 min 变换体位，保留 1～2 h。要求每周 1 次，10～12 次后改为每月 1 次，总疗程至少维持 1 年。膀胱灌注前应排空尿液、避免大量饮水，以保持膀胱内药物浓度。

卡介苗也用于膀胱内灌注治疗，是中高危膀胱癌电切术后的首选灌注药物，除了可以减少术后复发外，还可以减少肿瘤进展的机会。用法为 60～120 mg+0.9%氯化钠 40～50 ml 膀胱内灌注，每周 1 次，共 6 次。以后每 2～4 周 1 次，持续 2 年。不良反应为尿路刺激征、低热，少数患者可发生结核性膀胱炎。

（二）围手术期化疗（新辅助化疗或辅助化疗）

基于剂量密集 MVAC 方案在晚期膀胱癌中较传统 MVAC 方案具有更佳的耐受性与疗效，以及 GC 方案与传统 MVAC 方案等效，因此新辅助化疗方案推荐剂量密集 MVAC(DDMVAC)方案、GC 方案或 CMV 方案治疗 3～4 个周期。而对于肾功能不全的患者，NCCN 指南不建议将卡铂作为顺铂的替代用药用于新辅助化疗中，这样的患者不推荐进行新辅助化疗。

病理分期为 T3、T4 或淋巴结阳性的患者，由于其高危复发，研究证实这部分高危患者术后辅助化疗可降低 30% 的死亡率。辅助化疗同样不建议使用卡铂替代顺铂，如果肾功能轻度异常，可考虑将顺铂分次给予，如 35 mg/m^2，第 1～2 天或第 1、8 天；确实无法耐受顺铂的患者，尚无明确替代推荐。

1. DDMVAC 方案(3～4 周期)

· 甲氨蝶呤 30 mg/m^2，iv，第 1 天

- 长春碱 3 mg/m^2，iv，第 2 天
- 多柔比星 30 mg/m^2，iv，第 2 天
- 顺铂 70 mg/m^2，ivgtt，第 2 天(需水化)
- 14 d 为一周期，化疗期间预防性使用 G-CSF

【说明】一项 EORTC Ⅲ期临床研究入组 263 例无法手术切除或转移性膀胱癌患者，分别随机给予 DDMVAC (G-CSF 支持)或标准 MVAC，两者 ORR 分别为 72%和 58%($P=0.016$)，其中 CR 率分别为 25%和 11%($P=0.006$)，5 年生存率分别为 21.8%和 13.5%($P=0.042$)。此外，化疗的毒性在 G-CSF 的支持下有了明显下降，全血细胞毒性(84% vs. 41%)、发热性粒细胞缺乏症(26% vs. 10%)、黏膜炎症(37% vs. 28%)。

2. GC 方案(21 d 或 28 d 方案均可，前者延迟较少，共 4 周期)

- 吉西他滨 1 000 mg/m^2，ivgtt，第 1、8、15 天(21 d 方案则为第 1、8 天)
- 顺铂 70 mg/m^2，ivgtt，第 2 天(需水化)
- 28 d 为一周期

【说明】一项Ⅲ期临床研究入组 405 例Ⅳ期尿路上皮癌患者，分别随机给予 GC 或标准 MVAC，两者 ORR 分别为 49%和 46%，长期随访显示中位生存时间分别为 14.0 个月和 15.2 个月，中位 PFS 时间分别为 7.7 个月和 8.3 个月，均无显著差异，证实 GC 方案与标准 MVAC 方案等效。而耐受性方面，GC 方案明显优于 MVAC 方案。另一项 MSKCC 回顾性研究探讨了 GC 方案新辅助化疗的疗效，发现与 MVAC 类似。

3. CMV 方案(3 周期)

· 甲氨蝶呤 30 mg/m^2,ivgtt,第 1、8 天
· 长春碱 4 mg/m^2,ivgtt,第 1、8 天
· 顺铂 100 mg/m^2,ivgtt,第 2 天(需水化,时间大于 4 h,甲氨蝶呤和长春新碱之后 12 h 用)
· 21 d 为一周期

【说明】对于老年或有心脏病史的患者,可以用 CMV 来替代 MVAC 方案。Harker 等完成的一项Ⅱ期临床试验表明 CMV 与含蒽环类的 MVAC 方案有效率类似,CR 率可达 28%(14/50)。对于新辅助化疗,BA06 30894 研究提示术前 CMV 方案 3 个周期可以降低 16%的死亡风险。

(三)转移性膀胱癌的化疗

一线方案 NCCN 1 类推荐包括 DDMVAC 和 GC,可选方案为卡铂为基础的方案、紫杉醇类为基础的方案或单药化疗。对于肾功能不全的患者,吉西他滨联合卡铂,以及甲氨蝶呤联合卡铂及长春碱两方案的 ORR 可达到 42%和 30%,因此对于肾功能不全患者的一线治疗,NCCN 指南认为卡铂可以替代顺铂;当然紫杉醇联合吉西他滨也可作为肾功能不全或合并其他并发症患者的一线治疗推荐,推荐级别为 2B 级。

二线治疗没有标准方案推荐,参加临床研究是合理的选择。按照一线方案的不同,二线可以尝试单药紫杉醇类或吉西他滨,另外顺铂、卡铂、氟尿嘧啶、异环磷酰胺、培美曲塞、甲氨蝶呤和长春碱单药也可选择。

内脏转移和 ECOG≥2 提示即使化疗,预后也很差。

膀胱癌的病理类型主要为尿路上皮癌,但仍有少量非尿路上皮癌病理类型,包括腺癌以及鳞癌。这些患者的治

疗应根据病理进行,多学科综合治疗,仍然以手术为主,放疗是重要的治疗组成部分,而化疗实践偏少,尚无标准推荐。

前列腺癌

前列腺癌是男性泌尿生殖系统常见的恶性肿瘤,发病随年龄而增长,其发病率有明显的地区差异,欧美地区较高,我国由于人口老龄化和生活方式西方化,近年来发病率有所增加,港台地区为前列腺癌最高发热点区域,长三角和珠三角地区其次,而广大的农村地区前列腺癌发病率较低。前列腺癌98%为腺癌,常从前列腺萎缩的外周部分发生,大多数为多病灶。

一、诊断要点

(一)临床表现

(1) 排尿困难,呈渐进性。

(2) 尿频、尿急、血尿,排尿时有疼痛或烧灼感。

(3) 背下部、大腿上部或骨盆处连续疼痛等。良性前列腺增生、前列腺炎产生的症状和癌症相似。

(4) 前列腺癌的主要原发部位为后侧包膜下腺体,呈潜伏性缓慢生长,肿瘤小时无任何临床表现,常以转移症状为最早的就诊原因,因此仅靠临床症状很难早期诊断。

(二)检查手段

1. 前列腺直肠指诊　为诊断前列腺癌的主要方法。

在80%患者中可获得诊断。对45岁以上患者做直肠指检普查可早期发现前列腺癌，并可提高手术率。

2. 前列腺特异性抗原(PSA) 它是前列腺癌最敏感的肿瘤标志物，总的阳性率为70%，晚期患者90%以上为阳性。

3. 超声引导的前列腺穿刺活检 可获得组织病理学标本，有助于诊断的确立。

4. 盆腔MRI MRI检查可以显示前列腺包膜是否完整，是否侵犯前列腺周围盆腔及器官，还可以显示盆腔淋巴结受侵犯的情况及骨转移病灶。

5. ECT骨扫描 比常规X线检查提前3～6个月发现骨转移灶，有助于判断准确的临床分期。一旦前列腺癌诊断成立，建议行ECT(特别是在PSA>20 ng/ml，Gleason评分>7分的患者)。

(三) TNM分期 (AJCC第7版)

1. TNM分级标准 见表36。

表36 TNM分级标准

原发肿瘤(T)	区域淋巴结(N)	远处转移(M)
TX 原发肿瘤无法评估 T0 无原发肿瘤证据 T1 临床不明显的肿瘤，触摸不到，影像也不可见 T1a 组织学检查意外发现的肿瘤，少于或等于切除组织的5% T1b 组织学检查意外发现的肿瘤，超过切除组织的5% T1c 通过细针活检诊断的肿瘤 T2或pT2 肿瘤局限于前列腺内 T2a 少于或等于1/2叶	NX 区域淋巴结无法评估 N0 无区域淋巴结转移 N1 区域淋巴结转移	M0 无远处转移 M1 有远处转移 M1a 非区域淋巴结转移 M1b 骨转移 M1c 其他部位，伴或不伴骨转移

（续表）

原发肿瘤(T)	区域淋巴结(N)	远处转移(M)
pT2a 单侧，少于或等于 1/2 侧		
T2b 超过 1/2 叶，但不到 2 叶		
pT2b 单侧，超过 1/2 侧，但不到 2 侧		
T2c 两叶		
pT2c 双侧病变		
T3 肿瘤超出前列腺包膜		
pT3 肿瘤腺外侵犯		
T3a 肿瘤腺外侵犯，单侧或双侧		
pT3a 肿瘤腺外侵犯，或镜下侵及膀胱颈		
T3b 肿瘤侵及精囊		
pT3b 肿瘤侵及精囊		
T4 肿瘤侵及或固定于精囊以外的其他邻近结构：如外括约肌、直肠、膀胱、肛提肌和(或)盆壁		
pT4 肿瘤侵及直肠、肛提肌和(或)盆壁		

另外，前列腺癌的 TNM 分期还考虑到血 PSA 水平和 Gleason 评分。Gleason X 代表无法评分，Gleason≤6 代表高分化，Gleason 7 代表中分化，Gleason 8－10 代表低分化/未分化。

2. 分期　见表 37。

二、治 疗 原 则

根治性前列腺切除术适用于治疗任何临床上局限于前列腺内的肿瘤，部分可作为放疗后生化复发患者的一种补救治疗。

表 37 解剖/预后分期

解剖/预后分期	T	N	M	PSA	Gleason 评分
Ⅰ期	T1a～c	N0	M0	PSA＜10	Gleason≤6
	T2a	N0	M0	PSA＜10	Gleason≤6
	T1～2a	N0	M0	PSA X(未知)	Gleason X
ⅡA 期	T1a～c	N0	M0	PSA＜20	Gleason 7
	T1a～c	N0	M0	10≤PSA＜20	Gleason≤6
	T2a	N0	M0	PSA＜20	Gleason≤7
	T2b	N0	M0	PSA＜20	Gleason≤7
	T2b	N0	M0	PSA X(未知)	Gleason X
ⅡB 期	T2c	N0	M0	任何 PSA	任何 Gleason
	T1～2	N0	M0	PSA≥20	任何 Gleason
	T1～2	N0	M0	任何 PSA	Gleason≥8
Ⅲ期	T3a～b	N0	M0	任何 PSA	任何 Gleason
Ⅳ期	T4	N0	M0	任何 PSA	任何 Gleason
	任何 T	N1	M0	任何 PSA	任何 Gleason
	任何 T	任何 N	M1	任何 PSA	任何 Gleason

内分泌治疗是前列腺癌的重要治疗手段之一。雄激素剥夺治疗（ADT）主要用于晚期前列腺癌的全身性治疗。当然，ADT 也可以配合放疗做新辅助/联合/辅助治疗，治疗局限或局晚期前列腺癌。ADT 包括双侧睾丸切除术（手术去势）或促黄体素释放素（LHRH，也被称为促性腺激素释放激素或 GnRH）激动剂或拮抗剂（药物去势），两者具有同等效果。

ADT 常常作为主要治疗用于早期阶段、低风险疾病，尤其是对于老年人，但近期这种做法已受到一项包括 66 717 位 T1～T2 肿瘤老年男性患者的大型队列研究的质疑，接受 ADT 的患者与单纯采取观察的患者相比并未出现 15 年生存率的获益。此外还有一项纳入 15 170 位未经根治性治疗的临床局限性前列腺癌患者队列研究在校正后亦未显示生存获益。对于中危患者，ADT 联合放疗已经显示出优势。对于高危或极高危患者，ADT 联合放疗是一种有效的主要治疗，在多项随机Ⅲ期研究中，这种联合治疗的疾病特异性和总体生存均始终优于单一方式治疗组；当然目前越来越多的证据倾向于认为 T2c 及以上的患者长期（甚至终身）新辅助/联合/辅助 ADT 优于相应的短期治疗。

在接受根治性前列腺切除术的患者中，新辅助或辅助 ADT 通常没有赋予额外获益。ASCO 指南推荐 ADT 辅助治疗淋巴结阳性的前列腺癌，但仍有争议。抗雄激素单药在辅助阶段也无地位。

对于根治性治疗后 PSA 水平升高作为唯一前列腺癌证据（生化复发）的患者，可以选择早期持续使用 ADT，也可以密切观察至癌症进展后再采用适当的治疗方案。PSA

升高和(或)PSA 倍增时间较短且预期寿命较长的患者,应当鼓励尽早接受 ADT。对于间歇性 ADT 和连续性 ADT,PR.7、ICELAND 研究及荟萃分析均提示两者无总生存差异,但是间歇性 ADT 有生活质量的改善,Gleason 评分>7 的患者是否能从连续 ADT 中获益尚需更多的数据支持。

对于 ADT 无或轻症状的患者,建议连续给药,有症状的患者依据 7 个月后的 PSA 水平将患者分为低危、中危和高危,低、中危患者可适当推荐间歇治疗。对于高危和极高危的患者,2016 年 NCCN 指南基于未发表的数据认为可以考虑 ADT 基础上联合多西他赛。

三、治 疗 策 略

(一) 内分泌治疗

· 戈舍瑞林 3.6 mg 或亮丙瑞林 3.75 mg,ih(腹部),每 28 d 1 次

【说明】使用戈舍瑞林或亮丙瑞林时,伴脊髓压迫或输尿管梗阻的患者及老年人慎用;在接受治疗的第 1 个月应严密监护,如发现骨痛、尿道梗阻所致排尿困难或脊髓压迫时,应进行对症治疗。抗雄激素治疗应当与初始 LHRH 激动剂同时开始,或者提前开始,并应当持续这种联合治疗至少 7 d 的时间,以阻断配体与雄激素受体的结合,可防止 LHRH 类似物引起的肿瘤短期迅速增大。

· 氟他胺 250 mg,po,tid(餐后)

【说明】氟他胺属于抗雄激素药物,可单独使用,也可联合睾丸切除或 LHRH 类似物来治疗前列腺癌。由于本品能使血清睾酮和雄激素水平上升,故心血管病患者慎用;

转氨酶高于正常值 2～3 倍的患者禁用；长期使用，可能引起水钠潴留症状。

· 比卡鲁胺 50 mg，po，qd

【说明】比卡鲁胺属于抗雄激素药物，可单独使用，也可联合睾丸切除或 GnRH 类似物来治疗前列腺癌。

· 雌莫司汀 0.5～1.4 g，po，bid（餐后）

· 服用 3、4 周后无效，应停药；若还有效，也可继续服 3～4 个月

【说明】雌莫司汀对雌二醇或氮芥过敏、严重肝病或心脏病、消化道溃疡、活动性栓塞性静脉炎、血栓性栓塞患者禁用；脑血管疾病、冠心病患者慎用；不宜与乳制品或含钙药物同服。

（二）化疗

1. 多西他赛 + 泼尼松（TP）方案

· 多西他赛 75 mg/m^2，ivgtt，第 1 天

· 泼尼松 5 mg，po，bid

· 21 d 为一周期

【说明】一项Ⅲ期随机临床试验 TAX 327 在 1 006 位症状性或迅速进展患者中比较多西他赛（每 3 周或每周用药 1 次）+ 泼尼松与米托蒽醌 + 泼尼松。每 3 周 1 次多西他赛相比米托蒽醌获得了更高的中位总生存期（18.9 个月 vs. 16.5 个月；$P=0.009$），这种生存获益在延长随访期中得到了维持。一项在 177 位患者中进行的随机试验报告，每 2 周 1 次的方案与每 3 周 1 次的方案相比导致更长至治疗失败时间（5.6 个月 vs. 4.9 个月；$P=0.014$）和更低的严重不良事件发生率（36% vs. 53%），

该替代方案可以在无法耐受单次大剂量化疗的患者中使用。

2. 多西他赛+雌莫司汀

· 多西他赛 60 mg/m^2,ivgtt,第 2 天

· 雌莫司汀 280 mg,po,tid,第 1～5 天

· 21 d 为一周期

【说明】SWOG 9916 Ⅲ期随机临床试验也显示多西他赛联合雌莫司汀相比米托蒽醌+泼尼松改善生存期。

3. 米托蒽醌+泼尼松(MP)方案

· 米托蒽醌 12 mg/m^2,ivgtt,第 1 天

· 泼尼松 5 mg,po,bid

· 21 d 为一周期

【说明】虽然在与 TP 或多西他赛+雌莫司汀的一线化疗对比中劣效,但在部分患者中可考虑应用。此外,对于多西他赛使用过的患者,亦可考虑本方案挽救。

睾丸肿瘤

睾丸肿瘤占男性泌尿生殖系统肿瘤的 3%～9%,在病理上分为生殖细胞瘤(GCT)和非生殖细胞瘤,其中前者占绝大多数(95%)。GCT 又可分为精原细胞瘤和非精原细胞瘤,其中前者约占 40%。近 40 年来,GCT 的发生率增加了近一倍,在我国上海市登记资料的该病发病率为 0.8/10 万。GCT 也可原发于性腺外部位,如松果体、纵隔、腹膜后,治疗仍按睾丸原发 GCT 处理,但预后相对较差。

睾丸肿瘤的分类方法很多。世界卫生组织(WHO)对睾丸肿瘤诊断的病理标准进行了规范(表38)。其中GCT由5个基本的细胞类型组成:精原细胞瘤、胚胎癌、卵黄囊瘤、畸胎瘤和绒毛膜上皮癌。超过一半的GCT包含两种或两种以上的细胞类型,称为混合性GCT。

一、诊断要点

(一)临床表现

(1) 睾丸恶性肿瘤常见症状和体征是无痛性或疼痛性肿块,急性疼痛少见,如有则表示肿瘤内急性出血或睾丸急性蒂扭转。

(2) 约25%患者是因为肿瘤转移引起的症状而就诊,腹膜后淋巴结转移压迫可致腹部和腰背部疼痛。

(3) 体检时发现睾丸肿大,有实质性肿块,质硬,正常弹性消失,无明显压痛,透光试验阴性。异位睾丸发生恶变时,常于盆腔内或腹股沟内发现肿块,同侧睾丸缺如。

(4) 必须检查乳腺有无男性乳腺女性化,触诊全身浅表淋巴结和腹部包块明确有无转移病灶。

(二)检查手段

1. 睾丸超声　如果体检发现睾丸异常,可行睾丸超声检查,进一步的甲胎蛋白(AFP)、乳酸脱氢酶(LDH)和人绒毛膜促性腺激素β(β-HCG)检测及胸部X线检查有助于正确的临床诊断及分期。

2. 肿瘤标志物　AFP、LDH和β-HCG在睾丸生殖细胞肿瘤的诊断、治疗、预后和随访中起着非常重要的作用。精原细胞肿瘤和非精原细胞瘤患者 LDH 和 β-HCG 都可能增高，但 AFP 的增高仅见于非精原细胞瘤。

3. CT 及 MRI　后腹膜 CT 或 MRI 有助于准确分期及制订治疗策略。

睾丸穿刺细胞学检查和睾丸切除术和腹腔探查目前已很少采用。

（三）TNM 分期（AJCC 第 7 版）

1. TNM 分期　见表 38。

表 38　TNM 分期标准

原发肿瘤(T)	区域淋巴结(N)	远处转移(M)
pTX　原发肿瘤无法评价	NX　区域淋巴结无法评估	M0　无远处转移
pT0　无原发肿瘤证据	N0　无区域淋巴结转移	M1　有远处转移
pTis　原位癌	N1　单个或多个淋巴结，最大径≤2 cm	M1a　非区域淋巴结转移或肺转移
pT1　肿瘤局限于睾丸或附睾，无血管/淋巴浸润，可侵及睾丸白膜，但未到鞘膜	pN1　≤5 个淋巴结，最大径≤2 cm	M1b　非区域淋巴结或肺以外其他部位的远处转移
pT2　肿瘤局限于睾丸或附睾，伴血管/淋巴浸润，或穿透白膜，到达鞘膜	N2　单个或多个淋巴结，最大径>2 cm，但<5 cm	
pT3　肿瘤侵及精索，伴或不伴血管/淋巴浸润	pN2　单个淋巴结>2 cm，≤5 cm；或>5 个淋巴结，均<5 cm；或有结外浸润的证据	
pT4　肿瘤侵及阴囊，伴或不伴血管/淋巴浸润	N3　最大径>5 cm	
	pN3　最大径>5 cm	

睾丸恶性肿瘤的 TNM 分期还考虑到血清肿瘤标志物：SX，没有提供标志物；S0，标志物水平在正常范围；S1，

LDH<1.5×正常上限、HCG<5 000 mIU/ml 和 AFP<1 000 ng/ml；S2，LDH 为(1.5～10)×正常上限，或 HCG 5 000 ～50 000 mIU/ml，或 AFP 1 000 ～10 000 ng/ml；S3，LDH>10×正常上限，或 HCG>50 000 mIU/ml，或 AFP>10 000 ng/ml。

2. 解剖/预后分期　见表 39。

表 39　解剖/预后分期

解剖/预后分期	T	N	M	S
0 期	pTis	N0	M0	S0
Ⅰ期	pT1～4	N0	M0	SX
ⅠA 期	pT1	N0	M0	S0
ⅠB 期	pT2	N0	M0	S0
	pT3	N0	M0	S0
	pT4	N0	M0	S0
ⅠS 期	任何 pT/TX	N0	M0	S1～3
Ⅱ期	任何 pT/TX	N1～3	M0	SX
ⅡA 期	任何 pT/TX	N1	M0	S0
	任何 pT/TX	N1	M0	S1
ⅡB 期	任何 pT/TX	N2	M0	S0
	任何 pT/TX	N2	M0	S1
ⅡC 期	任何 pT/TX	N3	M0	S0
	任何 pT/TX	N3	M0	S1
Ⅲ期	任何 pT/TX	任何 N	M1	SX
ⅢA 期	任何 pT/TX	任何 N	M1a	S0
	任何 pT/TX	任何 N	M1a	S1
ⅢB 期	任何 pT/TX	N1～3	M0	S2
	任何 pT/TX	任何 N	M1a	S2
ⅢC 期	任何 pT/TX	N1～3	M0	S3
	任何 pT/TX	任何 N	M1a	S3
	任何 pT/TX	任何 N	M1b	任何 S

二、治疗原则

所有睾丸恶性肿瘤都应经腹股沟高位睾丸切除术，目的在于明确睾丸肿瘤的病理学类型，用于指导治疗。精原细胞瘤指组织学上纯精原细胞瘤成分和血清 AFP 阴性。

EP 和 BEP 方案已成为晚期生殖细胞肿瘤的标准化疗方案，70%～80%的患者能够被顺铂为基础的联合化疗方案治愈。

1. 精原细胞瘤

Ⅰ期：①pT1～pT3 患者如能服从监测计划，优选监测。②ⅠA 和ⅠB 期患者可选择主动脉旁区域的预防性放疗(20 Gy)或卡铂单药(AUC＝7)化疗 1～2 个疗程。③ⅠS 期患者定期复查血清肿瘤标志物以及腹盆腔 CT(可评估病灶)。

Ⅱ期：ⅡA 期标准治疗是实行主动脉旁和同侧髂淋巴结区域的 30 Gy 放疗，多发淋巴结转移时也可进行 EP 方案 4 个疗程或 BEP 方案 3 个疗程。ⅡB 期精原细胞瘤治疗优选化疗：EP 方案 4 个疗程或 BEP 方案 3 个疗程，对于非大肿块患者亦可考虑主动脉旁和同侧髂淋巴结区域的 36 Gy 放疗。转移淋巴结直径＞5 cm 的ⅡC 期精原细胞瘤依据危险程度治疗，预后好的 EP 方案 4 个疗程或 BEP 方案 3 个疗程化疗，中等预后的 BEP 方案 4 个疗程化疗。治疗后，无残留病灶或残留病灶≤3 cm 且肿瘤标志物正常的患者可持续随访；治疗后残留病灶＞3 cm 但肿瘤标志物正常的患者可在化疗 6 周后行 PET，如阴性即随访；如阳性，考虑 RPLND(技术可行的话)或二线化疗；治疗后疾病进展(肿瘤增大或标志物异常),按照非精原细胞瘤二线方案处理。

2. 非精原细胞瘤

Ⅰ期:①临床分期ⅠA:如果患者能够并且愿意遵从长期的监测计划(至少5年),并且可以进行严密的随访,推荐进行监测。如果患者不愿意进行监测,或者监测计划不可行,则采用保留神经的腹膜后淋巴结清扫(RPLND);如果RPLND发现了阳性的淋巴结,应当考虑2个疗程的BEP方案(博来霉素、依托泊苷、顺铂)辅助化疗。②临床分期ⅠB:1～2个疗程的BEP方案辅助化疗;如果患者不愿意接受化疗,或者化疗不可行,实施保留神经的RPLND;或者实施监测,复发时再进行治疗。

Ⅱ期:ⅡA期患者如肿瘤标志物正常,可行保留神经的RPLND或EP方案4个疗程/BEP方案3个疗程。ⅡB期如肿瘤标志物正常,主要考虑上述化疗,少部分可行保留神经的RPLND。治疗后,无残留病灶或残留病灶≤1 cm且肿瘤标志物正常的患者可持续随访,一部分患者可行双侧保留神经的RPLND;治疗后残留病灶≥1 cm但肿瘤标志物正常的患者可行保留神经的双侧RPLND。

对于初始行保留神经的RPLND的ⅠA～ⅡB期患者,pN0可随访;pN1优选随访,亦可EP或BEP 2个疗程;pN2首选EP或BEP 2个疗程,亦可随访;pN3建议EP方案4个疗程或BEP方案3个疗程。

对于预后好的ⅠS、ⅡA S1、ⅡB S1、ⅡC、ⅢA期患者首选EP方案4个疗程或BEP方案3个疗程;预后中等的ⅢB期患者可予BEP 4个疗程;预后差的ⅢC期患者亦可BEP 4个疗程,部分患者可VIP 4个疗程。以上患者治疗后完全缓解的，可监测或双侧 RPLND（部分可保留神经）；部分缓解但 AFP 和 β－HCG 高的患者，可将残留病灶全部切除，如畸胎瘤或坏死则随访，如残留胚胎癌、卵黄囊瘤、绒毛膜上皮癌或精原细胞成分的，则建议 EP 或 TIP 或 VIP/VeIP 方案 2 个疗程。有脑转移的患者化疗的同时可行局部手术或放疗。

二线治疗：可依据预后因素、肿瘤负荷、睾丸外是否存在病灶、标志物状况、一线治疗缓解的情况及无复发间隔是否超过 2 年决定二线治疗方案。主要包括：常规剂量 VeIP 或 TIP、大剂量化疗＋外周血干细胞输注支持、外科手术切除、参加临床研究。之前未行化疗的患者，如有需求可行精子保存。

三、治疗策略

（一）一线化疗

1. EP 方案

· 依托泊苷 100 mg/m^2，ivgtt，第 1～5 天

· 顺铂 20 mg/m^2，ivgtt，第 1～5 天

· 每 3 周重复 1 次

2. BEP 方案

· 依托泊苷 100 mg/m^2，ivgtt，第 1～5 天

· 顺铂 20 mg/m^2，ivgtt，第 1～5 天

· 博来霉素 30 U，im 或 iv，第 1、8、15 天（或第 2、9、16 天）

· 每 3 周重复 1 次

3. VIP 方案

· 依托泊苷 75mg/m^2，ivgtt，第 1～5 天

· 顺铂 20 mg/m²,ivgtt,第 1～5 天
· 异环磷酰胺 1 200 mg/m²,ivgtt,第 1～5 天
· 美司钠 120 mg/m²,iv(慢),IFO 前,第 1 天;随后 1 200 mg/m²,civ,第 1～5 天
· 每 3 周重复 1 次

【说明】相对于以前的 PVB 方案(顺铂 + 长春碱 + 博来霉素),EP 和 BEP 方案除保证了较高的缓解率(85%)外,还明显减轻了神经-肌肉毒性、骨髓抑制和肺纤维化等相关不良反应。

(二)二线常规剂量化疗及姑息化疗方案

1. 二线常规剂量化疗及姑息化疗　见表 40。

表 40　二线常规剂量化疗及姑息化疗

化疗方案	药物	剂量(mg/m²)	给药途径	给药时间	周期(d)
二线常规剂量化疗					
VeIP	IFO	1 200	静脉滴注	第 1～5 天	21
	DDP	20	静脉滴注	第 1～5 天	
	VLB	0.11 mg/kg	静脉注射	第 1～2 天	
	mesna	400	静脉注射	第 1～5 天(q8h)	
TIP	PTX	250	静脉滴注	第 1 天	21
(G-CSF 支持)	IFO	1 500	静脉滴注	第 2～5 天	
	mesna	500	静脉注射	第 2～5 天(IFO 的 0、4、8 h)	
	DDP	25	静脉滴注	第 2～5 天	
姑息化疗					
GEMOX	GEM	1 000～1 250	静脉滴注	第 1、8 天	21
	L-OHP	130	静脉滴注	第 1 天	

IFO,异环磷酰胺;DDP,顺铂;VLB,长春碱;mesna,美司钠;VP-16,依托泊苷;PTX,紫杉醇;GEM,吉西他滨;L-OHP,奥沙利铂。

【说明】GEMOX 毒性较低，作为姑息性方案治疗睾丸生殖细胞肿瘤时，总有效率为 32%～46%，CR 率为 6%左右。此外，吉西他滨 + 紫杉醇、吉西他滨 + 紫杉醇 + 奥沙利铂、口服依托泊苷都是姑息性治疗方案。

（张　剑　叶定伟）

第十六章
妇 科 肿 瘤

卵 巢 癌

卵巢癌是国际上妇女 5 种较常见肿瘤之一，为第 4 位恶性肿瘤死亡的原因。卵巢肿瘤中大多数为卵巢上皮间质来源，包括多种组织类型。上皮性卵巢癌最常见，生殖细胞肿瘤和性索间质细胞肿瘤较为少见。卵巢癌的发病率随年龄增长而增加，高发年龄为 56～60 岁。治疗的主要目标是治愈：手术分期和细胞减灭术，继而紫杉醇/铂类等联合化疗。复发患者的主要目标是减轻症状和提高生活质量，化疗可以延长生存时间。治疗的最终结果可以使得 25%～35%的卵巢癌患者长期存活，5 年生存率从 20 世纪 70 年代的 30%提高至大于 50%。本章主要讨论卵巢上皮癌。

一、诊 断 要 点

（一）临床表现

1. 症状　早期患者症状隐蔽，无任何不适。随着肿瘤的增长和腹水的出现，患者可感到下腹不适或盆腔下坠感、腹胀或扪到盆腔或下腹肿块，晚期可出现不全性肠梗阻或盆腔压迫症状，或由于肿瘤迅速生长，患者营养不良及体力消耗，会呈现贫血、消瘦及形成恶病质的体征。绝经前妇女会出现月经不调等。颗粒泡膜细胞瘤或含睾丸母细胞瘤可有高雌激素或雄激素症状，如月经不调、绝经后出血、出现男性第二性征等。阴道出血也可由肿瘤间质黄素化引起。生殖细胞瘤生长迅速，常伴腹痛、发热或肿瘤坏死扭转等急腹症。

2. 体征　早期卵巢恶性肿瘤患者，只有在肿块体积超出盆腔后才能偶然发现，或者在妇科检查时发现盆腔肿块。并发腹水者腹部可叩到移动性浊音。有时在锁骨上、腹股沟部位可扪及肿大的淋巴结。

（二）检查手段

1. 细胞学诊断　包括脱落细胞学检查和细针穿刺吸取法。腹水中查到癌细胞是初步的诊断依据，准确率一般达 70%～80%，但应和晚期胃肠道肿瘤鉴别。临床拟诊为卵巢恶性肿瘤而在鉴别诊断上有困难者，可经阴道、直肠陷凹、腹部进行穿刺吸取细胞检查，并可以从浅表淋巴结获取细胞检查。

2. 影像学检查　B 超、CT 扫描和 MRI 检查可提供肿瘤的部位、大小、与周围组织的关系、肿瘤的性质和范围。

3. 肿瘤标志物测定　CA125 为血清卵巢上皮癌相关抗原，在 80%～90% 的上皮癌尤其是浆液性腺癌中升高（正常值为 35 U/ml），且常随病情进展或好转而出现升高或降低，复发病例有可能先于临床复发数月而出现升高，临床上常作为卵巢癌病情诊断监测和判断疗效的一个指标。甲胎蛋白（AFP）是否升高，取决于肿瘤组织中是否有内胚窦瘤成分。对卵巢内胚窦瘤(卵黄囊瘤)有特异性价值,或对未成熟畸胎瘤、混合性无性细胞瘤中混有卵黄囊成分者,均有诊断意义。人绒毛膜促性腺激素(HCG)是卵巢绒癌和含绒癌成分的生殖细胞瘤的标志物。血清乳酸脱氢酶(LDH)可作为卵巢无性细胞瘤的标志物。

4. 剖腹探查或腔镜探查和肿瘤的组织学检查　是最后的诊断及分期依据。

(三) TNM 分期

卵巢癌分期应以手术分期为准。对于早期癌,只有在剖腹探查中通过盆腹腔探视才能了解病变性质、病灶大小、播散和转移的范围,再结合细胞学检查(腹水或冲洗液)和(或)组织病理学检查(冷冻切片),才能决定手术的可能性,以提高肿瘤减灭术的彻底性,并对术后的辅助治疗起到肯定的指导作用。现介绍 FIGO 分期标准。

国际妇产科学联盟(FIGO)卵巢癌分期标准(表 41)。

表 41　FIGO 卵巢癌分期标准

Ⅰ期	病灶局限于卵巢
ⅠA 期	病灶局限于一侧卵巢,腹水中没有恶性细胞,卵巢外表面无肿瘤,包膜完整
ⅠB 期	病灶局限于双侧卵巢,腹水中没有恶性细胞,卵巢外表面无肿瘤,包膜完整
ⅠC 期	ⅠA 期或ⅠB 期肿瘤,肿瘤位于一侧或双侧卵巢表面;或包膜破裂;或腹水中找到恶性细胞或腹腔冲洗液阳性
Ⅱ期	肿瘤位于一侧或双侧卵巢,有盆腔转移
ⅡA 期	蔓延和(或)转移到子宫和(或)输卵管
ⅡB 期	侵及其他盆腔组织
ⅡC 期	ⅡA 或ⅡB 期肿瘤,但一侧或双侧卵巢表面有肿瘤;或包膜破裂;或腹水中找到恶性细胞,或腹腔冲洗液阳性

（续表）

Ⅲ期	肿瘤位于一侧或双侧卵巢，伴盆腔外腹膜种植和(或)腹膜后或腹股沟淋巴结阳性；肝表面转移属于Ⅲ期；肿瘤局限于真骨盆，但有组织学证实的小肠或网膜转移
ⅢA	转移至腹膜后淋巴结，伴有或不伴有骨盆外腹膜的微小转移
ⅢA1	仅有腹膜后淋巴结阳性(细胞学或组织学确认)
ⅢA1(i)	转移灶≤1 cm(肿瘤直径而非淋巴结直径)
ⅢA1(ii)	转移灶＞1 cm
ⅢA2	骨盆外累及腹膜的微小转移，伴或不伴腹膜后淋巴结阳性
ⅢB期	盆腔外腹膜大块转移，但直径均不超过 2 cm，伴或不伴淋巴结转移
ⅢC期	盆腔外累及腹膜的大块转移，最大径＞2 cm，伴或不伴有腹膜后淋巴结阳性
Ⅳ期	单侧或双侧卵巢肿瘤伴远处转移；若有胸腔积液，细胞学阳性属于Ⅳ期；肝实质转移属于Ⅳ期

二、治疗原则

1. 早期卵巢癌　患者的初次治疗取决于全面手术分期后的危险因素评估。低危险因素(ⅠA/ⅠB期、非透明细胞癌、分化好或是交界性肿瘤)的患者术后可以不加用铂类为主的化疗。但是铂类为主的术后辅助化疗可使具有高危险因素(ⅠC期、Ⅱ期、分化 2～3 级，透明细胞癌)的患者受益。大部分患者可采用 3～6 个疗程的卡铂和紫杉醇化疗，但虚弱患者可采用卡铂或紫杉醇单药短期化疗。

2. 晚期卵巢癌　80%的患者在诊断时已是晚期病例，需要采取多学科综合手段进行治疗。初次手术是诊断、病理分期以及治疗(根治性的肿瘤细胞减灭术)的基础。术后应该常规给予化疗。新辅助化疗后再行经腹肿瘤细胞减灭术的意义仍处于试验阶段。对于初次手术未能彻底减灭肿瘤细胞,并对化疗有效的患者,给予“间歇性”肿瘤细胞减灭术是合理的,目前Ⅱ～Ⅳ期患者推荐的术后化疗方案为:6个疗程卡铂+紫杉醇静脉用药。

三、治疗策略

(一)新辅助化疗

对于年龄较大(>85岁)、内科合并症无法手术者,或妇瘤科医生术前评估直接手术难以达到满意的肿瘤细胞减灭术(单个残留灶<1 cm)者,建议行2～3个疗程术前新辅助化疗。方案采用静脉化疗为主,紫杉醇/卡铂方案(详见后)。

(二)早期卵巢癌的化疗

经全面分期手术后,约30%Ⅰ期肿瘤提高了分期。早期癌包括Ⅰ、Ⅱ期。ⅠA期、肿瘤分化好(1～2级)、非透明细胞癌是影响预后的低危因素,术后化疗对其5年生存率无改善,因此不必采用辅助治疗,可临床随诊。如肿瘤复发或肿瘤标志物CA125等升高后再给予化疗。ⅠC和Ⅱ期、肿瘤分化差、腹水内发现癌细胞、肿瘤和周围组织有粘连或透明细胞癌是影响预后的高危因素,应予辅助治疗。目前推荐紫杉醇与卡铂联合化疗,一般3～6个疗程。

注意事项:

(1) 患者有肾功能不全或末梢神经病变者应慎用顺铂。

(2) 顺铂每疗程剂量≥50 mg/m^2时,治疗同时需水化利尿。

(3) 腹腔化疗对术后残留≥2 cm者疗效差;可能有

20%～30%患者术后因腹腔粘连而致药物分布不均。无论是插管或采用腹腔化疗装置或腹腔穿刺的方法，都可引起感染、脏器损伤等并发症。

（三）晚期卵巢癌的化疗

晚期卵巢癌术后需行多疗程化疗，目的是继续杀灭残存的肿瘤灶，如果仅重视手术而忽视化疗，晚期患者几乎不能治愈。随着化疗的进展，晚期患者生存率逐步提高。

根据肿瘤和患者的个体情况选择适当的化疗药物、方案、剂量和疗程。化疗中应仔细观察疗效和毒性，一般化疗疗效均在 1～2 个疗程中出现，如 2 个疗程后无效，应及时更换治疗方案。

70%～80%的患者对初次治疗有反应，但是卵巢癌复发非常普遍，需要进一步的治疗控制疾病、缓解症状并维持生活质量。

1. PC 方案

· 紫杉醇 175 mg/m^2，ivgtt(3 h)，第 1 天

· 卡铂 AUC＝5～7.5，ivgtt(1～3 h)，第 1 天

· 每 3 周重复 1 次

2. PP 方案

· 紫杉醇 135 mg/m^2，ivgtt(3 h)，第 1 天

· 顺铂 75 mg/m^2，ivgtt，第 1 天

· 每 3 周重复

3. DC 方案

· 多西他赛 35～40 mg/m^2，ivgtt(1 h)，第 1 天

· 卡铂 AUC＝5～7，ivgtt(1～3 h)，第 1 天

· 每 3 周重复

4. CAP 方案

· 顺铂 30 mg,ivgtt,第 1～3 天

· 表柔比星 50 mg,ivgtt,第 1 天

· 环磷酰胺 400 mg,ivgtt,第 1～3 天

· 每 3 周重复

5. 紫杉醇和顺铂静脉腹腔化疗

· 紫杉醇 135 mg/m^2,ivgtt(24 h),第 1 天

· 顺铂 100 mg/m^2,ip,第 2 天

· 紫杉醇 60 mg/m^2,ip,第 8 天

6. 卡铂

· 卡铂 AUC＝5,ivgtt,第 1 天

【说明】①PC 方案是卵巢癌标准治疗方案。②上述 PP 和 DC 方案作为卵巢癌的备选方案。③因价格便宜,CAP 方案在国内仍在应用。④2006 年发表的 GOG172 临床试验结果显示,紫杉醇和顺铂联合的静脉和腹腔化疗途径方案能提高总生存率和无进展生存时间,但副作用较大。⑤单药卡铂用于体弱者,以减少副作用。

（四）复发卵巢癌的化疗

挽救治疗的选择取决于治疗无进展间期:初次化疗结束后 6 个月内出现肿瘤复发为铂类耐药复发,6 个月后出现复发为铂类敏感复发。铂类敏感病例复发,临床上给予其他化疗方案(铂类＋吉西他滨,铂类＋脂质体多柔比星)或者再度尝试一线化疗方案(如 PC)均能获得显著的疗效,选择方案时主要考虑毒副作用。细胞毒性药物对于铂类难治病例有一定效果,可考虑应用的细胞毒性药物包括:拓扑替康、脂质体多柔比星、依托泊苷、吉西他滨、奥沙利铂、异

环磷酰胺、去甲长春碱、六甲蜜胺等。15%～25%的患者可有短期的部分疗效。目前尚没有结论称某种联合化疗的疗效能优于单药化疗。序贯单药治疗效果较好，因为联合化疗的相关毒副作用更甚。放疗也能获得姑息性的治疗效果。铂类耐药化疗方案如下。

1. 紫杉醇

· 紫杉醇 80 mg/m^2，ivgtt，每周 1 次

· 一疗程持续 4～8 周

2. 拓扑替康

· 拓扑替康 1.0～1.5 mg/m^2，ivgtt（10 min 或 30 min），第 1～5 天

· 每 3 周重复

3. 脂质体多柔比星

· 脂质体多柔比星 35～50 mg/m^2，ivgtt（1 h），第 1 天

· 每 4 周重复 1 次

4. 吉西他滨

· 吉西他滨 1 000 mg/m^2，ivgtt（30 min），第 1 天

· 每 4 周重复 1 次

5. 依托泊苷

· 依托泊苷 50～100 mg/m^2，po，第 1～14 天

· 每 3～4 周重复 1 次（直到肿瘤进展）

6. 异环磷酰胺和含异环磷酰胺的联合化疗

· 异环磷酰胺 1 000 mg/m^2，ivgtt（持续），第 1～7 天（用美司钠保护泌尿系）

7. 异环磷酰胺 + 紫杉醇

· 异环磷酰胺 1 500 mg/m^2，iv（1 h），第 2～5 天（用美司钠保护泌尿系）

· 紫杉醇 175 mg/m^2,ivgtt(1 h),第 1 天

8. 异环磷酰胺+米托蒽醌

· 异环磷酰胺 1 500 mg/m^2,ivgtt(1 h),第 1～3 天(用美司钠保护泌尿系)

· 米托蒽醌 10 mg/m^2,ivgtt(30 min),第 1 天

9. 白蛋白紫杉醇周疗

· 白蛋白紫杉醇 120 mg/m^2

【说明】①对于一线未使用过顺铂的化疗者,二线化疗仍可使用铂类联合方案。②一线化疗顺铂敏感者(化疗有效并化疗结束后 6 个月复发),可选择顺铂联合方案。对于顺铂耐药肿瘤,很少再对顺铂联合方案有效,可选择与顺铂无交叉耐药的药物。

卵巢生殖细胞肿瘤

恶性生殖细胞肿瘤约占所有卵巢恶性肿瘤的 5%。卵巢生殖细胞肿瘤包括:无性细胞瘤、胚胎癌、内胚窦瘤、成熟畸胎瘤、未成熟畸胎瘤(1、2、3 级)、混合型生殖细胞肿瘤。

ⅠA 期的无性细胞瘤和ⅠA(1 级)期未成熟畸胎瘤患者术后可以观察,其余恶性生殖细胞肿瘤均需给予手术以及术后化疗。目前推荐的术后化疗为 BEP 方案。上述的手术+术后化疗可治愈 60%～80%的晚期病例。

1. BEP 方案

· 顺铂 100 mg/m^2,ivgtt,第 1 天;或顺铂 20 mg/m^2,ivgtt,第 1～3 天

· 依托泊苷 100 mg/m^2,ivgtt,第 1～3 天
· 博来霉素 15 mg,ivgtt(持续),第 1～3 天

2. PEI 方案(挽救治疗)

· 异环磷酰胺 1 200 mg/m^2,ivgtt,第 1～5 天(用美司钠保护泌尿系)
· 依托泊苷 75 mg/m^2,ivgtt,第 1～5 天
· 顺铂 20 mg/m^2,ivgtt,第 1～5 天

宫 颈 癌

所有的宫颈癌病例最初均感染高危的人乳头状瘤病毒(主要为 HPV 16、18、31、45),鳞状细胞癌是宫颈癌最主要的组织学亚型。近年来,宫颈腺癌所占比例有所上升,为5%～15%,但相对于鳞癌仍为少数,以下列出的治疗原则主要针对宫颈鳞癌。

一、诊 断 要 点

(一) 临床表现

1. 症状　早期宫颈癌一般不表现明显症状,也无特殊体征,与慢性宫颈炎无明显区别。宫颈浸润癌的症状主要表现是阴道分泌物增多伴腥臭、阴道不规则出血,部分患者伴腰、下腹痛或腿痛,有时伴有大便或者小便症状。

2. 体征　窥视阴道可见宫颈原形丧失,为肿瘤所取代。表面可呈结节、菜花、溃疡或空洞状,并可累及阴道壁。

（二）特殊检查

1. 阴道细胞学涂片　采集阴道脱落细胞制成涂片、染色，显微镜下观察有无癌细胞，是最常用的辅助诊断方法，也是在大规模普查时简便、准确地筛选早期病变的方法。

2. 阴道镜检查　阴道镜可将病变放大，可在直视下早期发现宫颈的癌前病变及细小癌灶，提高宫颈活检的阳性率。

3. 宫颈活检　早期宫颈癌应在阴道镜指引下取活检，以提高活检的阳性率。所有宫颈癌都必须有病理组织切片证实癌的诊断并区分肿瘤的病理类型和分级。

（三）FIGO 宫颈癌分期标准

宫颈癌的分期方法很多，近年来都采用国际妇产科联合会（FIGO）2009 年修订的国际临床分期法，见表 42。

表 42　FIGO 宫颈癌国际临床分期法

Ⅰ期	肿瘤仅局限于宫颈（不考虑肿瘤向宫体侵犯）
ⅠA	仅能由显微镜诊断为浸润癌，任何大体所见病灶，甚至表皮浸润都属于ⅠB 浸润限于可测定的间质内浸润范围：最大垂直深度 5.0 mm，最大水平宽度≤7.0 mm 垂直浸润深度应在表皮或腺体的基底层不超过 5.0 mm，脉管（静脉或淋巴管）累及不改变分期
ⅠA1	测定的间质深度≤3.0 mm，宽度≤7.0 mm
ⅠA2	测定的间质深度>3.0 mm，而≤5.0 mm，宽度≤7.0 mm
ⅠB	临床可见肿瘤限于宫颈，或临床前肿瘤大小超出ⅠA范围
ⅠB1	临床可见肿瘤≤4.0 cm
ⅠB2	临床可见肿瘤>4.0 cm
Ⅱ期	宫颈癌侵犯超出子宫，但未累及骨盆壁或阴道下 1/3
ⅡA	无明显宫旁侵犯
ⅡA1	临床可见肿瘤≤4.0 cm
ⅡA2	临床可见肿瘤>4.0 cm

（续表）

ⅡB	明显宫旁侵犯
Ⅲ期	肿瘤已侵犯盆壁，直肠检查发现宫颈肿瘤与盆壁之间无间隙；或肿瘤已累及阴道下1/3。所有的肾积水或无功能肾均包括在内，除非这些肾异常有已知的其他原因可解释
ⅢA	肿瘤累及阴道下1/3，但未侵犯盆壁
ⅢB	盆壁累及，或肾积水，或无功能肾
Ⅳ期	肿瘤扩散的范围已超出真骨盆，或经活检证实膀胱或直肠黏膜受侵。这些黏膜泡状水肿不属于Ⅵ期
ⅣA	肿瘤累及邻近器官
ⅣB	肿瘤转移到远处脏器

二、治疗原则

早期浸润性宫颈癌患者可行手术治疗（年轻宫颈癌患者手术后仍可保留生育功能、卵巢功能和性功能）或放射治疗。ⅠA期宫颈癌患者的标准治疗仍为手术治疗（锥切活检、子宫切除术），对于不适合手术的患者仍可考虑腔内放疗。ⅠB～ⅡA期患者可行根治性子宫切除和盆腔淋巴结切除术，或者接受放射治疗，有生育要求者可行根治性宫颈切除术。初次手术后盆腔淋巴结转移、手术切缘阳性或者有宫旁残瘤灶的患者往往预后不佳。铂类为主的辅助放化疗可能有助于改善这部分患者的预后。肿块较大的ⅠB～ⅡA期患者目前也给予同步放化疗。

局部晚期（ⅡB～ⅣA）患者目前标准的治疗方法为：同步应用以铂类为主的化疗和放疗。一系列随机临床研究的结果表明，这一联合治疗手段能更好地控制盆腔局部病灶，与单用化疗相比显著提高生存率。但在最佳化疗方案、剂量方面仍存在一些问题。相反，放疗联合序贯化疗的随机临床研究结果总体上令人失望。临床研究数据提示：新辅助（诱导）化疗后给予根治性手术有利于提高患者生存率，但将这一方案作为标准治疗尚需更多的临床研究结果。此外亦有报道，与单纯放疗相比，放疗和热疗联合能提高放疗反应率，改善患者预后。

同步放化疗或者根治性手术（盆腔除脏术）可使局部复发且没有远处转移的患者获益。晚期（ⅣB 期）病例、肿瘤持续或复发的患者，手术切除或是放疗已经不再有效，故而预后仍然很差。这些患者需要姑息性化疗。顺铂单药使用或是顺铂联合其他活性药物（如异环磷酰胺、紫杉醇、吉西他滨、喜树碱、去甲长春碱）可以作为姑息性化疗的基础，但是姑息性化疗的标准方案目前尚无定论。

宫颈腺癌与宫颈鳞癌相比预后更差。腺癌对于放射线以及大多数的细胞生长抑制药物均不敏感，而且即使是很早期的疾病也可以有淋巴管播散的倾向。

三、治疗策略

（一）新辅助化疗

近十余年来，宫颈癌新辅助化疗已广泛应用于局部晚期宫颈癌的治疗。对于ⅠB2～Ⅱ期宫颈癌，新辅助化疗+根治术明显优于单用放疗，但在Ⅲ期宫颈癌，这两种方法无明显差异。

1. PP 方案

· 紫杉醇 175 mg/m^2，ivgtt（3 h），第 1 天

· 顺铂 50 mg/m^2，ivgtt，第 1 天

· 每 3 周重复

2. PC 方案

· 紫杉醇 175 mg/m^2,ivgtt(3 h),第 1 天

· 卡铂 AUC = 5～7.5,ivgtt(1～3 h),第 1 天

· 每 3 周重复

3. TC 方案

· 紫杉醇 175 mg/m^2,ivgtt(3 h),第 1 天

· 拓扑替康 0.75 mg/m^2,ivgtt,第 1～3 天

4. BIP 方案

· 博来霉素 15 mg/m^2,ivgtt,第 1～3 天

· 顺铂 20 mg/m^2,ivgtt,第 1～3 天

· 异环磷酰胺 1 200 mg/m^2,ivgtt,第 1～3 天

· 3～4 周重复,共 2～3 个周期

5. 贝伐单抗

· 7.5 mg/kg,与化疗同时应用

【说明】①具有以下特征者可进行新辅助化疗:年龄≤35 岁;ⅠB_2～Ⅱ期的宫颈鳞癌;特殊的组织类型,如宫颈腺癌、腺鳞癌、透明细胞腺癌和宫颈小细胞癌等。②此方案也可作为辅助化疗或者晚期宫颈癌的挽救方案,至今仍在使用。

(二)同步放化疗

同步放化疗可以起到协同抗癌作用,主要适用于:宫颈肿瘤直径>4 cm;肿瘤分化不良或者分级在Ⅲ级以上。

1. 顺铂 + 氟尿嘧啶联合

· 顺铂 50～75 mg/m^2,ivgtt(4 h),第 1 天

· 氟尿嘧啶 1 000 mg/m^2,ivgtt(持续),第 1～4 天

· 每 3 周 1 次,共 3 个周期

2. 顺铂单药

· 顺铂 40 mg/m^2,ivgtt,第 1 天

· 每周 1 次,共 5～6 次

【说明】同步放化疗通常以顺铂为主,或与氟尿嘧啶联合应用,但加用氟尿嘧啶后毒副作用增加,可能会影响放疗进程。

(三) 转移和复发性宫颈癌

目前对放疗后复发或难治性宫颈癌的解救化疗大部分仍然无效。挽救化疗的客观反应期很短(4～6 个月),只有少数患者生存期超过 1 年。解救化疗方案除了几个既往的联合方案外,大部分是探索性的。

1. 顺铂 + 紫杉醇

· 紫杉醇 135 mg/m^2,ivgtt(24 h),第 1 天

· 顺铂 50 mg/m^2,ivgtt ,第 1 天

2. 拓扑替康 + 紫杉醇

· 紫杉醇 135 mg/m^2,ivgtt(24 h),第 1 天

· 拓扑替康 0.75 mg/m^2,ivgtt,第 1 天

3. TIP 方案

· 紫杉醇 175 mg/m^2,ivgtt(3 h),第 2 天

· 顺铂 50 mg/m^2,ivgtt,第 2 天

· 异环磷酰胺 5 000 mg/m^2,ivgtt,第 2 天

4. 贝伐单抗

· 7.5 mg/kg,与化疗同时应用

【说明】①IP 方案为经典的宫颈癌治疗方案,包括了两种宫颈癌治疗的单药:顺铂和异环磷酰胺,而博来霉素又是治疗鳞状细胞癌的有效药。②对宫颈腺癌敏感的化疗药

相对缺乏，目前报道单药有效的化疗药物包括：顺铂、紫杉醇和环磷酰胺。③宫颈小细胞癌的生物学行为和治疗模式与肺小细胞癌类似，顺铂加依托泊苷化疗，结合早期放疗，取得较好疗效。

子宫内膜癌

子宫内膜癌绝大部分为腺癌，基于临床和组织学的不同可将其分为两种类型：Ⅰ型肿瘤，组织学上通常分化良好，内膜样腺癌；Ⅱ型肿瘤，组织学分化差，组织学类型为浆液性乳头状或透明细胞癌。Ⅰ型肿瘤占了病例的绝大部分，而且患者预后较好。

一、诊断要点

（一）临床表现

绝经后阴道出血或出现血性白带者、40岁以后有不规则阴道出血者、40岁以前有长期功能失调性子宫出血及不孕史者应怀疑子宫内膜癌。晚期患者可出现下腹痛、腰痛、贫血及恶病质。早期患者盆腔检查无明显异常，子宫体大小和症状往往正常（约占40%）。子宫体的增大在一定程度上取决于肿瘤的扩散，但更多取决于所伴有的肌瘤或宫腔积液，多数病例宫腔积液越多，预后越差。

（二）特殊检查

1. 细胞学诊断　宫颈管或宫腔吸片细胞学检查有助

于早期诊断。

2. 阴道B超　近10余年发现阴道B超对子宫内膜癌是一项重要的辅助诊断，不仅可以观察宫腔及内膜的病变，并可观测内膜癌肌层浸润深度。

3. 宫腔镜检查　运用宫腔镜检查能较早发现子宫内膜的癌变，有助于子宫内膜癌的定位和分期。

4. 组织学诊断　内膜组织学检查是内膜癌确诊的依据，对宫颈管可疑者应常规进行分段诊刮，以确定癌的发生部位及临床分期。

5. 肿瘤标志物诊断　CA125水平升高可能是内膜癌淋巴结受侵的术前指标。

（三）FIGO子宫内膜癌分期标准

见表43。

表43　FIGO子宫内膜癌分期标准(2009)

分期	描述
ⅠA期G123	浸润少于1/2子宫肌层
ⅠB期G123	浸润大于1/2子宫肌层
Ⅱ期G123	子宫颈间质累及
ⅢA期G123	肿瘤侵及浆膜和(或)附件，或(和)阳性腹水细胞学
ⅢB期G123	阴道转移
ⅢC1期G123	转移至盆腔
ⅢC2期G123	腹主动脉旁淋巴结转移
ⅣA期G123	肿瘤侵犯膀胱和(或)肠黏膜
ⅣB期G123	远处转移腹腔内和(或)腹股沟淋巴结

组织学——分化级别：

子宫内膜癌应根据组织学分化程度分级，如下所述：

G1　5%或以下非鳞状或桑葚样实体生长形态

G2　6%～50%非鳞状或桑葚样实体生长形态

G3　50%以上非鳞状或桑葚样实体生长形态

二、治疗原则

早期患者的初次治疗主要是手术(经腹全子宫、双附件切除以及受累的盆腔和腹主动脉旁淋巴结切除),并根据病理结果选择术后辅助治疗。大多数诊断为Ⅰ期的子宫内膜癌患者可以经手术治愈,但对于有危险因素的患者(肿瘤3级、肌层外1/2受侵、淋巴血管侵犯、宫颈受累)仍要考虑给予术后盆腔放疗加或不加系统化疗以减少远处复发,改善预后。

对于一小部分有生育要求的患者,初次治疗可用内分泌治疗替代手术治疗。但是必须向患者告知内分泌治疗的风险以及手术治疗的情况。

PR(+)或ER(+)的患者给予孕激素或抗雌激素的内分泌治疗可以提高生存率。但两种内分泌治疗联合应用的临床疗效未必优于单一的孕激素治疗。无论怎样,对于绝大多数的患者均应给予化疗。

多柔比星与顺铂联合已被广泛应用,但是反应率和生存率仍相对较低。临床上目前需要更有效的化疗方案。由于先前放疗的毒副作用以及对于化疗的低反应率,二线化疗选择余地更加有限。

三、治疗策略

(一) 激素治疗

孕激素能使异常增生的子宫内膜转变为分泌期或萎缩

性子宫内膜,从而可导致子宫内膜腺瘤样增生或腺瘤的萎缩、逆转。约 1/3 的晚期或复发子宫内膜癌患者对孕激素制剂有效,尤其对肺转移者效果最好,约 85%患者有显著反应。但对盆腔内复发或持续存在的病灶效果不佳。

近来报道对原发肿瘤为雌激素受体阳性的复发病变有效,或当孕激素治疗失败时,应用此药有效。

1. 孕激素

· ①醋酸甲羟孕酮 200～400 mg/d,po

【说明】持续用药直至不可接受的毒性或疾病进展,予以更高剂量无益。

· ②醋酸甲地孕酮 160 mg/d,po

【说明】持续用药直至不可接受的毒性或疾病进展,不建议予以更高剂量。

2. 他莫昔芬(三苯氧胺)

· 他莫昔芬 20～40 mg/d,po

(二) 化疗

子宫内膜癌的手术和(或)放疗效果令人满意,尤其辅以孕激素制剂疗效更好,所以对细胞毒性抗瘤药物或免疫疗法在子宫内膜癌治疗中的作用研究不多。

1. PC 方案

· 紫杉醇 175 mg/m^2,iv,第 1 天

· 卡铂 AUC＝5～7,iv(30 min),第 1 天

· 每 4 周重复 1 次,至多 6 个疗程

2. AP 方案

· 多柔比星 60 mg/m^2,iv,第 1 天

· 顺铂 50～60 mg/m^2,iv,第 1 天

· 每3周重复1次

3. TAP方案

· 多柔比星 45 mg/m²,iv,第1天

· 顺铂 50 mg/m²,iv,第1天

· 紫杉醇 160 mg/m²,iv,第1天

· 每3周重复1次,最多至7个疗程,GCSF支持

【说明】①子宫内膜癌是常见于高龄妇女的肿瘤,患者常合并有高血压、肥胖、糖尿病等,故对化疗的耐受性较差。这部分患者可考虑卡铂单药治疗。②AP方案为晚期或复发子宫内膜癌的基本方案。③业已证明PC方案对子宫乳头状浆液癌有良好效果。④TAP方案疗效佳,副作用轻,可前瞻性用于目前子宫内膜癌的标准治疗。

恶性滋养细胞肿瘤

妊娠滋养细胞疾病包含一组来源于妊娠胎盘的肿瘤,从良性的部分和完全性葡萄胎到高度恶性的绒癌。因此,应根据患者的预后因素,予以不同处理,以求得到最大限度地消除病灶,减少长期的并发症。

一、诊断要点

(一)临床表现

常见有阴道流血、子宫增大、血或尿人绒毛膜促性腺激素(HCG)定量升高,各种转移灶的出现及相应症状。侵蚀性葡萄胎常在葡萄胎排出后有持续或间断的阴道流血。绒

癌则常见于在葡萄胎、流产或足月产之后，有阴道持续性的不规则流血。子宫增大的程度及形状由子宫内病灶的大小、数目和部位而定。

（二）特殊检查

1. 人绒毛促性腺激素（HCG）测定　血和尿内HCG的含量和体内滋养细胞活动情况有关，测定血和尿内HCG含量，有助于正常和不正常妊娠的诊断和治疗。

2. 影像学诊断　胸部X线检查、CT或超声检查发现有占位性病变。

（三）滋养细胞疾病的解剖FIGO分期

1. FIGO解剖分期　见表44。

表44　FIGO解剖分期

分期	描　　述
Ⅰ	病灶位于子宫
Ⅱ	病灶超出子宫但限于生殖道
Ⅲ	病灶转移至肺，有或无生殖道累及
Ⅳ	其他转移病灶

2. FIGO 2000分期系统的评分系统　见表45。

表45　FIGO 2000分期系统的评分系统

FIGO评分	0	1	2	4
年龄	≤39	＞39		
先前妊娠	葡萄胎	流产	足月妊娠	
与妊娠间隔月份	＜4	4～6	7～12	＞12
治疗前HCG(IU/ml)	$<10^3$	$10^3\sim10^4$	$>10^4\sim10^5$	$>10^5$

（续表）

FIGO 评分	0	1	2	4
包括子宫在内的最大肿瘤大小	3～4 cm	≥5 cm		
转移部位	肺	脾、肾	胃肠道	脑、肝
确定的转移灶个数	0	1～4	4～8	>8
先前失效的化疗			单药	2 个或以上药

二、治疗原则

未转移（FIGO Ⅰ期）和低危转移组（FIGO Ⅱ和Ⅲ期，评分≤7 分）采用甲氨蝶呤或 KSM 能达到 100%治愈。中危组通常用 MAC 或 EMA 多药化疗。转移高危组（FIGOⅣ期或评分>7）需采取多手段的综合治疗，包括依托泊苷、大剂量甲氨蝶呤、KSM 和环磷酰胺的联合化疗。

三、治疗策略

由于恶性滋养细胞肿瘤的增殖周期短，生长比率大，因此适宜采用强力化疗，即连续应用 1～2 个肿瘤细胞增殖周期，时间为 1 个疗程。疗程间隔为 3～4 周。如此反复应用 4～6 个疗程，一般可得到根治。

恶性滋养细胞肿瘤的化疗，以抗代谢药物配合 ACTD 为主，其他有效的单药包括：氟尿嘧啶、顺铂、博来霉素、多柔比星、依托泊苷等。

治疗晚期病例，为力争首次治疗的成功，适宜采用联合化疗，以增强抗癌能力，减少耐药现象。

(一) 首次化疗

1. Ⅰ期(无转移)(WHO 评分≤4 分)

(1) 甲氨蝶呤单药

· 甲氨蝶呤 100 mg/m^2,iv 或 im,第 1～5 天

· 每 3 周重复

(2) 放线菌素 D 单药

· 放线菌素 D 0.5 mg/m^2,iv,第 1～5 天

· 每 2 周重复

(3) 甲氨蝶呤-亚叶酸钙方案

· 甲氨蝶呤 1 mg/kg,im,第 1、3、5 天

· 亚叶酸钙 0.1 mg/kg,im,第 2、4、6、8 天

· 每 3 周重复

2. Ⅱ～Ⅲ期(转移)和高危组(WHO 评分 5～7 分)

(1) EMACO 方案

疗程 1:

· 依托泊苷 100 mg/m^2,iv,第 1～2 天

· 甲氨蝶呤 100 mg/m^2,iv,以后 200 mg/m^2,ivgtt (12 h),第 1 天

· 放线菌素 D 0.5 mg,iv,第 1～2 天

· 亚叶酸钙 15 mg/m^2,po 或 im

· 甲氨蝶呤使用后 24 h 开始用亚叶酸钙,每 12 h 1 次,共计 4 次

疗程 2:

· 长春新碱 1.0 mg/m^2,iv,第 8 天

· 环磷酰胺 600 mg/m^2,iv,第 8 天

· 疗程 1 和疗程 2 相隔 6 d 交替使用,直至临床缓解或耐药

(2) MAC 方案

· 甲氨蝶呤 0.3 mg/kg,im,第 1～5 天
· 放线菌素 D 8～10 μg/kg,iv,第 1～5 天
· 苯丁酸氮芥 0.2 mg/kg,po,第 1～5 天;或环磷酰胺 250 mg/kg,iv,第 1～5 天
· 15～21 d 重复

【说明】①MTXCF 方案中,亚叶酸钙解救正常细胞的作用高于肿瘤细胞,适用于早期患者。其特点是化疗反应轻、疗程短,但出现耐药较一般疗法多。②EMACO 适用于晚期及耐药绒毛膜癌,不良反应小,疗效高。

(二)挽救治疗

1. EA 方案(低危组)

· 依托泊苷 100 mg/m^2,iv,第 1～3 天
· 放线菌素 D 0.5 mg/m^2,iv,第 1～3 天
· 间隔 7 d 重复 1 次,持续 8 周

2. EP/EMA 方案(高危组)

(1) EP 方案

· 依托泊苷 150 mg/m^2,iv,第 1 天
· 顺铂 75 mg/m^2,iv,第 1 天

(2) EMA 方案

· 依托泊苷 100 mg/m^2,iv,第 1 天
· 甲氨蝶呤 300 mg/m^2,iv,第 1 天
· 放线菌素 D 0.5 mg,iv,第 1 天
· 亚叶酸钙 15 mg,iv,第 2～3 天(甲氨蝶呤使用后 24 h开始)

【说明】①化疗期间,应注意不同药物的不同反应,及

时采取措施。②EP/EMA方案中，由于甲氨蝶呤全部由肾排泄，本方案甲氨蝶呤用量大，用前必须明确肾功能正常；化疗期间每天尿量应大于2 500 ml，同时应保持尿液碱性。

阴 道 癌

一、诊 断 要 点

阴道癌常发生在阴道后壁1/3处。上皮癌几无症状，多由常规阴道涂片检查时发现，再由活检证实。浸润癌的最常见症状为阴道出血，其中绝经后阴道流血者占绝大多数，其次为性交后出血、月经间出血。此外，主诉疼痛、排尿困难或尿频、尿痛者已属晚期。阴道癌FIGO分期见表46。

表46 阴道癌FIGO分期

分期	描 述
0期	原位癌；上皮内瘤变3级
Ⅰ期	肿瘤局限于阴道壁
Ⅱ期	肿瘤累及阴道旁组织，但尚未达盆壁
Ⅲ期	肿瘤已扩散至盆壁
Ⅳ期	肿瘤扩散至真骨盆外，或累及膀胱或直肠黏膜；黏膜的泡样水肿不属于Ⅳ期
ⅣA	肿瘤侵犯膀胱和（或）直肠黏膜和（或）直接播散至真骨盆外
ⅣB	扩散至远处器官

二、治 疗 原 则

原位癌和非常早期的浸润癌可采取手术治疗(若为上皮内瘤变,或行激光消融,或行光子治疗)。治疗手段以放疗为基础。早期的肿瘤选择放疗,以保留解剖和功能的完整性;稍晚期的疾病增加转移淋巴结的照射。非常晚期的患者放疗的同时还要加用以顺铂为基础的同步化疗。

(吴令英　吴小华)

第十七章
淋　巴　瘤

近年来，淋巴瘤已经超越白血病成为最常见的淋巴造血系统恶性肿瘤，在我国沿海地区已成为发病率最高的前十位肿瘤之一。根据组织学类型的不同，淋巴瘤可分为霍奇金淋巴瘤（HL）和非霍奇金淋巴瘤（NHL）两大类，而后者又可分为 B 细胞和 T 细胞来源等多个亚型。在欧美国家 HL 通常有 2 个明显的发病年龄高峰：第一个高峰在 30～40 岁，第二个小高峰在 50 岁以后。而 NHL 可发生于任何年龄，一般发病年龄高峰为 50～60 岁，不同的组织学亚型其发病高峰年龄会有所差别。

一、诊断要点

（一）临床表现

1. 无痛性浅表淋巴结肿大　无痛性淋巴结进行性肿大是最常见的症状。通常发生于颈部、腋下或腹股沟等浅表部位。淋巴结增大迅速时可伴有肿胀或疼痛，累及皮肤可发生红肿甚至破溃。当淋巴结肿大压迫明显可导致远端淋巴及静脉回流障碍，从而出现远端肢体水肿。

2. 深部淋巴结肿大　深部淋巴结肿大根据发病部位

可以导致不同的症状。纵隔淋巴结肿大通常发生于HL或纵隔大B细胞淋巴瘤，可导致上腔静脉压迫综合征，表现颜面部及颈部肿胀，颈静脉怒张，咳嗽，呼吸困难，甚至伴有胸腔和心包积液。腹腔淋巴结肿大可累及肠系膜及腹膜后淋巴结，出现腹胀、腹痛、腰酸等症状，如压迫肠道可出现肠梗阻症状。盆腔淋巴结肿大可累及髂血管周围淋巴结，导致下肢水肿，甚至下肢静脉血栓。

3. 肝脾肿大　肝脾肿大也是淋巴瘤的常见症状，由于脾脏是淋巴器官，比较容易发生淋巴瘤侵犯，严重时可以出现脾功能亢进症状，表现为全血细胞下降。

4. 淋巴结外器官累及　淋巴瘤可以原发或继发于除毛发及牙齿以外的任何身体器官，常见的发生部位包括胃肠道、皮肤、乳腺、鼻咽部、肺部、中枢神经系统等，由此产生特异性的症状。骨髓是淋巴瘤容易侵犯的器官，特别是小淋巴细胞性或滤泡性淋巴瘤，可以出现外周血淋巴细胞比例上升而其他血细胞下降的表现。

5. 全身症状　主要表现发热、盗汗、体重下降等全身症状。发热一般为午后或晚间出现，可以超过38℃，解热镇痛药可短暂退热。如发热达38.5℃持续3 d、夜间盗汗、6个月内体重减轻10%，则临床分期归入B组。其他症状可有疲劳、纳差和皮肤瘙痒等。

（二）检查手段

1. 病史　应详细询问患者近期有无淋巴瘤相关的全身症状、是否患有自身免疫性疾病、既往是否接受过器官移植手术或服用任何免疫抑制药物。

2. 体格检查　应仔细触诊所有的浅表淋巴结部位，口腔检查有无扁桃体及咽部，或舌根部肿块，胸部检查有无胸壁静脉曲张，腹部检查有无肝脾肿大及腹部包块，有无下肢水肿等。

3. 实验室检查

（1）血常规：应包括白细胞计数及分类、红细胞计数、血红蛋白、血小板计数和血沉。

（2）血生化：应包括肝肾功能、LDH、β_2 微球蛋白，有助于判断预后和监测病情。

（3）乙肝血清学检查：如果 HBsAg 或 HBcAb 阳性，应采用 PCR 方法检测乙肝 DNA 滴度。

（4）骨髓穿刺和活检：初诊患者在临床分期时应常规行骨髓穿刺和（或）活检，特别是针对惰性 NHL。初诊 HL 的骨髓累及比例很低，目前有建议可以考虑用全身 PET－CT 检查代替骨髓穿刺和（或）活检。

（5）脑脊液检查：高度侵袭性淋巴瘤，如 Burkitt 淋巴瘤、淋巴母细胞性淋巴瘤应常规行脑脊液检查，其他侵袭性淋巴瘤如原发于中枢、睾丸、鼻旁窦、椎旁、肾、肾上腺等部位也应进行。脑脊液检查应包括常规、生化和肿瘤细胞学，有时即使没有找到肿瘤细胞，但生化显示蛋白质和 LDH 升高、糖降低同时伴有明显的神经症状也有助于淋巴瘤脑膜侵犯的诊断。

4. 影像学检查

（1）CT：增强 CT 是淋巴瘤分期和疗效评价的常用手段，通常需要包括颈部、胸部、腹部和盆腔 4 个部位。

（2）MRI：在某些器官，如头颅、骨骼、韦氏环等，增强 MRI 比增强 CT 具有更明显的优势。

5. 消化内镜 对于原发于胃肠道的淋巴瘤，消化内镜是常用的检查手段，有利于分期诊断和疗效评价。对于原发胃淋巴瘤还应常规进行幽门螺旋杆菌的检测。

6. 心功能检查　对于有可能接受蒽环类药物的患者，需要常规进行包括核素心功能或超声心动图在内的心功能检查，重点检测左心室射血分数（LVEF）。

7. PET－CT　对于^{18}FDG 摄取较高的 HL、弥漫大 B 细胞淋巴瘤（DLBCL）和滤泡性淋巴瘤（FL），PET－CT 已经成为推荐的分期诊断和疗效评估手段；而对于其他类型的淋巴瘤，目前尚不作为常规推荐。

8. 病理学检查　组织学活检是诊断淋巴瘤的金标准。对于浅表肿大的淋巴结，应尽可能地完整切除或切取可疑的淋巴结，尽量避免对所取病理组织的挤压和破坏。对于深部的淋巴结，如纵隔或腹膜后，可采用粗针穿刺活检的方法。细针穿刺因所取病理组织太少而无法明确淋巴瘤的具体亚型，仅用于某些特殊情况，不作为常规推荐。

（三）Lugano 分期（2014）

见表 47。

表 47　淋巴瘤的 Lugano 分期

分期	侵　犯	结外状态
局限期		
Ⅰ期	单个淋巴结或一组相邻的淋巴结	单个结外病变，不伴有淋巴结累及
Ⅱ期	横膈同侧两组或两组以上淋巴结	Ⅰ/Ⅱ期淋巴结病变伴有局限连续性结外累及
Ⅱ期大包块	上述Ⅱ期病变伴有大包块	不适用
广泛期		

（续表）

分期	侵　犯	结外状态
Ⅲ期	横膈双侧淋巴结；膈上淋巴结伴有脾脏累及	不适用
Ⅳ期	伴有额外非连续性淋巴结外累及	不适用

注1：对于FDG摄取淋巴瘤类型，病变范围由PET－CT确定；对于FDG不摄取淋巴瘤类型，病变范围由CT确定；韦氏环、脾脏被认定为淋巴结内组织。

注2：参照组织学类型和一系列预后因素决定Ⅱ期大包块的治疗，参照局限期抑或广泛期。

注3：记录有无全身症状（A，无症状；B，发热、盗汗、体重下降）。

二、治疗原则

根据组织学类型、分期、预后因素以及治疗目的确定治疗原则。化疗是主要的治疗手段，其他包括放疗、手术或分子靶向治疗，目前多数分子靶向药物在国内尚未上市。

（一）经典型HL

1. 局限期（无不良预后因素）

（1）ABVD方案化疗2～4个周期联合累及野放疗20～30 Gy。

（2）不适合放疗的患者可予6～8个周期ABVD方案化疗。

2. 局限期（有不良预后因素）　ABVD方案化疗4～6个周期联合累及野放疗20～36 Gy，大包块放疗30～36 Gy。

【说明】局限期HL不良预后因素包括：年龄＞50岁、

B症状、大包块、血沉加快（无B症状者血沉>50 mm/h，有B症状者血沉>30 mm/h）、累及淋巴结区域>3个。

3. 广泛期 ABVD方案6～8个周期或BEACOPP方案6个周期，对于大包块或残留病灶给予放疗20～36 Gy。

4. 复发/耐药HL

(1) 应给予二线解救化疗，对于缓解患者后续建议给予大剂量化疗联合自体造血干细胞移植治疗。

(2) 对于不适合自体造血干细胞移植或者移植后进展的患者，可以给予brentuximab vedotin（抗CD-30单抗-药物偶联物）治疗，部分患者可以接受异基因造血干细胞移植治疗。

(二) NHL

1. 慢性淋巴细胞性白血病/小淋巴细胞性淋巴瘤(CLL/SLL)

(1) 无症状患者可以采用等待观察的处理措施。

(2) 全身状况良好的患者可以采用联合化疗，FCR方案（氟达拉滨、环磷酰胺、利妥昔单抗）是目前的推荐方案。

(3) 全身状况欠佳或高龄患者可以采用单药化疗，常用药物是苯丁酸氮芥，可以联合利妥昔单抗或者obinutuzumab（新一代人源化抗CD-20单抗）。

2. 结外边缘区淋巴瘤(MZL)

(1) 局限期患者可以采用局部治疗（手术或放疗30 Gy）。

(2) 原发胃边缘带淋巴瘤（MZL），又称胃黏膜相关组织（MALT）淋巴瘤，部分与幽门螺旋杆菌（HP）感染有关。Ⅰ期HP阳性患者可以采用抗HP治疗，每3～6个月复查胃镜；如HP阴性或伴有胃周淋巴结累及（Ⅱ期）可以行局部放疗(30 Gy)。

(3) 广泛期患者一般采用全身治疗,方案同FL。

3. 滤泡性淋巴瘤(FL)

(1) 局限期患者可以采用局部放疗(放疗 30 Gy),伴有大包块可以联合化疗。

(2) 无症状的广泛期患者可以采用等待观察的处理措施。

(3) 符合治疗指征(有症状、肿瘤高负荷、血液学改变等)的患者应该采用包含利妥昔单抗的联合化疗,既往常用的方案是R-CHOP。近期研究显示利妥昔单抗联合苯达莫司汀(BR方案)与R-CHOP疗效相当,而毒副反应较低。

(4) 对于接受利妥昔单抗治疗后疾病控制(CR、PR或SD)的患者,可给予利妥昔单抗的维持治疗(每2个月,或3个月1次,持续2年)有助于延长患者的无进展生存期。

(5) 对于发生大细胞转化的患者,治疗应参照复发或难治性弥漫性大B细胞淋巴瘤,必要时行自体造血干细胞移植治疗。

4. 弥漫性大B细胞淋巴瘤(DLBCL)

(1) 标准方案是6～8个周期的R-CHOP方案。对于局限期患者,短程化疗(3～4个周期)联合局部放疗(30～36 Gy)也是可选方案。对于大包块的放疗指征目前存在争议,特别是对于治疗后已获得完全缓解的患者。

(2) 对于复发或难治性患者,解救治疗通常选用包含铂类的方案(DHAP、ICE、ESHAP等),近期研究显示一些新药组合,如吉西他滨、地塞米松、顺铂(GDP方案)的疗效类似,但毒副反应有所降低。

(3) 对于解救治疗获得缓解的患者，如果年龄和身体条件允许，建议行自体造血干细胞移植治疗。

5. 套细胞淋巴瘤(MCL)

(1) 对于年轻 MCL 患者，可采用包含大剂量阿糖胞苷的联合化疗方案(HyperCVAD、CHOP/DHAP 交替等)，同时联合利妥昔单抗，获得缓解后可给予自体造血干细胞治疗。

(2) 对于老年 MCL 患者，治疗方案同广泛期 FL(R-CHOP 或 BR 方案)，治疗达 CR 或 PR 患者建议行利妥昔单抗维持治疗(每 2 个月 1 次，持续 2 年)。

(3) 对于难治或复发性患者，可以采用包括硼替佐米、来那度胺、依鲁替尼等新药治疗。

6. Burkitt 淋巴瘤

(1) 推荐采用短程、强烈包含烷化剂、蒽环类、大剂量甲氨蝶呤的化疗方案(如 CODOX-M/IVAC 或 Hyper-CVAD 等)，同时联合利妥昔单抗。

(2) 对于难治或复发性患者，应考虑强烈的解救化疗联合自体造血干细胞移植治疗。

7. 淋巴母细胞性淋巴瘤

(1) 治疗方案同急性淋巴细胞性白血病，目前缺乏标准治疗方案，但通常应该包括诱导、强化、巩固和维持 4 个阶段。

(2) 对于难治或复发性患者，应考虑造血干细胞移植，首选异基因造血干细胞移植。

8. NK/T 细胞淋巴瘤

(1) 局限期：病变局限在鼻腔，可放疗。超出鼻腔的患者通常采用放化疗联合的治疗模式，但放疗和化疗的最佳顺序尚无定论。化疗方案通常采用非蒽环类方案,目前没有标准方案,近年来的临床研究提示含门冬酰胺酶类药物的方案疗效较好。

(2) 广泛期患者应给予全身治疗,一般应包括含门冬酰胺酶类药物,如 SMILE 方案。

9. 外周 T 细胞淋巴瘤

(1) 大部分类型的外周 T 细胞淋巴瘤可以采用 CHOP 方案治疗,有条件者可以联合依托泊苷或采用密集化疗。

(2) 对于治疗后缓解的年轻患者,可以考虑自体造血干细胞移植治疗。

三、治 疗 策 略

(一) HL

1. ABVD

· 多柔比星 25 mg/m^2,iv,第 1、15 天

· 博来霉素 10 mg/m^2,iv,第 1、15 天

· 长春碱 6 mg/m^2,iv,第 1、15 天

· 达卡巴嗪 375 mg/m^2,ivgtt,第 1、15 天

· 每 4 周重复,连用 2~8 个疗程

【说明】该方案为 HL 的标准方案,应根据分期、肿瘤负荷和疗效决定疗程数。

2. BEACOPP(普通和增强)

· 博来霉素 10 mg/m^2,iv,第 8 天

· 依托泊苷 100~200 mg/m^2,ivgtt,第 1~3 天

· 多柔比星 25~35 mg/m^2,iv,第 1 天

· 环磷酰胺 650~1 200 mg/m^2,ivgtt,第 1 天

· 长春新碱 1.4 mg/m^2(最大 2 mg),iv,第 8 天
· 甲基苄肼 100 mg/m^2,po,第 1～7 天
· 泼尼松 40 mg/m^2,po,第 1～14 天
· 每 3 周重复,连用 6～8 个疗程

【说明】该方案为广泛期 HL 的治疗方案,比较适合高危患者。该方案毒副反应强烈,特别是增强方案,需要常规行预防性 G-CSF 支持,并且及时处理发热性粒细胞缺乏及血细胞下降。

(二) NHL

1. CHOP

· 环磷酰胺 750 mg/m^2,ivgtt,第 1 天
· 多柔比星 50 mg/m^2,iv,第 1 天
· 长春新碱 1.4 mg/m^2(最大 2 mg),iv,第 1 天
· 泼尼松 60 mg/m^2,po,第 1～5 天
· 每 3 周重复,连用 3～8 个疗程

【说明】该方案为侵袭性 NHL 的标准方案,应根据分期、肿瘤负荷和疗效决定疗程数。

2. R-CHOP

· 利妥昔单抗 375 mg/m^2,ivgtt,第 1 天
· 环磷酰胺 750 mg/m^2,ivgtt,第 1 天
· 多柔比星 50 mg/m^2,iv,第 1 天
· 长春新碱 1.4 mg/m^2(最大 2 mg),iv,第 1 天
· 泼尼松 60 mg/m^2,po,第 1～5 天
· 每 3 周重复,连用 3～8 个疗程

【说明】该方案为弥漫性大 B 细胞淋巴瘤的标准方案,应根据分期、肿瘤负荷和疗效决定疗程数。

3. CHOEP

· 环磷酰胺 750 mg/m^2，ivgtt，第 1 天

· 多柔比星 50 mg/m^2，iv，第 1 天

· 长春新碱 1.4 mg/m^2（最大 2 mg），iv，第 1 天

· 依托泊苷 100 mg/m^2，ivgtt，第 1～3 天

· 泼尼松 60 mg/m^2，po，第 1～5 天

· 每 3 周重复，连用 6 个疗程

【说明】该方案为外周 T 细胞淋巴瘤的常用方案，应注意骨髓抑制，特别是针对老年患者。

4. FCR

· 利妥昔单抗 375～500 mg/m^2，ivgtt，第 1 天

· 氟达拉滨 25 mg/m^2，ivgtt，第 1～3 天

· 环磷酰胺 250 mg/m^2，ivgtt，第 1～3 天

· 每 4 周重复，连用 6 个疗程

【说明】该方案是治疗年轻体健 CLL/SLL 患者的常用方案，在第 2～6 个疗程利妥昔单抗可以增量至 500 mg/m^2。该方案不适合老年体弱患者，部分患者治疗后容易出现机会性感染，如间质性肺炎等。

5. BR

· 利妥昔单抗 375～500 mg/m^2，ivgtt，第 1 天

· 苯达莫司汀 90 mg/m^2，ivgtt，第 1～2 天

· 每 3 周重复，连用 6 个疗程

【说明】该方案是治疗惰性淋巴瘤如 FL 的常用方案，也适合于老年的套细胞淋巴瘤患者。

6. 硼替佐米单药

· 硼替佐米 1.4 mg/m^2，ivgtt，第 1、4、8、11 天

· 每 3 周重复，连用 6 个疗程

【说明】该方案是治疗难治或复发套细胞淋巴瘤的解救方案,常见毒性包括血小板下降和外周神经毒性。

7. DHAP

· 地塞米松 40 mg,po,第 1～4 天

· 阿糖胞苷 2 000 mg/m^2,bid,ivgtt,第 2 天

· 顺铂 100 mg/m^2,ivgtt(持续 24 h),第 1 天

· 每 3 周重复,连用 3～6 个疗程

【说明】该方案是难治/复发侵袭性 NHL 或 HL 的解救方案,一般 3～4 个疗程后有条件可以行自体干细胞移植巩固治疗,主要毒副反应包括血小板下降和肾功能不全。

8. ICE

· 异环磷酰胺 5 000 mg/m^2,ivgtt,第 2 天(需要同时使用美司钠)

· 卡铂 AUC = 5(最大 800 mg),ivgtt,第 2 天

· 依托泊苷 100 mg/m^2,ivgtt,第 1～3 天

· 每 3 周重复,连用 3～6 个疗程

【说明】该方案是难治/复发侵袭性 NHL 或 HL 的解救方案,一般 3～4 个疗程后有条件可以行自体干细胞移植巩固治疗,主要毒副反应是骨髓抑制。

9. GDP

· 吉西他滨 1 000 mg/m^2,ivgtt,第 1、8 天

· 地塞米松 40 mg,po,第 1～4 天

· 顺铂 75 mg/m^2,ivgtt,第 1 天

· 每 3 周重复,连用 3～6 个疗程

【说明】该方案是难治/复发侵袭性 NHL 的解救方案,一般 3～4 个疗程后有条件可以行自体干细胞移植巩固

治疗，主要毒副反应包括血小板下降和肾功能不全。

10. Hyper－CVAD/MVAC 交替方案

方案：Hyper－CVAD

· 环磷酰胺 300 mg/m^2，bid，ivgtt，第 1～3 天
· 长春新碱 2 mg，iv，第 4 天
· 多柔比星 25 mg/m^2，iv，第 4、5 天
· 地塞米松 40 mg，po 或 ivgtt，第 1～4 天，第 11～14 天

方案：MVAC

· 甲氨蝶呤 1 000 mg/m^2，ivgtt，第 1 天（需要四氢叶酸解救）
· 阿糖胞苷 3 000 mg/m^2，bid，ivgtt，第 2、3 天（老年或肾功能不佳患者减量为 1 000 mg/m^2）
· 每 3 周重复，连用 6～8 个疗程

【说明】该方案主要治疗高度侵袭性 NHL，毒性强烈，需要预防性 G－CSF 支持和预防性抗细菌、真菌和病毒治疗。

（朱 军 洪小南）

第十八章
胃肠间质瘤

胃肠间质瘤(gastrointestinal stromal tumor,GIST)是最常见的消化道间叶来源肿瘤,可起源于胃肠道的任何部位,最常发生于胃和小肠。免疫组化检测通常表达CD117,基因检测大多数病例具有酪氨酸蛋白激酶(C-KIT)或血小板源性生长因子受体抗原(PDGFRA)活化突变。其在临床表现及生物学行为上可表现为良性至恶性。推荐采取包括病理科、放射科、外科、肿瘤内科、核医学科医生等多学科诊疗(MDT)模式。

一、诊　　断

GIST 多数起病隐匿,病理诊断是确诊 GIST 的唯一手段。

(一) 活检原则

GIST 质脆、血供丰富,部分呈囊实性,不适当的活检可能引起肿瘤出血、破溃,导致肿瘤播散种植的严重后果,因此局限性 GIST 术前不推荐常规活检。估计手术能够完整切除且不会明显影响相关脏器功能者,可直接行手术切除。原发局限性术前活检仅适用于诊断困难或需要与其他疾病相鉴别以及拟进行术前伊马替尼治疗的患者。首诊即合并转移的可疑 GIST,必须先行活检明确诊断,再开始靶向药物治疗。不推荐常规行术中冰冻活检,除非手术中怀疑 GIST 周围有淋巴结转移或不能排除其他恶性肿瘤时才考虑术中冰冻活检。活检方式推荐首选超声内镜下细针抽吸法活检(EUS - FNA),该方法穿刺针直径小,导致肿瘤出血的风险极低。经皮穿刺有针道种植和肿瘤破溃导致腹腔播散的风险,仅适用于可疑转移的 GIST。

(二)病理诊断

免疫组化检测推荐联合 CD117、DOG1、CD34 标志物检测,CD117 阳性率为 94%~98%,DOG1 阳性率为 94%~96%,其中 CD117 与 DOG1 具有高度一致性。多数 GIST(特别是胃 GIST)表达 CD34,但在小肠 GIST 中 CD34 可为阴性,可加用 SMA、desmin、S - 100 蛋白等标志物进一步鉴别。

强烈推荐进行 *KIT* 基因和 *PDGFRA* 基因的突变检测,至少包括 *KIT* 基因第 9、11、13、17 号外显子和 *PDGFRA* 基因第 12、18 号外显子。由于大多数 GIST 的基因突变发生在 *C - KIT* 第 11 号或第 9 号外显子,因此可优先检测这两个外显子。对于继发耐药的患者,宜增加检测 *C - KIT* 基因的第 14 号和第 18 号外显子。对于 *KIT* 和 *PDGFRA* 基因未检测到突变者,推荐行琥珀酸脱氢酶 B(SDHB)检测,若免疫组化检测为 *SDH* 缺陷 GIST,推荐行 *SDH* 基因胚系突变以及 *SDHC* 基因启动子甲基化检测。

（三）原发完全切除 GIST 的危险度评估

对于局限性 GIST 危险度的评估，应包括原发肿瘤的部位、肿瘤大小、核分裂象以及是否发生破裂等。2008 年，Joensuu 等对 NIH 危险度分级系统进行了修订，对其进行了进一步的完善（表 48）。

表 48　原发 GIST 切除术后危险度分级

危险度分级	肿瘤大小(cm)	核分裂象数(/50HPF)	肿瘤原发部位
极低	<2	≤5	任何部位
低	>2 且≤5	≤5	任何部位
中等	≤2	>5	非胃原发
	>2 且≤5	>5	胃
	>5 且≤10	≤5	胃
高	任何	任何	肿瘤破裂
	>10	任何	任何部位
	任何	>10	任何部位
	>5	>5	任何部位
	>2 且≤5	>5	非胃原发
	>5 且≤10	≤5	非胃原发

（四）辅助检查

除消化道内镜、超声内镜外，还需行胸部 X 线检查、腹部/盆腔增强 CT/MRI 等检查进行评价。PET－CT 扫描虽然是目前诊断 GIST 和评估分子靶向药物治疗疗效最为敏感的手段，但不作为常规检查进行推荐。

二、外 科 治 疗

（一）手术适应证

1. 直径≤2 cm 的局限性胃 GIST　无症状拟诊 GIST

患者，应定期行内镜或超声内镜随访，如在随访中发现肿瘤增大，应考虑手术切除；如果在内镜或超声内镜下合并边界不规整、溃疡、强回声和异质性等不良因素，应积极行手术切除。伴出血或腹痛等临床症状者，应积极行手术切除。

2. **直径＞2 cm的局限性胃GIST** 经评估能达到R0切除，无手术禁忌证者，可直接行手术切除；若临界可切除或虽可切除但需要行联合脏器切除或严重影响脏器功能、手术风险较大者，宜术前先行分子靶向药物治疗，待肿瘤缩小后再行手术。

3. **食管、直肠及小肠的局限性GIST** 因其恶性程度较高，不易随访或随访过程中肿瘤增大对手术切除和术后脏器功能影响更为严重，倾向于行手术切除。如果直接切除可能会引起脏器功能丧失或严重术后并发症，可术前先行分子靶向药物治疗，待肿瘤缩小后再行手术。

4. **可切除的局部晚期和孤立性的复发或转移GIST** 经评估能达到R0切除且手术风险不大、不会严重影响相关脏器功能者，可直接行手术切除。如果经评估不确定能达到R0切除或需要行联合多脏器手术，或预计术后发生并发症的风险较高，宜术前先行分子靶向药物治疗，待肿瘤缩小后再行手术。

5. **不可切除的原发、转移或复发GIST** 在分子靶向药物治疗过程中进行动态评估，如果出现手术机会，可在疗效达到最大反应时行手术切除全部或部分病灶。在分子靶向药物治疗基础上，只有单个或少数病灶进展，可谨慎选择全身情况良好的患者行手术切除，术中将进展病灶切除并尽可能切除更多的转移灶，以达到减瘤缓解症状的目的。

6. **合并外科急症的GIST** GIST合并完全性肠梗阻、

消化道穿孔、保守治疗无效的消化道大出血以及肿瘤自发破裂引起腹腔大出血等外科急症时，应评估患者全身情况决定是否行急诊手术。

（二）手术原则

手术应完整切除肿瘤，保证切缘组织学阴性，术中应避免肿瘤破裂和注意保护肿瘤假性包膜完整。GIST 很少发生淋巴结转移，不推荐常规行淋巴结清扫。

三、分子靶向药物治疗

KIT 的激活是大部分 GIST 发病的主要分子机制，GIST 对于传统的化疗不敏感。手术和抑制 KIT 成为原发 GIST 的主要治疗方法。

（一）术前治疗

对经评估难以达到 R0 切除，肿瘤体积巨大（>10 cm）致术中易出血、破裂可能造成医源性播散，以及虽可切除但需行联合脏器切除或严重影响脏器功能、手术风险较大的患者，可应用甲磺酸伊马替尼行术前治疗，以达到增加手术机会、保留重要脏器功能、降低手术风险的目的。

甲磺酸伊马替尼的常规术前治疗剂量为 400 mg/d，如果确定 *KIT* 外显子 9 突变，在患者能耐受的情况下剂量可增加到 600～800 mg/d。建议在给予甲磺酸伊马替尼治疗至 6 个月左右施行手术，过度延长术前治疗时间可能会导致继发性耐药。服药后接受 CT/MRI 检查来进行评估，对于肿瘤进展的患者，综合评估病情，尚有可能完整切除病灶者，应及时停用药物和及早手术干预；不能实施手术者，则按复发/转移 GIST 患者行二线治疗。患者在术后恢复口服能力后应立即接受甲磺酸伊马替尼治疗。

（二）术后辅助治疗

术后评估具有中高危复发风险的患者推荐行术后辅助治疗，甲磺酸伊马替尼辅助治疗的剂量为 400 mg/d。中危复发风险的患者，甲磺酸伊马替尼治疗时间至少 1 年；高危复发风险的患者，甲磺酸伊马替尼治疗时间至少 3 年；对于发生肿瘤破裂的患者，应考虑延长甲磺酸伊马替尼辅助治疗的时间。

（三）转移复发/不可切除 GIST 的治疗

甲磺酸伊马替尼是复发转移/不可切除 GIST 的标准一线治疗药物，初始剂量常规为 400 mg/d。对于外显子 9 突变患者，可增加甲磺酸伊马替尼的剂量至 600～800 mg/d，我国多数患者无法耐受甲磺酸伊马替尼 800 mg/d 治疗，因此对于这部分患者推荐初始治疗剂量可以给予 600 mg/d。如治疗有效，应持续用药直至疾病进展或出现不能耐受的毒性反应。

对于甲磺酸伊马替尼标准剂量治疗期间部分病灶出现进展而其他病灶仍然稳定甚至部分缓解的局限性进展的 GIST 患者，若经评估手术可以完整切除局限进展病灶，建议行手术治疗，术后继续原剂量甲磺酸伊马替尼治疗或增加剂量治疗，亦可换用苹果酸舒尼替尼治疗；对于部分无法实施手术的肝转移患者，可行动脉栓塞或射频消融姑息治疗；对不适宜手术或局部治疗的局灶性进展患者，可增加甲磺酸伊马替尼剂量或换用苹果酸舒尼替尼治疗。

对于接受标准剂量的甲磺酸伊马替尼治疗后出现广泛进展患者，建议增加甲磺酸伊马替尼剂量或换用苹果酸舒尼替尼治疗。推荐甲磺酸伊马替尼优先增加剂量为600 mg/d，苹果酸舒尼替尼剂量为37.5 mg/d连续服用或50 mg/d连续服用4周，休息2周的用法。

对于甲磺酸伊马替尼与苹果酸舒尼替尼治疗后均进展的GIST患者，可以使用多靶点药物瑞格非尼，美国FDA已批准瑞格菲尼用于复发转移或不可切除GIST的三线治疗。推荐使用剂量160 mg/d，服用3周停药1周。对于这部分患者建议参加新药临床研究。

（梁后杰　陈治宇）

第十九章
神经内分泌肿瘤

神经内分泌肿瘤(neuroendocrine neoplasms,NENs)是一类起源于干细胞,具有神经内分泌标志物的、产生生物活性胺和(或)多肽激素的肿瘤。其中,胃肠胰神经内分泌肿瘤发病率居第1位,其次是源于肺,其他的还可见于喉、胸腺、肾上腺、膀胱、子宫颈、卵巢、皮肤、前列腺等部位。

一、诊断要点

(一)临床表现

神经内分泌细胞在胃肠道、肺支气管等组织器官中普遍存在,因为类型各异,NENs的症状和体征不典型,临床表现多样。大多数NENs患者发现较晚,确诊时已经出现局部扩散和(或)远处转移,失去了根治手术的机会。

1. 激素分泌相关症状

(1)胰腺神经内分泌肿瘤(pNENs):常见的有胰岛素瘤和胃泌素瘤;比较罕见的包括胰高糖素瘤、生长抑素瘤、血管活性肠肽(vasoactive intestinal peptide,VIP)瘤、分泌促肾上腺皮质激素和导致库欣综合征的NETs(ACTHomas)等,详见表49。

表 49 pNENs 激素相关的临床表现

肿瘤类型	所占比例(%)	分泌激素	恶性所占比例(%)	主要症状
常见				
胰岛素瘤	20～30	胰岛素	<10	低血糖,中枢神经系统症状
胃泌素瘤	15～20	促胃液素	60～90	难治性消化道溃疡、上腹部疼痛、腹泻等佐林格-埃利森综合征
罕见				
胰高糖素瘤	1～3	胰高血糖素	50～80	游走性坏死性红斑、糖耐量受损、体重下降
生长抑素瘤	0～1	生长抑素	>70	糖尿病、胆石症、腹泻
ACTH 瘤	少见	ACTH	>95	库欣综合征
VIP 瘤	2～4	VIP	40～70	腹泻、低钾血症、脱水

注: ACTH,促肾上腺皮质激素,adrenocorticotropic hormone; VIP, vasoactive intestinal peptide; 佐林格-埃利森综合征, Zollinger - Ellison syndrome,ZES。

(2) 类癌综合征:因分泌的激素引起的皮肤潮红、发绀、肠痉挛、腹泻等一系列症状,往往具有典型的阵发性皮肤血管性症状。

2. 非特异性症状　肿瘤部位不同,可以出现相应的症状,如便血、咳嗽、咳痰等。当肿瘤体积增大到一定程度时,可能出现肿瘤压迫或侵犯周围脏器的相关症状,如消化道梗阻和黄疸,也可能出现转移相关的症状。

(二) 辅助检查

1. 病理学检查

(1) 病理学分级:NENs 应当按组织分化程度和细胞增殖活性进行分级。胃肠胰神经内分泌肿瘤增殖活性的分级推荐采用核分裂象数和(或)Ki - 67 标记率两项指标,分级标准见表 50。

表 50 2010 WHO 神经内分泌肿瘤分级

分级	核分裂象数(/10HPF)[a]	Ki－67 标记率(%)[b]
G1,低级别	＜2	≤2
G2,中级别	2～20	3～20
G3,高级别	＞20	＞20

注：a,核分裂活跃区至少计数 50 个高倍视野;b,用 MIBI 抗体,在核标记最强的区域计数 500～2 000 个细胞的阳性百分比。

表 51 为 2010 年 WHO 版 NENs 分级与以往欧洲神经内分泌肿瘤学会(ENETS)及北美神经内分泌肿瘤学会(NANETS)分级的比较。

表 51 不同分级系统的比较

ENETS	NCCN/WHO(2010)	NANETS
分化好的神经内分泌瘤	G1(类癌)	高分化
分化好的神经内分泌瘤	G2	高分化
分化差的神经内分泌癌(小细胞)	G3(大细胞或小细胞)	低分化
混合性外分泌-内分泌癌(MEEC)	混合性腺神经内分泌癌(MANEC)	低分化
瘤样病变(TLL)	增生性和癌前病变	

目前对于组织学上分化好而 Ki－67 标记率高(20%～50%)的神经内分泌肿瘤,推荐诊断为高增殖活性的 NET(NET G3),这部分患者的生物学行为与 G2 及分化差的 G3 均有所不同。

肺及胸腺神经内分泌肿瘤的分级以核分裂象为标准,可以分为典型类癌(TC)、非典型类癌(AC)、大细胞肺神经内分泌癌(LCNEC)、小细胞肺癌(SCLC)。目前的 WHO 的分类见表 52。

表 52　肺及胸腺神经内分泌肿瘤分级

分级	核分裂象数(/10HPF)	Ki-67 标记率(%)	坏死
TC(G1)	0～1	≤5	无
AC(G2)	2～10	≤20	无,或者点状
LCNEC(G3)	>10(中位 70)	40～80	有
SCLC(G3)	>10(中位 80)	50～100	有

(2) 免疫组化:免疫组化检查必须包括血清嗜铬粒蛋白(chromogranin A,CgA)和突触素(synaptophysin,Syn)。可选的检查项目包括:CD56、特定激素、生长抑素受体 2 亚型、淋巴血管标记物和 p53、生长抑素受体(somatostatin receptor,SSTR)、6-氧-甲基鸟嘌呤-DNA-甲基转移酶(MGMT)等。

2. 实验室检查　CgA 是 NENs 中最常用、最有效的肿瘤标志物,可以用于指导治疗、评估疗效。CgA 升高可能提示预后较差。通过 CgA 诊断 NENs 的敏感性和特异性可达 70%～100%。尿 5-羟吲哚乙酸(5-HIAA)的过度分泌是 NENs 特异性的生化指征,用于检测类癌综合征的灵敏度为 100%,特异度为 85%～90%。但尿 5-HIAA 作为疗效预测因子尚无证据。NSE 在神经内分泌肿瘤中的阳性率可达 90.9%,血 NSE 在 G1/G2 NENs 中没有明确的诊断价值,主要用于协助 NEC 的诊断。其他如可通过 72 h 饥饿试验诊断胰岛素瘤;怀疑胃泌素瘤的患者检测促胃液素;怀疑胰高糖素瘤应当检测胰高血糖素等。

3. 影像学检查　肿瘤的位置及转移情况是决定能否根治性切除的关键。目前推荐的影像学检查手段包括常规的 CT、MRI、超声、生长抑素受体显像(somatostatin-receptor scintigraphy,SRS)、超声内镜(endoscopic ultra-

sound,EUS)、术中超声及选择性血管造影等。

(1)常规检测手段:常规的检测手段包括增强CT、MRI、超声及EUS。CT和MRI的灵敏度可达80%。而EUS在pNENs的诊断过程中可发现常规超声不能诊断的胰腺微小肿瘤。

(2)特殊检测手段:SRS首选用于判断肿瘤的分期、肝转移及其他远处转移,但SRS检测局限期胰岛素瘤的灵敏度会大大下降。PET(positron emission tomography),尤其是^{68}镓标记生长抑素类似物的PET,较SRS以及其他检测手段更为灵敏,对NETs的检测具有很高的特异性。而^{18}F标记葡萄糖的PET-CT对于分化好的肿瘤敏感性低,但对于侵袭性强、分化差的NEC有一定诊断作用。怀疑是胰岛素瘤和胃泌素瘤的患者,可采用选择性血管造影、经动脉钙剂刺激肝静脉取血检测促胃液素、胰岛素等手段帮助诊断,但这些检查的创伤性较大,建议在经验丰富的中心开展。

(三)分期

神经内分泌细胞可以起源于许多组织器官,目前还没有统一的分期标准。国际上常用的四大NENs共识采用AJCC分期、TNM分期等,不同部位之间分期存在差异,但哪种分期能准确地评估病情、判断预后仍需进一步证实。

二、治疗原则

手术是早期、病灶局限NET患者的主要治疗方式,包括能达到 R0 切除的肝转移灶根治术以及可以达到 90% 以上肝转移病灶切除的减瘤术。而内科治疗一般用于不能手术和复发转移的患者，包括生物治疗、化疗、靶向治疗等。化疗主要用于 G3 患者及部分标准治疗失败的 G2 患者，靶向治疗主要用于低中级别的 NET 治疗，而生物治疗可单独用于低、中级别 NET 患者的治疗，也可与化疗或靶向药物联合用于控制症状。

针对 R0/R1 切除术后的辅助治疗，目前尚无大规模的循证医学证据证明 SSA、化疗、分子靶向药物等能使患者获益，故不推荐对根治术后的 G1/G2 患者行辅助性的药物治疗。对于根治术后的 G3 患者，原则上建议按照相应部位腺癌的原则选择辅助治疗人群。但目前国外有专家认为对于高增殖活性的 NET，即使无淋巴结转移或脉管癌栓等高危因素存在，也推荐术后行辅助治疗；辅助治疗包括全身治疗和（或）局部放疗；辅助化疗推荐采用 EP/EC 方案。而对于减瘤术后的患者，应当按晚期 NENs 患者的治疗策略进行全身以及局部治疗。

三、治 疗 策 略

（一）手术治疗

手术是局限期肿瘤的主要治疗手段，根治性切除 + 淋巴结清扫为首选的治疗方式。但是，针对不同部位、不同级别、不同大小以及是否具有功能性、是否有肝或肝外转移等情况，是否进行手术治疗以及采取何种术式仍然有很多争议。针对分化好的中低级别的神经内分泌瘤，切除肿瘤的同时尽可能避免广泛的组织器官损伤，应在充分评估的基础上衡量利弊,慎重做出选择。对于原发部位为胃肠的早期神经内分泌肿瘤患者,内镜下切除也是根治性治疗的手段之一。

(二) 肝转移灶的局部治疗

肝脏是神经内分泌肿瘤的常见转移部位,尤其是胃肠胰神经内分泌肿瘤。单一的转移灶可以进行肝叶切除或不规则的转移瘤切除术。针对多发肝转移或无法手术切除的肝脏转移灶,可以考虑采用局部治疗的方法,包括肝动脉栓塞、肝动脉栓塞化疗、射频消融治疗、微波消融治疗、选择性内放射治疗等,可有效减轻肿瘤负荷,减少激素分泌,从而改善患者的生活质量。目前,针对肝转移的局部治疗尚缺乏前瞻性研究,而其他部位转移灶的局部治疗尚未达成共识。医师可根据临床经验在控制全身病灶的前提下考虑局部治疗,这些局部治疗通常会与全身治疗联合进行。

(三) 放疗

肽受体放射性核素治疗(peptide receptor radionuclide therapy,PRRT)是通过在 SSA 上连接放射性核素直接作用于肿瘤细胞,用于奥曲肽显像有高摄取的患者,其作用是通过奥曲肽将放射性核素与肿瘤细胞结合,起到杀伤肿瘤细胞的作用。若 SRS 提示病灶有放射性摄取时,PRRT 可作为一种治疗选择。临床常用来标记 SSA 的放射性核素主要有 ^{90}Y 和 ^{177}Lu。建议将 PRRT 作为二线治疗。目前我国尚无医院开展此项目。

（四）药物治疗

1. 抗增殖治疗

（1）生物治疗：目前临床上常用的生长抑素类似物包括奥曲肽 LAR 及兰瑞肽。无论是疾病进展较为缓慢或未进展的 NETs（推荐 Ki－67＜10%）均可采用 SSA 类药物进行抗增殖的治疗。

在干扰素的治疗中，α 干扰素单药或联合奥曲肽治疗进展期神经内分泌肿瘤的研究很多，临床有一定的疗效，但因为毒性，尤其是对于肝脏转移患者的毒性较大，常用于标准治疗失败的患者。

（2）全身化疗：化疗在神经内分泌肿瘤治疗中的地位和适应证一直存在争议。对于分化差的神经内分泌癌，目前首选的治疗方案是铂类联合依托泊苷。建议对于 Ki－67＞55%首选 EP/EC，而 Ki－67＜55%的 NEC 可以考虑如替莫唑胺为主的方案，同时建议结合分化程度进行选择。目前无标准二线治疗方案。氟尿嘧啶或卡培他滨联合奥沙利铂或伊立替康等方案也可以作为二线治疗的选择。

（3）靶向治疗

1）舒尼替尼：舒尼替尼是一种多靶点酪氨酸激酶抑制剂，可抑制包括血管内皮生长因子受体与血小板源性生长因子受体在内的至少 9 种受体酪氨酸激酶。舒尼替尼可用于无法切除的局部晚期或转移性 pNETs。最常见的不良反应包括：疲劳、乏力、腹泻、恶心、黏膜炎/口腔炎、呕吐、消化不良、腹痛、便秘、高血压、皮疹、手足综合征、皮肤颜色改变、味觉改变、厌食和出血。

2）依维莫司：依维莫司是一种口服的 mTOR 抑制剂。可用于无法切除的局部晚期或转移性 pNETs 及胰腺以外的 NETs。最常见的不良反应包括：口腔炎、感染、乏力、腹泻、腹痛，其中需要特别注意的是依维莫司相关的非感染性肺炎。

3）其他药物：抗血管生成药物及两种不同作用通路的药物的联合治疗更为大家所关注，近年来开展了多项临床研究，如 pazopanib、阿西替尼、索凡替尼以及贝伐珠单抗联合氟尿嘧啶/链脲酶素、依维莫司联合帕瑞肽、雷帕霉素联合贝伐珠单抗、替莫唑胺联合卡培他滨等，见表 53。

综上，对于肿瘤负荷较小、侵袭性弱的 NETs 建议采用 SSA 治疗；对于肿瘤负荷较大，侵袭性强的肿瘤应首选化疗。另外，由于化疗的有效率较 SSA 以及靶向治疗更高，所以，对于局部晚期的术前新辅助治疗以及肿瘤负荷大引起相关症状的患者，应首选化疗；靶向治疗的适应人群较宽，对于不适合化疗或局部治疗的患者，靶向治疗可作为一线治疗。

2. **控制症状的治疗** SSA 对于功能性神经内分泌瘤患者的症状控制疗效显著，尤其对于胰高糖素瘤、生长激素瘤及 VIP 瘤患者。此外 mTOR 抑制剂、糖皮质激素及 α 干扰素也对某些患者有效。针对不同的激素可使用相应的拮抗剂抑制其分泌，如组胺 H_2 受体抑制剂和 PPI 能控制胃酸过量分泌引起的 ZES，二氮嗪控制胰岛素瘤患者的血糖水平。局部治疗也可取得较好的效果。

表 53　可选择的一线治疗方案

治疗方案	证据等级	有无功能	分级	原发灶	SRS	适用范围	合并症
奥曲肽/兰瑞肽	Ⅰ	+	G1/G2	中肠 胰腺	+	肿瘤负荷较小/生长缓慢	老年及体质较弱患者
脲链霉素+氟尿嘧啶	Ⅰ	+/-	G1-G2	胰腺		3～6 个月内进展/肿瘤负荷大/有症状	年轻及体力状况好的患者
替莫唑胺±卡培他滨±贝伐珠单抗	Ⅲ	+/-	G2/G3	胰腺		3～6 个月内进展/肿瘤负荷大/有症状	年轻及体力状况好的患者
依维莫司	Ⅰ	+/-	G1-G2	胰腺		胰岛素瘤/化疗禁忌	心脏相关疾病、HTN、出血风险
舒尼替尼	Ⅰ	+/-	G1-G2	胰腺		化疗禁忌	肺部疾病，无法控制的糖尿病
PRRT	Ⅲ	+/-	G1-G2	不限	+	病灶广泛/肝外(如骨)转移	
顺铂联合依托泊苷	Ⅲ	+/-	G3	不限	+/-	所有分化差的 NEC	

（陈玉玲　徐建明）

第二十章
恶性黑色素瘤

恶性黑色素瘤好发于白种人，我国的发病率并不高。2012年预计全球黑色素瘤新发病例23.2万例，死亡例数为5.5万例。恶性黑色素瘤的发病与紫外线照射、黑色素病变（如不典型增生痣）、遗传因素、外伤、内分泌、化学致癌物质、免疫缺陷等多种因素有关。

一、诊断要点

（一）病理特点及临床表现

黑色素瘤的常见病理类型有浅表扩散型、结节型、恶性雀斑样和肢端雀斑样等；少见类型有上皮样、促纤维增生性、恶性无色素痣、气球样细胞、梭形细胞和巨大色素痣黑色素瘤等。白种人中浅表扩散型最多见，黄种人和黑种人以肢端雀斑样黑色素瘤多见。

1. 浅表扩散型（superficial spreading melanoma）　肿瘤以水平生长为特点，表现为大的色素性肿瘤细胞在鳞状上皮之间呈铅弹样或佩吉特样播散。白种人中该类型最常见，约占70%。通常由痣或皮肤的色素斑发展而来，一般外观不规则，颜色各异，可呈棕黑色、粉色、白色、灰色甚至脱色素，边缘可伴瘙痒，直径多大于 0.5 cm。好发于背部和女性的下肢皮肤，与间歇性接受过多日光照射相关。

2. **结节型黑色素瘤（nodular melanoma）** 来源于痣，可呈跳跃式生长，常表现为快速生长的色素性结节（偶尔为无色素性结节型黑色素瘤），可以出血或形成溃疡。白种人中约占 15%，可发生在任何部位和任何年龄，但大于 60 岁的老年人和男性更多见，呈半球形，有的像血性水疱。该类型恶性度高，生长迅速，诊断时一般浸润皮肤厚度较深。

3. **恶性雀斑样黑色素瘤（lentigo maligna melanoma）** 表现为非典型性黑色素瘤细胞沿真皮与表皮交界处呈线状或巢状增生，下延至毛囊壁和汗腺导管，并伴有严重的日光性损伤，同时有真皮内非典型性黑色素细胞浸润。较前两种少见，约占 10%。通常发生于中老年人面部等常暴露于日光下的部位。该类型并不是由痣发展而来的，往往经暴晒后多年发病，早期表现为深色不规则的皮肤斑点，可被误认为“老年斑”或“灼伤斑”。

4. **肢端雀斑样黑色素瘤（acral lentiginous melanoma）** 白种人发病率低，约占 5%，黏膜黑色素瘤也常归于此类，与紫外线关系不大。黄种人和黑种人以该类型最为多见，报道显示亚洲人高达 58%，黑种人占 60%～70%。它好发于手掌、足跟、手指、足趾、甲床和黏膜（鼻咽、口腔和女性生殖道等），由于发病部位特殊且隐匿，容易被忽视。

随着近年来黑色素瘤的分子生物学特征、临床组织学特征和基因变异之间关系的研究不断深入，发现特定类型与特定的基因变异相关。新的分类法更有利于临床应用，如分期、预后的判断以及治疗计划的确定等。目前国际上倾向于将黑色素瘤分为4种基本类型：①肢端型；②黏膜型；③慢性日光损伤型(CSD)；④非慢性日光损伤型(non-CSD,包括原发病灶不明型)。其中日光损伤型主要包括头颈部和四肢黑色素瘤，日光暴露较多，高倍镜下可观察到慢性日光晒伤小体。国外资料显示28%的黑色素瘤患者发生 *KIT* 基因变异(突变或拷贝数增多)，10%发生 *BRAF* 变异，5%发生 *NRAS* 变异；肢端型和黏膜型发生 *KIT* 基因变异较多，其次为 *BRAF* 突变；非慢性日光损伤型，如躯干黑色素瘤，大部分发生 *BRAF* 基因 *V600E* 突变(60%)或 *NRAS* 突变(20%)。

(二) 检查手段

1. **影像学检查** X线、超声波、CT、MRI等影像学检查有助于诊断肿瘤有否存在转移。脑MRI或CT有助于发现脑部转移病灶。PET-CT检查有助于发现肢体及隐匿病灶。

2. **病理学检查** 组织病理学检查以明确诊断，尽可能详尽观察病灶深度、有无溃疡、有丝分裂率等有预后意义指标。

二、TNM 分期

TNM分期主要内容包括：①T分期主要包括Breslow肿瘤厚度、有无溃疡和有丝分裂率，Clark分期主要用于定性描述。②N分期主要有受累的淋巴结数目、是否临床可扪及、是否有卫星灶和移行转移的情况。③M分期主要包括区域淋巴结以外的远处转移情况。

1. TNM 分级　2010 年黑色素瘤 AJCC 第 7 版的 TNM 分级标准如表 54。

表 54　黑色素瘤 TNM 分级标准

<table>
<tr><th colspan="3">原发肿瘤</th><th colspan="3">区域淋巴结</th></tr>
<tr><th>T 分期</th><th colspan="2">厚度</th><th>N 分期</th><th>转移淋巴结数目</th><th>细化</th></tr>
<tr><td rowspan="4">TX
T0
Tis 原位癌
T1
T2
T3
T4</td><td colspan="2" rowspan="4">原发灶无法评价
无肿瘤证据
原位癌
≤1.0 mm
1.01～2.0 mm
2.01～4.0 mm
>4 mm</td><td>N1</td><td>1 个</td><td>a 病理诊断[s]
b 临床诊断[t]</td></tr>
<tr><td>N2</td><td>2～3 个</td><td rowspan="2">a 病理诊断[s]
b 临床诊断[t]
c 移行转移灶/无转移结节的卫星灶</td></tr>
<tr><td>N3</td><td>≥4 个或者移行转移灶、卫星灶、转移结节等</td></tr>
<tr><td colspan="3">注：s 指前哨淋巴结或淋巴结清扫后，由病理医生确定的转移
t 指临床查体发现的转移淋巴结（经治疗性手术切除后病理证实转移）或者表现为结外侵犯性生长的转移淋巴结</td></tr>
<tr><td colspan="3">T 分期的细化（依据：a 无溃疡，b 有溃疡，有丝分裂率数目）</td><td colspan="3">远处转移</td></tr>
<tr><td>T1a</td><td>有丝分裂数 <1/mm²</td><td>无溃疡</td><td>M0</td><td>部位</td><td>LDH 情况</td></tr>
<tr><td>T1b</td><td>有丝分裂率 ≥ 1/mm²</td><td>有溃疡</td><td>M1a</td><td>远处皮肤、皮下或淋巴结转移</td><td>正常</td></tr>
<tr><td>T2a、T3a、T4a</td><td></td><td>无溃疡</td><td>M1b</td><td>肺转移</td><td>正常</td></tr>
<tr><td rowspan="2">T2b、T3b、T4b</td><td rowspan="2"></td><td rowspan="2">有溃疡</td><td rowspan="2">M1c</td><td>其他内脏转移</td><td>正常</td></tr>
<tr><td>任何远处转移</td><td>升高</td></tr>
</table>

2. 2010 年黑色素瘤 AJCC 第 7 版的 TNM 分期　见表 55。

表 55　黑色素瘤 TNM 分期

<table>
<tr><th>临床分期</th><th>T</th><th>N</th><th>M</th><th>病理分期</th><th>T</th><th>N</th><th>M</th></tr>
<tr><td>0</td><td>Tis</td><td>N0</td><td>M0</td><td>0～ⅡC 期</td><td colspan="3">与“临床分期”相同</td></tr>
<tr><td>ⅠA</td><td>T1a</td><td>N0</td><td>M0</td><td>ⅢA</td><td>T(1～4)a</td><td>N1a、N2a</td><td>M0</td></tr>
<tr><td rowspan="2">ⅠB</td><td>T1b</td><td>N0</td><td>M0</td><td rowspan="2">ⅢB</td><td>T(1～4)b</td><td>N1a、N2a</td><td>M0</td></tr>
<tr><td>T2a</td><td>N0</td><td>M0</td><td>T(1～4)a</td><td>N1b、N2b、N2c</td><td>M0</td></tr>
<tr><td rowspan="2">ⅡA</td><td>T2b</td><td>N0</td><td>M0</td><td rowspan="2">ⅢC</td><td>T(1～4)b</td><td>N1b、N2b、N2c</td><td>M0</td></tr>
<tr><td>T3a</td><td>N0</td><td>M0</td><td>任何 T</td><td>N3</td><td>M0</td></tr>
<tr><td rowspan="2">ⅡB</td><td>T3b</td><td>N0</td><td>M0</td><td>Ⅳ</td><td>任何 T</td><td>任何 N</td><td>M1</td></tr>
<tr><td>T4a</td><td>N0</td><td>M0</td><td colspan="4" rowspan="4">• 临床分期包括原发灶微分期和临床/影像学所确认的转移灶。常规来说，应在原发灶切除和分期检查完成后确定分期
• 病理分期包括原发灶微分期，部分或全部区域淋巴结切除的病理情况
• 登录 www. cancerstaging. net 可获更多信息</td></tr>
<tr><td>ⅡC</td><td>T4b</td><td>N0</td><td>M0</td></tr>
<tr><td>Ⅲ</td><td>任何 T</td><td>≥N1</td><td>M0</td></tr>
<tr><td>Ⅳ</td><td>任何 T</td><td>任何 N</td><td>M1</td></tr>
</table>

三、治 疗 原 则

恶性黑色素瘤的治疗方法有手术、生物治疗、化疗、放疗、靶向治疗等。治疗需要根据原发灶的部位、病灶浸润的深度及范围、淋巴结转移的状况及临床分期的情况来选择不同的治疗方法。

（一）手术治疗

1. 原发灶扩大切除术　早期黑色素瘤在活检确诊后

应尽快做原发灶扩大切除手术。扩大切除的安全切缘是根据病理报告中的肿瘤浸润深度来决定的：①病灶厚度≤1 mm时，安全切缘为1 cm。②厚度在1.01～2 mm时，安全切缘为1～2 cm。③厚度>2 mm时，安全切缘为2 cm。④当厚度>4 mm时，最新的循证医学证据支持安全切缘为2 cm。一项来自欧洲多中心的随机研究入组936例黑色素瘤厚度>2 mm的患者接受扩大切缘为2 cm或4 cm的手术治疗，结果两组的5年总生存率相似。系统回顾和荟萃分析也报道外科手术切缘2 cm已经足够。

2. **前哨淋巴结活检和区域淋巴结清扫** 对于厚度在0.75～1 mm的ⅠA或ⅠB期患者以及厚度>1 mm的患者可考虑进行前哨淋巴结活检，前哨淋巴结活检对于准确分期和后续是否做区域淋巴结清扫有重要的指导意义，如果前哨淋巴结活检为阳性，需要进一步做淋巴结清扫术。对于临床或影像学明确区域淋巴结有转移的患者（Ⅲ期），原发病灶的扩大切除加上受累淋巴结的清扫是毫无疑问的。

（二）辅助治疗

皮肤黑色素瘤术后患者的预后根据危险因素不同而不同。根据病灶浸润深度、有无溃疡、淋巴结转移情况等危险因素，一般将术后患者分为4类：①ⅠA期（低危）；②ⅠB～ⅡA期（中危）；③ⅡB～ⅢA期（高危）；④ⅢB～Ⅳ期（极高危）。不同危险度的患者应选择不同的辅助治疗。低危患者更倾向于观察，中高危或极高危患者术后可以加入临床试验或高剂量干扰素α-2b治疗，不推荐做低剂量及中等剂量干扰素的辅助治疗。高剂量干扰素α-2b治疗显示出了无复发生存的优势，但在长期生存获益上仍有争议。某些特殊类型的黑色素瘤应区别对待，如黏膜黑色素瘤更倾向于辅助化疗，对于鼻咽部或者多个淋巴结包膜外侵犯的肿瘤还建议做局部辅助放疗来加强局部控制率，但对长期生存无明显获益。

（三）进展期的治疗

不能手术切除的Ⅲ期或转移性黑色素瘤一般建议内科治疗为主的全身治疗或者推荐参加临床试验。全身治疗选择包括 PD－1 单抗、CTLA－4 单抗、$BRAF^{V600}$ 抑制剂、CK-IT 抑制剂、MEK 抑制剂、大剂量 IL－2 和化疗等。近年来，晚期黑色素瘤的治疗取得了突破性进展，个体化靶向治疗和免疫靶向治疗是目前的治疗热点方向，我国现阶段化疗药物仍然是重要的治疗手段。病灶孤立的Ⅳ期患者仍应争取手术切除。

四、治 疗 策 略

（一）干扰素

· 高剂量干扰素 α－2b 2 000 万 IU/m^2，iv，每周连用 5 d，共 4 周；后 1 000 万 IU/m^2，ih，每周 3 次，共 48 周

或：

· 中剂量干扰素 α－2b 1 500 万 IU/m^2，iv，每周连用 5 d，共 4 周；后 900 万 IU tiw，ih，每周 3 次，共 48 周

【说明】①α 干扰素是美国 FDA 批准的唯一用于高复发危险的恶性黑色素瘤患者术后辅助治疗药物。②大多数研究证明高剂量干扰素能提高ⅡB 或Ⅲ期患者的 RFS（无

复发生存期),但总生存未见获益。③不良反应有流感样症状、肌痛、头痛、寒战、发热、厌食、精神抑郁、白细胞下降、血清转氨酶及胆红素上升等。

(二)其他药物

1. 达卡巴嗪

- 达卡巴嗪 1 000 mg/m^2,ivgtt,第 1 天
- 21 d 为一个疗程

或:

- 达卡巴嗪 250 mg/m^2,ivgtt,连续 5 d
- 21 d 为一个疗程

【说明】达卡巴嗪是唯一经美国 FDA 批准的治疗恶性黑色素瘤的化疗药物,国外荟萃分析的有效率为 8%,国内多中心临床研究的有效率为 3.7%。

2. 替莫唑胺

- 替莫唑胺 200 mg/(m^2 · d),po,连续 5 d
- 28 d 为一个疗程

【说明】①有效率与达卡巴嗪相同,是转移性恶性黑色素瘤可以选择的口服化疗药物。②口服后能 100% 地吸收并转化为活性代谢产物米托唑胺,并能通过血脑屏障。③毒副作用有骨髓抑制、恶心、呕吐等,轻至中度,易于控制。

3. 高剂量 IL-2

- IL-2 60 万 IU/kg,ivgtt(15 min),q 8 h,连续 5 d

或:

- IL-2 72 万 IU/kg,ivgtt(15 min),q 8 h,连续 5 d
- 21 d 为一个疗程

【说明】①高剂量 IL-2 是第 2 个美国 FDA 批准的用

于恶性黑色素瘤姑息治疗的药物。②有5%左右的致死性毒性。③多项报道显示高剂量的IL-2有效率在12%～21%,有5%左右的完全缓解率,随着免疫靶向药物的问世,可能逐渐被替代。④国外报道仅适用于年轻、瘤负荷小、体能情况较好的患者;国内没有上市的类似药物。

4. PC方案

· 紫杉醇100 mg/m^2,第1、8、15天

· 卡铂AUC=2,ivgtt,第1、8、15天

· 每28 d重复1次

【说明】该方案可用于DTIC或TMZ失败后的转移性恶性黑色素瘤的解救治疗,有效率20%～26%,无疾病进展生存时间3个月。

5. 伊马替尼

· 伊马替尼400 mg,po,qd

【说明】针对Ckit突变的恶性黑色素瘤;该方案总有效率达到23.3%,疾病控制率为54%。

（郭　军）

第二十一章
软组织肉瘤

软组织肉瘤的年发病率为2.4/10万~5/10万，约占成人恶性肿瘤的1%，约占儿童恶性肿瘤的15%。软组织肉瘤可以发生于任何年龄，好发年龄在30~50岁，男性略多于女性，约60%发生于肢体部位，19%发生在躯干部，其他部位还有腹膜后、颈部等。

目前软组织肉瘤有19个组织类型及100多种不同亚型，以多形性未分化肉瘤最多见，其次是脂肪肉瘤、平滑肌肉瘤、滑膜肉瘤和恶性周围神经鞘膜瘤。滑膜肉瘤软组织肉瘤好发于青年人，脂肪肉瘤和平滑肌肉瘤好发于中年人，而老年人则多发生多形性未分化肉瘤。软组织肉瘤是一组具有鲜明异质性的恶性肿瘤，不同病理类型软组织肉瘤的生物学行为和临床转归也各不相同。

软组织肉瘤的发病机制及病因学仍不明确，与遗传易感性、NF1、Rb及P53等相关，基因突变可能与某些肿瘤发生有关；也有文献报道，化学因子、感染、放射线等也可能与发病相关。软组织肉瘤总的5年生存率为60%~80%。影响软组织肉瘤预后的主要因素有：年龄、肿瘤部位、大小、组织学分级、是否存在转移及转移部位等。

一、诊断要点

（一）临床表现

1. 局部表现　患者不明原因出现软组织肿块，主要表现为渐进性增大的无痛性肿块，但有些患者可出现受累神经压迫症状，引起疼痛。受累关节可出现活动受限、局部畸形，局部感染甚至破溃、皮肤温度升高、胸腹水、区域淋巴结肿大等。

2. 全身症状　比较罕见的是某些患者也可以出现全身症状，如发热和体重减轻。

3. 病程特点　临床表现特点为病程短，较早出现血行转移，治疗后易出现复发等。

4. 体格检查　查体时可查肿块的位置、局部皮温、肤色、硬度、活动度、触痛等。

（二）检查手段

1. 影像学检查　所有疑似软组织肉瘤的标准影像学检查均包括原发病灶和转移灶的影像学检查。

（1）原发病灶的影像学检查

1）X线平片：X线用来除外骨肿瘤，确认组织肿块位置，也可用于评估软组织肉瘤骨受侵时发生病理骨折的风险。X线主要检查软组织包块，有无钙化特征，局部有无骨质异常（皮质破坏、骨膜反应、骨髓侵犯）等。具体的病理类型X线特征性表现各异，例如脂肪肉瘤表现为脂肪样的低密度影；而钙化多见于滑膜肉瘤和软组织间叶软骨肉瘤等，血管瘤可观察到静脉石，骨化性肌炎和软组织骨肉瘤可观察到骨化。

2）B超：B超用于判断肿物是囊性或实性，提供肿物的血流情况及区域淋巴结有无肿大等。

3）增强CT扫描：CT可显示软组织肿块大小、范围、软组织肉瘤邻近骨有无骨破坏及破坏情况，强化后可显示肿瘤的血运状况、肿瘤与血管的关系。

4）MRI能精确显示肿瘤与邻近肌肉、皮下脂肪、关节以及主要神经血管束的关系，对术前计划非常有用，通常T1为中等信号，T2为高信号，增强MRI可了解肿瘤的血运情况，对脂肪瘤、非典型性脂肪瘤和脂肪肉瘤有诊断意义。此外，MRI可以很好地显示肿瘤在软组织内侵及范围、骨髓腔内侵及范围，发现跳跃病灶。

（2）转移灶的影像学检查

1）胸部影像学检查：既往常用的胸部影像学检查为X线胸片，随着影像技术的进步，胸部CT已成为首选的用于发现肺转移的影像学检查手段，尤其是较小的肺转移灶。胸部CT是软组织肉瘤分期诊断必需的检查。

2）淋巴结B超：淋巴结B超主要用于发现区域淋巴结转移灶。

3）ECT：全身骨扫描是骨转移灶的初筛手段，也常用于辅助软组织肉瘤的分期。骨扫描假阳性率较高，其显示阳性部位需进一步由骨科专科评价是否为骨转移灶。

4）有条件者可考虑应用PET－CT对肿瘤进行辅助分期及疗效评估。PET－CT可显示肿瘤的确切发病部位及代谢状况，并可评价患者的全身情况。

2. 活检　当病变的临床和影像学表现都提示为比较典型的软组织肉瘤时，常用穿刺活检以明确诊断。

3. 病理学检查　病理诊断和分类依据是肿瘤分型特

征，而不是肿瘤来源。病理形态学评估仍然是软组织肉瘤诊断的金标准。

（1）完整的病理报告应该包括肿瘤的诊断、部位、深度、大小、组织学分级、坏死情况、切缘情况、病理核分裂情况、脉管癌栓、淋巴结状态等。

（2）如单纯依靠形态学不能直接确定诊断，可进一步行免疫组化、分子遗传学和基因分析等。伴有以下情况应考虑行分子遗传学检查：①病理学表现罕见。②组织形态结合免疫组化不足以明确亚型或诊断值得怀疑。③判断预后。常见的几种分子遗传学异常包括透明细胞肉瘤 EWS－ATFI，黏液或圆细胞脂肪肉瘤 TLS－CHOP，滑膜肉瘤 SYT－SSX（SYT－SSX1 或 SYT－SSX2），腺泡状横纹肌肉瘤 PAX－FKHR（PAX3－FKHR 或 PAX7－FKHR）等。

（三）分期

1．AJCC 分期　临床上肿瘤内科医生常用的分期为 2010 年美国癌症联合委员会提出的 AJCC 软组织肉瘤分期系统（表 56、表 57），此分期系统按照肿瘤大小（T）、累及区域（N）和（或）远处转移（M）进行分类。

表 56　AJCC 软组织肉瘤 TNM 分期系统（2010 第 7 版）

原发肿瘤（T）		区域淋巴结（N）		远处转移（M）		病理分级	
TX	原发肿瘤无法评价	NX	局部淋巴结无法评价	M0	无远处转移	GX	病理分级无法评价
T0	无原发肿瘤证据	N0	无局部淋巴结转移	M1	有远处转移	G1	1 级
T1	肿瘤最大径≤5 cm	N1	局部淋巴结转移			G2	2 级
T1a	表浅肿瘤					G3	3 级
T1b	深部肿瘤						
T2	肿瘤最大径＞5 cm						
T2a	表浅肿瘤						
T2b	深部肿瘤						

表 57 AJCC 软组织肉瘤临床分期系统(2010 第 7 版)

分期	T	N	M	G
ⅠA 期	T1a,T1b	N0	M0	G1,GX
ⅠB 期	T2a,T2b	N0	M0	G1,GX
ⅡA	T1a,T1b	N0	M0	G2,G3
ⅡB	T2a,T2b	N0	M0	G2
Ⅲ期	T2a,T2b	N0	M0	G3
	任何 T	N1	M0	任何 G
Ⅳ期	任何 T	任何 N	M1	任何 G

2. 病理分级　软组织肉瘤的分级概念在 1977 年首先由 Russell 等提出,分级是临床病理分类中最重要的组成部分。两种应用最广泛的分级系统是 NCI 系统(United States National Cancer Institute)和 FNCLCC 系统(French Federation Natinale des centres de Lutte Cotre le Cancer)。

二、治疗原则

软组织肉瘤治疗通常采用以手术为主的综合治疗模式,治疗强调多学科协作。

三、治疗策略

(一) 外科治疗

1. 手术治疗　仍然是软组织肉瘤治疗最主要的手段。手术策略依据肿瘤的外科分期和部位决定,不影响功能的 R0 切除,或者达到 Enneking 广泛切除是理想的外科切除。

2. 原发部位软组织肉瘤　应尽可能寻求外科切除。手术方式通常分为保肢和截肢。软组织肉瘤的保肢适应证为:保肢手术可获得一个满意的外科边界,重要血管神经束未受累,软组织覆盖完好,预计保留肢体功能优于义肢。远处转移不是保肢的禁忌证。其截肢适应证为:患者要求截肢,重要血管神经束受累,缺乏保肢后骨或软组织重建条件,预计义肢功能优于保肢。区域或远隔转移不是截肢手术的禁忌证。

3. 软组织肉瘤转移灶　如果原发部位肿瘤可以达到彻底切除,转移灶也应积极寻求尽可能的切除,转移灶的外科彻底切除有助于提高患者的总体生存率。

(二) 药物治疗

1. 术前化疗　新辅助化疗,也就是术前化疗,具有以下作用:首先可以提供化疗敏感性的证据,为术后化疗方案的选择提供参考;其次,可尽早对隐匿转移病灶进行治疗;第三,尽可能缩小病灶,诱导肿瘤细胞凋亡,促使肿瘤边界清晰化,使外科手术更易进行。对于肢体巨大软组织肉瘤,可降低术后复发率,使保肢手术可以更安全地进行,或者使本来不能行保肢的手术得以进行保肢手术;第四,对于4期肿瘤患者,术前化疗可以使转移灶得到稳定,有利于外科切除。

软组织肉瘤患者术前新辅助化疗适应证如下:①化疗相对敏感的软组织肉瘤(小细胞高度恶性软组织肉瘤、骨外骨肉瘤、横纹肌肉瘤、多形性未分化肉瘤、滑膜肉瘤、去分化脂肪肉瘤)。②肿瘤>5 cm。③肿瘤与重要血管神经关系密切。④局部复发或出现肺转移。术前化疗推荐药物主要为多柔比星和(或)异环磷酰胺,也有部分中心选择达卡巴嗪。

术前化疗一般持续时间约2个月,较常用的化疗方案如下。

（1）单药多柔比星（ADM）和异环磷酰胺（IFO）序贯。

· ADM 30 mg/m²，iv，第 1～3 天，q2w

· IFO 3 g/m²，ivgtt，第 1～5 天，q3w

· 美司钠（mesna）：0.4 g/m²，IFO 静滴开始 0、4、8 h 各静注 1 次，第 1～5 天

【说明】注意骨髓抑制，建议化疗结束 24 h 后预防性给予升白细胞药物。

（2）IA 联合方案

· 多柔比星（ADM）：60～75 mg/m²，iv 或 ivgtt，第 1 天

· 异环磷酰胺（IFO）：2 g/m²，ivgtt，第 1～5 天

· 美司钠（mesna）：0.4 g/m²，IFO 静滴开始 0、4、8 h 各静注 1 次，第 1～5 天

· 每 21 天为 1 周期

【说明】①用于有适应证的软组织肉瘤术前化疗和术后化疗。②术后化疗可使局部复发率下降 27%，死亡率下降 44%。③异环磷酰胺需用美司钠解救，注意可能引起出血性膀胱炎。

（3）AD 联合方案

· 多柔比星 75～90 mg/m²，每 3 周 1 次，第 1 天（或 20～25 mg/m²，连续 4 d，q3w）

· 达卡巴嗪 700～800 mg/m²，每 3 周 1 次，第 1 天（或 160～200 mg/m²，连续 4 d，q3w）

【说明】①用于有适应证的软组织肉瘤术前化疗和术后化疗。②注意监测达卡巴嗪可能增加的肾脏毒性。

（4）MAID 方案

· 多柔比星（ADM）：75 mg/m²，iv 或 ivgtt，第 1 天

· 异环磷酰胺(IFO):2 g/m^2,ivgtt,第 1～5 天
· 美司钠(mesna):0.4 g/m^2,IFO 静滴开始 0、4、8 h 各静注 1 次,第 1～5 天
· 达卡巴嗪(DTIC):250 mg/m^2,ivgtt,第 1～5 天
· 每 21 d 为 1 周期

【说明】①用于有转移或治疗后进展的软组织肉瘤。②多药联合,注意控制药物剂量,避免严重不良反应。

(5) CYVADIC 联合化疗方案

· CTX 500 mg/m^2,iv,第 1 天
· VCR 1.5 mg/m^2,iv,第 1、5 天
· ADM 50 mg/m^2,第 1 天
· DTIC 200 mg/m^2,ivgtt,第 1～5 天
· 每 28 d 为一周期

(6) 横纹肌肉瘤方案:横纹肌肉瘤(rhabdomyosarcoma,MRS)是软组织肉瘤中的一大类,儿童好发,恶性程度极高,化疗方案与其他类型软组织肉瘤不完全一样。最常用的化疗方案为:VAC(VCR,ACT－D,CTX)。自 1972 年 IRS 开始工作研究以来,以 VAC 方案为主,合并应用 ADR 或使用 IFO 替代 CTX,已在许多医疗单位广泛实施。国内儿童实体瘤诊疗协作组最常用的治疗方案包括:VCP、IEV、AVCP、DEV、VEP 等。

1) VAC 方案

· 长春新碱 1.5 mg/m^2(MAX 2 mg),第 1、8、15 天
· 放线菌素 D 1.35 mg/m^2,第 1 天
· 环磷酰胺 2.2 g/m^2,第 1 天
· 每 28 天为一周期

2) VA 方案

· 长春新碱 1.5 mg/m^2(MAX 2 mg),第 1 天,每周 1 次

· 放线菌素 D 1.5 mg/m^2(MAX 2 mg),第 1、4、7、10、13、16、19、22 周

3) VCP(VCR,CTX,DDP)和 IEV(IFO,VP16,VCR)方案序贯

· V:VCR 1.5 mg/m^2,化疗前 1 d 及化疗第 7 天

· C:CTX 300 mg/m^2,第 1～3 天

· P:CDDP 90 mg/m^2,化疗前 1 d

· I:IFO 1.5 g/m^2,第 1～5 天

· E:VP-16 100 mg/m^2,第 1～3 天

· V:VCR 1.5 mg/m^2,化疗前 1 d 及化疗第 7 天

4) IVA 方案

· 异环磷酰胺 3 g/m^2,第 1～2 天

· 长春新碱 1.5 mg/m^2(MAX 2 mg),第 1 天

· 放线菌素 D 1.5 mg/m^2(MAX 2 mg),第 1 天

5) AVCP 及 IEVD 交替

AVCP 方案

· A:ADR 30 mg/m^2,第 1、8 天

· V:VCR 1.5 mg/m^2,化疗前 1 d 及化疗第 7 天

· C:CTX 300 mg/m^2,第 1～3 天

· P:CDDP 90 mg/m^2,化疗前 1 d

IEVD 方案

· I:IFO 1.5 g/m^2,第 1～5 天

· E:VP-16 100 mg/m^2,第 1～5 天

· V:VCR 1.5 mg/m^2,化疗前 1 d 及化疗第 7 天

· D:放线菌素 D 12 μg/kg,第 1～5 天

6）VAIA 方案

· 异环磷酰胺 3 g/m^2，第 1～2 天（第 1、4、7 周）

· 长春新碱 1.5 mg/m^2（MAX 2 mg），第 1 天（第 1、2、3、4 周）

· 放线菌素 D 1.5 mg/m^2（MAX 2 mg），第 1 天（第 1、7 周）

· 多柔比星 20 mg/m^2，第 1～2 天（第 4 周）

【说明】①多柔比星累计使用总量不宜超过 450～550 mg/m^2，以免发生严重心脏毒性。②多柔比星使用过程中建议使用心脏保护剂，如右丙亚胺。③多柔比星剂量达总量或有其他心脏风险，或多柔比星毒性不耐受的患者，可试用脂质体多柔比星。④异环磷酰胺可能引起出血性膀胱炎，需要美司钠解救，同时建议静脉水化、碱化。

2. 疗效评估　可从临床症状、肢体周径变化上获取化疗疗效的初步判断，后续需通过影像学检查包括磁共振检查来判断：肿瘤界限是否变得清晰、肿瘤与血管神经的关系、骨化是否更完全、肿块是否缩小、PET－CT 提示 SUV 值的变化，也可考虑使用 RECIST 标准。

3. 术后化疗　美国 NCCN STS 临床实践指南推荐Ⅱ、Ⅲ期软组织肉瘤患者接受辅助化疗。无论患者是否接受过术前化疗，都应考虑是否接受术后化疗。软组织肉瘤患者术后化疗适应证如下：①化疗相对敏感的软组织肉瘤（骨外骨肉瘤、横纹肌肉瘤、多形性未分化肉瘤、滑膜肉瘤、去分化脂肪肉瘤）。②年轻患者（＜35 岁）。③肿瘤＞5 cm。④肿瘤位于四肢。⑤分化程度差（病理为Ⅲ级）。⑥局部复发二次切除术后。建议根据肿瘤病理类型选择药物。术后化疗推荐药物主要为多柔比星和（或）异环磷酰胺，也有部分中心选择达卡巴嗪。

术后化疗一般持续约3个月，药物具体方案可参考术前化疗方案。

4. 复发或转移性软组织肉瘤的药物治疗　目前对于复发或转移性软组织肉瘤的药物治疗，即二线药物治疗无标准方案，需归纳一线化疗剂量强度。上述含多柔比星和（或）异环磷酰胺化疗后失败的软组织肉瘤患者，如剂量强度较低的，可调整为大剂量的一线化疗后限期评估疗效。在软组织肉瘤中，药物的剂量强度与化疗疗效相关，以多柔比星最为明显，多柔比星45 mg/m^{2}的化疗有效性小于20%，当其剂量提高到75 mg/m^{2}时有效率可达37%。

（1）目前小样本研究推荐较多的二线化疗方案为GT方案

· 吉西他滨800～1 000 mg/m^2，第1、8天

· 多西他赛75 mg/m^2，第1天

· 每21 d为一周期

（2）靶向治疗：软组织肉瘤靶向治疗进展远远滞后于实体瘤，在新辅助化疗和辅助化疗中不作为推荐，目前靶向药物仅推荐用于进展期、转移性和（或）不可切除性软组织肉瘤。

1）非特殊类型的STS的靶向治疗中，获得较充分循证医学证据的是pazopanib（帕唑帕尼）。帕唑帕尼是特异性靶向血管生成和肿瘤细胞增殖相关受体的小分子酪氨酸激酶抑制剂，可强效抑制血管内皮生长因子和血小板衍生生长因子受体。PALETTE研究显示，既往接受标准化疗后疾病进展的转移性软组织肉瘤患者，帕唑帕尼800 mg口服，每日1次，中位无进展生存期和总生存期均有提高。基于此，目前美国FDA已批准pazopanib用于既往接受化

疗的晚期软组织肉瘤患者(脂肪肉瘤除外)。

2) 最新版的 NCCN 指南已推荐诸多靶向药物用于某些特殊类型的进展期软组织肉瘤。

a. 索拉非尼、舒尼替尼和贝伐珠单抗推荐用于治疗血管肉瘤。

b. 伊马替尼、索拉非尼推荐用于治疗硬纤维瘤和侵袭性纤维瘤病。

c. 贝伐珠单抗联合替莫唑胺(TMZ)以及舒尼替尼单药推荐用于治疗孤立性纤维性肿瘤和血管外皮瘤。

d. 舒尼替尼单药推荐用于治疗腺泡状软组织肉瘤。

e. 伊马替尼推荐用于治疗绒毛结节性滑膜炎和恶性腱鞘巨细胞瘤。

f. 西罗莫司及依维莫司推荐用于具有血管周上皮样细胞分化的肿瘤、复发性血管平滑肌脂肪瘤及淋巴血管平滑肌瘤。

g. 腹膜后区良好分化/去分化脂肪肉瘤可使用 palbociclib(CDK4/6 抑制剂)。

h. 海洋生物中分离出来的天然产物曲贝替定,亦被推荐用于蒽环类药物治疗失败后的不可切除/转移性脂肪肉瘤或平滑肌肉瘤。

i. 此外,还有炎性肌成纤维细胞瘤的治疗可考虑使用 ALK 抑制剂克唑替尼(crizotinib)。

j. 不能手术切除或转移性的脂肪肉瘤和平滑肌肉瘤可考虑应用微管抑制剂艾日布林(eribulin)。

(三) 放疗

放疗是软组织肉瘤有效的治疗方式之一,放疗能显著降低局部复发率，尽管在改善总生存率方面的作用还不明确。放射治疗的射线一般采用高能射线，可供选择的有^{60}Co、高能光子线、电子线、高能的粒子线，随着放疗技术的改进，近距离照射、适形调强放疗和术中放疗，软组织肉瘤的治疗效果已经有了一定的提高。放射治疗的方法有外照射和后装放疗，放疗模式有二维、三维适形，立体定向，调强等。

术前放疗一般采取的放疗剂量为 5 400 rad，时间为 21 d。术后放疗一般剂量为 6 500～7 000 rad，时间为术后 28～45 d。术前放疗的目的是刺激形成致密的纤维组织区取代假包膜以及除去反应区内的卫星灶，因此经放疗后仅在纤维包壳之外切除就可以获得广泛的外科边界。术后放疗对软组织肉瘤的治疗起到辅助作用。对于高度恶性的深部软组织肉瘤、直径大于 5 cm，广泛切除加放疗是标准的治疗方法。但是在一些特殊的病例，即使为低度恶性、表浅，但直径大于 5 cm，或者虽为低度恶性，但深在，即使直径小于 5 cm，在手术后也可追加放疗。

软组织肉瘤的诊断与治疗强调多学科协作。对怀疑软组织肉瘤的患者应转诊至肿瘤专科医生就诊，让患者接受规范化的诊治。

手术仍然是软组织肉瘤治疗的主要手段。药物治疗有其相应的适应证，主要是以多柔比星和异环磷酰胺为主的化疗。目前，治疗软组织肉瘤的新药层出不穷，尤其是二线治疗，包括靶向药物治疗方兴未艾，但确切疗效仍然需要全球多中心合作及随机对照临床试验来确定。需要注意的是，软组织肉瘤治疗结束后，患者仍需长期随访。

（牛晓辉　徐海荣）

第二十二章
癌性疼痛

癌性疼痛是指由癌症、癌症相关性病变及抗癌治疗所致的疼痛。癌性疼痛常为慢性，是癌症患者的较常见症状之一。癌性疼痛如果得不到恰当的治疗，会对患者及家属的生活质量造成严重的影响，可造成抑郁、乏力、焦虑、失眠、全身情况恶化或严重干扰抗癌治疗的实施。

一、诊断要点

癌性疼痛诊断包括疼痛的原因、部位、程度、癌痛加重或减轻的相关因素、癌痛治疗的效果和不良反应等。

（一）疼痛病史

1. 疼痛部位及范围　患者就诊时应了解疼痛发生的部位及范围，有无放射痛及牵涉痛。

2. 疼痛性质　疼痛性质的了解对协助诊断非常重要。灼痛或枪击样疼痛提示神经病理性疼痛。有关神经病理性疼痛、躯体疼痛、内脏器官疼痛的描述多种多样，各有特点，能给临床诊断提供有用信息。

3. 疼痛程度　疼痛程度的准确评估是有效止痛治疗

的前提，目前常用的方法有数字分级法（NRS）、视觉模拟法（VAS），根据主诉疼痛的强度分级法（VRS）以及疼痛强度评分 Wong－Baker 脸。我们推荐使用 0～10 数字分级法（NRS）评估疼痛程度。对于用 0～10 数字评估量表法有困难的患者，如儿童或有疼痛感受表达障碍者，可以使用疼痛强度评分 Wong－Baker 脸法评估疼痛程度。止痛治疗过程中反复评估疼痛程度有助于安全用药。

4. 疼痛发作时间及频率　疼痛评估过程中还应了解疼痛发作时间及频率，是持续性疼痛、间断发作性疼痛还是突发性疼痛。

5. 疼痛发作相关因素　评估与疼痛发作、加剧及减轻的相关因素，有助于进行个体化综合镇痛治疗。使疼痛加重的因素包括全身不适、失眠、乏力、焦虑、精神孤独、社会隔离、恐惧、愤怒、悲观、抑郁、厌倦等。

6. 疼痛对生活质量的影响　在评估疼痛的同时，还应该评估疼痛对患者生活质量的影响，包括疼痛对生理方面、心理方面、精神方面、社会活动的影响。睡眠异常和抑郁是疼痛对生活质量最常见的影响。

7. 疼痛治疗史　应详细了解患者镇痛治疗用药情况。疼痛治疗史包括了解镇痛用药的种类、药物剂型、药物剂量、给药途径、用药间隔、镇痛治疗效果及不良反应等。

（二）肿瘤病史

了解患者的肿瘤发病和诊断治疗过程，包括肿瘤类型、病变范围、治疗方法及治疗经过、肿瘤病变目前是否已控制。如果肿瘤病变未控制或复发，应该进一步了解肿瘤病变的部位及范围、抗癌治疗方法及效果、抗癌治疗的不良反应、患者对治疗的期望及目标。

（三）体格检查及相关实验室检查

疼痛部位、疼痛性质及疼痛程度的评估主要依赖于患者的主诉，但仍有必要对疼痛患者进行全面的体格检查和相关实验室检查，包括神经系统检查和医学影像学检查，以便对患者情况进行全面的评估。

骨转移是癌性疼痛最常见的原因，因此应重视癌症患者骨骼系统的检查。癌症患者一旦出现骨疼痛，应进行影像学检查，包括 X 线、ECT 骨扫描、MRI 等。癌症患者一旦出现头痛伴恶心呕吐，就要警惕脑转移的可能，头颅 MRI 是比较好的诊断方法。背部疼痛伴下肢乏力应高度怀疑肿瘤转移导致脊髓压迫征，MRI 检查比较容易明确诊断。

二、治疗原则

癌性疼痛治疗的主要目的是根据患者具体情况合理、有计划地综合应用有效止痛治疗手段，最大限度地缓解癌症患者的疼痛症状，持续、有效地消除或减轻疼痛，降低药物的不良反应，将疼痛及治疗带来的心理负担降到最低，最大限度地提高生活质量。WHO 癌症三阶梯止痛治疗指导原则是癌性疼痛治疗的基本共识，然而在临床实际工作中，癌性疼痛治疗的复杂程度远远超过对疼痛程度的三级划分法，因此，合理止痛治疗需要个体化综合治疗。

三、治 疗 策 略

癌性疼痛的治疗方法分为四大类，即病因治疗、镇痛药物治疗、非药物治疗、神经阻滞疗法及神经外科治疗。

（一）病因治疗

癌性疼痛主要由癌症本身及合并症引起。针对引起癌性疼痛的病因进行抗癌治疗，主要包括手术、放疗或化疗等。

1. 抗癌治疗

（1）手术治疗：根治性手术治疗是癌症治疗的主要方法。晚期及终末期癌性疼痛患者，大多为姑息性抗癌治疗。

（2）放疗：放疗是抗癌治疗的有效手段，约 70% 的癌症患者在肿瘤病变的过程可以通过放疗有效而迅速缓解疼痛，对骨转移还可以控制骨转移肿瘤的进展，降低病理性骨折发生率。姑息性放疗对患者的损伤相对较小，适用于一般情况较差的晚期癌症患者。

（3）化疗：化疗是癌症治疗的重要方法，也是癌症姑息治疗的有效方法。但对化疗敏感性差尤其是终末期癌症患者，试图通过化疗缓解疼痛是不恰当的。

2. 其他　有效治疗引起癌症患者疼痛的合并症或伴发症。

【说明】治标要治本，如果能针对癌症进行综合治疗，癌症得到控制后，癌性疼痛就能在一定程度上得到缓解。

（二）止痛药物治疗

药物治疗是癌性疼痛治疗的主要方法。

根据 WHO 癌痛三阶梯止痛治疗指南，癌性疼痛药物治疗的五项基本原则如下。

1. 首选无创途径给药　包括口服用药、透皮贴剂、直肠栓剂等。

2. 按阶梯用药　按阶梯用药是指根据疼痛程度由轻到重，按顺序选择不同强度的镇痛药物。轻度疼痛，首选非甾体消炎药（NSAID）；中度疼痛，首选弱阿片类药物，可合用 NSAID；重度疼痛，首选强阿片类药，可合用 NSAID。三阶梯镇痛用药的同时，可根据病情合用辅助用药。

（1）轻度疼痛

① 阿司匹林 0.3 g，po，tid 或 qid；严重疼痛患者可加至 0.6 g，po，tid

② 去痛片（索米痛片）1～2 片，po，tid

③ 布洛芬缓释胶囊（芬必得），0.3～0.6 g，po，bid（餐后）

④ 复方对乙酰氨基酚（散利痛）1～2 片，po，tid

⑤ 吲哚美辛（消炎痛）栓剂 1 粒，qd 或 bid，或肠溶片 25 mg，po，tid，或控释片（意施丁片）25 mg，po，tid

⑥ 塞来昔布（西乐葆）首剂 400 mg，随后 200 mg，po，bid

（2）中度疼痛

① 盐酸曲马多缓释片（奇曼丁）0.1g，po，bid 或 tid，盐酸曲马多针 50～100 mg，im

② 可待因 10～30 mg，po，tid

③ 羟考酮（泰勒宁）5 mg，po，tid 或 qid

④ 羟考酮控释片（奥施康定）10～30 mg，po，q 12 h

⑤ 布桂嗪（强痛定）30～60 mg，po，q 4～6 h；或 50～

100 mg，im，q 6～8 h

（3）重度疼痛

1）· 硫酸吗啡控释片（美施康定）10～60 mg，po，q12h

· 盐酸吗啡控释片（美菲康）10～60 mg，po，q 12 h

剂量根据止痛效果从小递增。若不能口服时，可经肛门给药。

2）· 芬太尼透皮贴剂（芬太克）2.5 mg 或 5.0 mg，皮肤粘贴，可连续作用 48～72 h

· 芬太尼贴剂（多瑞吉）4.2 mg 或 8.4 mg，皮肤粘贴，可连续作用 48～72 h

3）· 盐酸吗啡针 10 mg，im

辅助用药主要包括：①抗惊厥药：卡马西平、丙戊酸等。②抗抑郁药：阿米替林、丙咪嗪等。③抗焦虑药：苯二氮䓬类、地西泮（安定）、酚噻嗪类等。④皮质类固醇类。⑤缓泻剂：甘油乳果糖。

3. 按时用药　指止痛药应有规律地按规定间隔给予，而不是有要求时才给予。突发剧痛，可按需给药。

4. 个体化给药　阿片类药物用药剂量个体差异较大，故选用阿片类药物应从小剂量开始，逐步增加至理想缓解疼痛且无明显不良反应的用药剂量。在确定阿片类药物最佳剂量的过程中，需要进行药物剂量滴定。

阿片类药物剂量滴定策略：对于疼痛评分≥4 分的患者需要进行阿片类药物剂量滴定，在临床常用吗啡进行剂量滴定。根据患者之前是否应用过阿片类药物，将疼痛患者划分为从未使用过阿片类药物或阿片类药物耐受者。从未使用过阿片类药物者定义为没有长期将阿片类药物作为每天基础用药的患者，因此也没有表现出明显的耐受。美国 FDA 将每天至少接受 60 mg 吗啡，每天至少口服 30 mg 羟考酮，或者每天至少口服 8 mg 氢吗啡酮或者其他等量阿片类药物达到一周或更长时间视为阿片类药物耐受；对阿片类未耐受者吗啡的起始剂量为 5～15 mg/2～5 mg（口服/静脉），而阿片类药物耐受者吗啡的起始剂量为前 24 h 阿片总量的 10%～20%，60 min 后评价镇痛效果，疼痛评分未降或增加者，即刻增加 50%～100% 的药物剂量。如果疼痛评分降至 4～6 分，即刻给予原药物剂量；如果疼痛评分降至 2 分以下，24 h 内按需给予。如果 2～3 次评估及治疗后疼痛仍不缓解，考虑疼痛会诊或改变给药途径。计算24 h 吗啡总量且换算成吗啡缓释片剂量，24 h 缓释片总剂量除以 2，换算成单次剂量，即为次日每 12 h 1 次给予的剂量。

5. 注意具体细节　密切监护、观察患者疼痛缓解程度和反应，及时采取必要措施。

NSAID 类药物镇痛治疗中的毒性：

（1）有肾脏、消化道（上消化道手术、放疗）情况、心脏毒性、血小板减少或出凝血紊乱高危因素的患者，应当慎用 NSAID；NSAID 类药物也可能增加化疗引起的不良反应（特别是抗血管生成药物的应用）。

（2）NSAID 使用的肾毒性高危人群：年龄＞60 岁，水、电解质平衡紊乱，多发性骨髓瘤，糖尿病，间质性肾炎，肾乳头坏死，同时使用其他肾毒性药物（包括环孢素、顺铂）和经肾脏代谢的化疗药物。

（3）NSAID 使用的胃肠道毒性高危人群：年龄＞60 岁、消化道溃疡病或酗酒史、重要器官功能障碍（包括肝功能衰竭)、长期使用大剂量 NSAID、联合应用类固醇类药物。

(4) 心血管毒性高危人群:心血管病史或有心血管危险因素或并发症。NSAID 和抗凝药(华法林或肝素)同服时,可能显著增加出血并发症风险;高危人群可选择萘普生和布洛芬。

对乙酰氨基酚每日剂量上限仅适用于正常肝功能的患者,根据美国 FDA 药物说明的更新,对乙酰氨基酚的日剂量上限为 3 g/d 或更低剂量。考虑到对乙酰氨基酚的肝脏毒性,为防止过量,对乙酰氨基酚-阿片复方制剂使用需非常小心或根本不要使用。

【说明】①疼痛强度是选择治疗的依据,对疼痛强度进行量化评估是治疗的关键。评估既包括综合评估,也包括动态评估。②根据疼痛程度合理应用止痛药,并要强调掌握合理剂量以及不良反应的发生及处理。

(三) 神经阻滞疗法及神经外科治疗

对于止痛药难以奏效或无法耐受止痛药不良反应、癌痛部位相对局限的顽固性重度癌痛患者,可以选择脊神经或外周神经阻滞麻醉、神经破坏疗法、神经阻断术等。

(四) 癌痛管理原则

(1) 越来越多有关肿瘤的证据证明生存情况与症状控制情况相关,并且疼痛管理有助于提高生活质量。因此疼痛管理是肿瘤治疗中的重要部分。

(2) 所有的患者,每次随访时都必须进行疼痛筛查。

(3) 疼痛控制的目的是提高舒适度和功能。

（4）患者如果出现疼痛，就必须进行疼痛综合评估。

（5）由于大部分患者合并有多重的病理生理发病机制，因此他们需要进行综合的疼痛管理。

（6）镇痛治疗方案的确定需要结合考虑患者症状（多重或系列症状），以及癌症治疗本身复杂的药物治疗方案。

（7）疼痛强度必须量化，疼痛的性质必须由患者进行特征描述。

（8）固定、明确的随访间隔，对患者进行疼痛强度再评估，以确保选择的镇痛方案有最大的临床获益和最小的副作用。

（9）持续性癌痛通常需要规则的基础镇痛药和处理爆发痛的额外镇痛药。

（10）可能需要多学科团队。

（11）必须提供心理支持。

（12）具体的教育材料必须提供给患者和患者家属。

（13）考虑到疼痛对患者及其家人造成的多方面“痛苦”，在解决这些问题时，需要尊重文化差异。

（14）优化综合干预。

（常建华　陈治宇）

第二十三章
抗肿瘤药物的毒副反应及防治

抗肿瘤药物的毒性反应可分为近期毒性反应和远期毒性反应两大类。近期毒性反应一般指发生于给药后4周内所出现的毒性反应，又可分为局部反应和全身反应两大类。随着化疗疗效的提高，在长期生存的患者中远期毒性反应日益受到重视。

一、局部反应

抗肿瘤药物的局部反应主要为抗肿瘤药物局部渗漏引起组织反应或坏死以及栓塞性静脉炎，与一部分抗肿瘤药物的组织刺激性有关。

药物外溢指药物漏入或浸润到皮下组织。按照对组织刺激性的不同，可将抗肿瘤药物分为强刺激性药物、刺激性明显的药物以及刺激性不明显的药物三类。

常用化疗药物中，属强刺激性的药物有放线菌素D、多柔比星、柔红霉素、丝裂霉素、氮芥、普卡霉素、长春新碱、长春碱、长春酰胺、长春瑞滨等；刺激性明显的药物有卡莫司汀、达卡巴嗪、依托泊苷、替尼泊苷、多西他赛、米托蒽醌、紫杉醇等。

不少抗肿瘤药物可引起栓塞性静脉炎，如氮芥、多柔比星、放线菌素 D、氟尿嘧啶、阿糖胞苷、达卡巴嗪、替尼泊苷、长春酰胺、长春瑞滨等，并以氮芥和长春瑞滨较为突出。根据静脉炎的临床表现可分为三类：①红热型：沿静脉血管走向区域发热、肿胀及疼痛。②栓塞型：沿静脉走向处变硬，呈条索状硬结。外观皮肤有色素沉着，血流不畅伴疼痛。③坏死型：沿静脉穿刺部位疼痛加剧，皮肤发黑坏死，甚至深达肌层。

化疗药物局部外渗和化学性静脉炎预防措施包括：①用药前仔细观察注射部位的组织完整性及其状态。②注药前先向血管内注入 5～10 ml 生理盐水，以确保静脉血管通畅。③应选择前臂最容易穿刺的大静脉，切勿靠近肌腱、韧带和关节，避免在有皮下血管或淋巴管部位穿刺及 24 h 内被穿刺过的静脉穿刺点远端避免再次穿刺化疗。④注射化疗药物时应注意观察注射部位有无红斑、水肿或疼痛。

一旦疑有药物外渗发生，应采取：①停止输液。②限动肢体。③回抽外渗药物。④拔针。⑤外渗部位避免施压。⑥有指征时按不同药物，局部使用解毒剂。⑦按不同药物局部用冷敷或热敷。⑧抬高肢体。⑨报告和记录。⑩局部用中药/硫酸镁。

静脉炎的处理防胜于治，药物应稀释到一定浓度，滴注时调节好滴速，选择深静脉或中央静脉置管均有意义。使用 PICC 对防止药物外渗有很好的预防作用。

二、全身反应

1. 过敏反应　较易发生过敏反应的药物有多西他赛、

紫杉醇,依托泊苷、替尼泊苷、博来霉素、甲氨蝶呤、阿糖胞苷、多柔比星、门冬酰胺酶、奥沙利铂等。迄今未报道过敏反应的有亚硝脲类和放线菌素 D。过敏反应可分为局部和全身两种。局部过敏反应表现为沿静脉出现的风团块、荨麻疹或红斑,常见于多柔比星和表柔比星,如静脉使用氢化可的松或生理盐水后消退仍可继续用药,但宜慢速。

在用药开始后 15 min 内出现的症状或体征应视为全身性过敏反应,可表现为颜面发红、荨麻疹、低血压、发绀等。患者可诉有瘙痒、胸闷、言语困难、恶心、失聪、眩晕、寒战、腹痛、排便感及焦虑等,需立即停止输液并做相应处理。使用紫杉醇和多西紫杉醇前需预防性使用抗过敏的药物。紫杉醇预防性抗过敏处理:地塞米松 20 mg,分别在给药前 12 h 和 6 h 口服;苯海拉明 50 mg,治疗前 30 min 肌内注射;西咪替丁(甲氰咪胍)300 mg,治疗前 30 min 静脉注射。多西他赛使用前 1 天、当天和应用后 1 天需服用地塞米松 7.5 mg,每天 2 次,以控制过敏反应和水钠潴留。

对有可能发生过敏反应的药物,应在有化疗知识的护士监管下使用,并能及时找到医生进行相关处理,给药时间通常以白天为宜。典型的Ⅰ型过敏反应多发生在给药后 1 h内,但也可发生在接触药物后 24 h 内。预防用药可防止过敏反应的发生,但仍有少数患者会有过敏反应而需及时处理。

单克隆抗体滴注时有滴注相关的反应,如潮红、胸闷、呼吸困难等,应严格控制滴速,适当给予地塞米松、异丙嗪(非那根)、吲哚美辛(消炎痛)等能减轻滴注相关反应。

2. 发热　由博来霉素引起的过高热系罕见的不寻常敏感个体直接释放致热原所致。淋巴瘤患者有与疾病相关的发热而更为敏感。如以低剂量(1 mg)做试验,严密观察体温、血压,及时补液,使用退热剂及激素,可避免严重后果。

已知能引起发热反应的化疗药物还有放线菌素 D、多柔比星、氮芥、普卡霉素、达卡巴嗪、门冬酰胺酶、高剂量甲氨蝶呤、阿糖胞苷等。大多数细胞因子和单克隆抗体也可引起发热反应。

3. 造血系统反应　由于半寿期(红细胞 120 d、血小板 5～7 d、白细胞 4～6 h)的不同,最初常表现为白细胞特别是粒细胞减少,其次是血小板减少,严重时血红蛋白也降低。骨髓中主要为粒系受抑制,单核/巨噬细胞减少,稍晚淋巴细胞也受抑制。亚硝脲类、白消安、卡铂和吉西他滨易引起血小板减少。仅有少数药物没有或少有骨髓抑制,包括皮质激素、博来霉素、门冬酰胺酶和长春新碱。皮质激素甚至还有某种程度的骨髓保护作用。干扰素和他莫昔芬(三苯氧胺)也可引起白细胞减少,但多不严重。靶向药物如伊马替尼、克唑替尼、阿帕替尼、依维莫司、T－DM1、舒尼替尼、索拉非尼、硼替佐米等可导致骨髓抑制,主要为轻、中度,个别患者可发生重度骨髓抑制。如舒尼替尼 3/4 度白细胞减少发生率为 12%,索拉非尼为 5%。

抗肿瘤药物引起骨髓抑制的程度与患者个体骨髓贮备能力关系密切。用药前有肝病、脾功能亢进、接受过放射性核素内照射或过去曾行放化疗(尤以曾有白细胞或血小板明显低下)者更易引起明显的骨髓抑制。化疗引起的骨髓抑制多于停药后 2～3 周恢复,但噻替哌、亚硝脲类、丝裂霉素和美法仑有延迟性骨髓抑制,恢复需 6 周以上。

贫血的处理：①定期查血红蛋白、红细胞、血细胞比容。②贫血严重时输注红细胞成分血。③有出血倾向者予以处理。④必要时吸氧。⑤有明显眩晕、乏力者适当休息。⑥给予红细胞生长素(EPO)。

白细胞/粒细胞减少的处理：①化疗前后查白细胞总数和粒细胞计数，每周1～2次，明显减少时加查，直至恢复正常。②必要时给予粒细胞集落刺激因子(G-CSF)。③减少化疗剂量或停药。④注意预防感染的措施。⑤必要时给予抗生素。

血小板减少的处理：①化疗前后查血小板计数，每周1～2次，明显减少时加查，直至恢复正常。②密切注意出血倾向。③避免使用有抗凝作用的药物。④防止出血的发生，避免用力擤鼻，谨慎刷牙，用电须刀剃须，尽可能减少创伤性操作、注射针孔用力久压，女性需注意经期出血，必要时用药物推迟经期。⑤血小板计数过低的患者有条件时应输注单采血小板。⑥血小板生长因子、白细胞介素-11等药物有一定的升高血小板的作用。⑦给予止血药防止出血。

骨髓抑制时对常用抗癌药的剂量调整原则：

(1) A组抗癌药：①烷化剂，如氮芥、环磷酰胺、卡莫司汀、司莫司汀、噻替哌、二溴卫矛醇。②抗代谢药，如氟尿嘧啶、甲氨蝶呤、呋喃氟尿嘧啶。③植物药，如长春碱、长春地辛、依托泊苷、替尼泊苷。④抗生素，如多柔比星、表柔比星、放线菌素D、丝裂霉素、链佐星。⑤杂类，如羟基脲、丙卡巴肼。

剂量调整：①当中性粒细胞$\geq 2\times10^9/L$、血小板$\geq 100\times10^9/L$时，给推荐剂量的100%。②当中性粒细胞为$(1.0\sim2.0)\times10^9/L$、血小板为$(75\sim100)\times10^9/L$时，给推

荐剂量的50%。③当白细胞<1.0×10^9/L、血小板<75×10^9/L时,停化疗药,观察血象,恢复正常时再用药。

(2) B组抗癌药:如顺铂、达卡巴嗪、六甲蜜胺、长春新碱。

剂量调整:①当中性粒细胞≥1.5×10^9/L、血小板≥100×10^9/L时,给推荐剂量的100%。②当中性粒细胞为(1.0~1.5)×10^9/L、血小板为(66~99)×10^9/L时,给推荐剂量的50%。③当中性粒细胞<1.0×10^9/L、血小板<60×10^9/L时,停化疗药,观察血象,恢复正常时再用药。

4. 胃肠道反应 是化疗最常见的不良反应。

(1) 食欲不振:为化疗最初反应,出现于化疗后1~2 d,一般无需特殊处理。孕酮类药物有助于改善食欲。

(2) 恶心和呕吐:恶心呕吐反应的发生机制异常复杂,至今仍未彻底阐明。目前一般认为化疗所致的恶心呕吐(CINV)主要通过以下途径引起:其一是药物等刺激胃肠道,尤其是嗜铬细胞释放神经递质5-HT,5-HT与相应受体结合产生的神经冲动,由迷走神经和交感神经传入呕吐中枢而导致呕吐;其二是药物及其代谢产物直接刺激延髓的化学感受器(CTZ),进而传递至呕吐中枢引发呕吐;其三是感觉、精神因子直接刺激大脑皮质通路导致呕吐,此类多见于先期性CINV。

化疗所致呕吐一般分为3种。急性呕吐是指化疗后24 h内所发生的呕吐。在化疗24 h以后至5~7 d所发生的呕吐称为延迟性呕吐。另有一种呕吐,性质类似条件反射,是指患者前次化疗引起的明显急性呕吐后,在其后的化疗前所发生的呕吐,称先期性呕吐。

不同的化疗药物致吐性有很大不同,具体反映在呕吐的频率、呕吐的开始时间以及持续时间等方面。患者呕吐发生风险>90%,为高度致吐风险;30%～90%为中度致吐风险;10%～30%为轻度致吐风险;<10%为轻微致吐风险。一般而言,AC方案(蒽环类+环磷酰胺)、顺铂≥50 mg/m²、环磷酰胺>1 500 mg/m²、卡莫司汀>250 mg/m²、六甲蜜胺、达卡巴嗪、氮芥、丙卡巴肼(口服)、链佐星(链脲霉素)为高度致吐风险药物。一些小分子靶向药物如克唑替尼、伊马替尼、厄罗替尼、阿法替尼、舒尼替尼、索拉非尼也易引起恶心甚至呕吐,值得引起注意。

已知有一系列因素会影响化疗药物所致的恶心、呕吐,包括原来因化疗引起呕吐的经历、饮酒史、年龄、性别、焦虑、精神因素、体力状况、化疗前进食、严重妊娠呕吐史、运动病的易感性等。

目前用于止吐的药物主要有5-HT3受体拮抗剂、NK-1(P物质)受体拮抗剂、多巴胺受体拮抗剂、皮质类固醇、苯二氮䓬类、大麻类、抗胆碱能药和抗组胺药等。目前常用5-HT3受体拮抗剂单用或联合地塞米松,可加用镇静药物如地西泮(安定)、异丙嗪等。

临床止吐治疗原则:①对轻、中度致吐药和分段放疗,单药使用已足够。②对高度致吐方案,需联合使用止吐药物。③联合用药时考虑不同作用方式的药物。④选择止吐药物时应考虑患者的年龄及对此药物的接受能力。⑤止吐药物应在放化疗前合适时间预防性使用。

表58 对单日静脉化疗止吐治疗的推荐

致吐风险分类	预防急性 CINV(第1天化疗前)	预防延迟性 CINV
高度	5-HT3受体拮抗剂+地塞米松+阿瑞吡坦	地塞米松(第2、3天)+阿瑞吡坦(第2、3天)

（续表）

致吐风险分类	预防急性 CINV(第 1 天化疗前)	预防延迟性 CINV
中度		
AC	5-HT3 受体拮抗剂 + 地塞米松 + 阿瑞吡坦	阿瑞吡坦(第 2、3 天)
非 AC	5-HT3 受体拮抗剂 + 地塞米松	5-HT3 受体拮抗剂或地塞米松(第 2、3 天)
低度	地塞米松或丙氯拉嗪	无需预防措施
轻微	视情况需要	无需预防措施

用于治疗化疗药物引起的急性恶心、呕吐的止吐药物对治疗先期性呕吐往往无效。应采取松弛疏导的方法，或视不同情况予以抗焦虑或抗抑郁药。

（3）黏膜炎：消化道上皮细胞更新受到抑制可使从口腔到肛门的整个消化道黏膜变薄，易产生继发感染，如口角炎、舌炎、肠炎、直肠炎等。可引起上消化道溃疡与出血、出血性或伪膜性腹泻等，还可引起因营养吸收障碍所致的消化功能低下。

在癌症治疗过程中，40%的标准化疗患者和 60%的骨髓移植患者可有口腔黏膜炎，其中 50%需治疗。直接口腔毒性一般发生于化疗后 5～7 d。以抗代谢与抗生素类药物多见，往往首先见于颊黏膜和口唇交接处，对酸性刺激敏感为早期线索，有龋齿和牙周病者多较严重，反应常与剂量有关并呈累积性。体质衰弱和有免疫抑制的患者易继发真菌感染。抗肿瘤药物引起的黏膜炎与给药方案、方式有关。大剂量氟尿嘧啶给药可产生严重的黏膜炎，伴血性腹泻，甚至危及生命。如果用药后早期出现严重的黏膜反应和粒细胞缺乏,应怀疑患者具有二氢叶酸还原酶(DPD)缺乏症,应立即停止且以后禁止使用氟尿嘧啶。值得注意的是,依维莫司引起的口腔黏膜炎发生率较高,可达67%,亚裔人群更高达80%。在给予可能引起口腔炎的药物时,事先宜对患者介绍有关口腔卫生及护理的常识。

发生口腔炎后的处理为:①持续而彻底的口腔护理,用0.2%的氯己定(洗必泰)或地塞米松10 mg、庆大霉素16万U的生理盐水进食前含漱,每次10~15 ml,在口内保留0.5~1 min,每天2~3次,可减轻吞咽或咀嚼时的疼痛,降低感染发生的机会,有利于黏膜上皮的修复。②进食后30 min用复方硼酸溶液、3%碳酸氢钠或3%过氧化氢(双氧水)含漱。③若疑有真菌感染则应予5%碳酸氢钠或制霉菌素漱口;若疑有厌氧菌感染可用3%过氧化氢含漱。④口腔溃疡还可选用中成药如冰硼散、珍珠散或锡类散涂布。⑤口腔溃疡出血严重者可用G-CSF或GM-CSF口含及锡类散等外敷治疗。⑥合理调整进食:应进相当于室温的高营养流质或饮食,避免刺激性食物,忌烟酒。⑦急性期疼痛明显时可在进食前15~30 min用抗组胺药物或表面麻醉剂如普鲁卡因或利多卡因止痛。⑧加强支持治疗,纠正水、电解质失衡。

培美曲塞使用前1周开始使用叶酸及维生素B_{12},叶酸350~1 000 μg/d(常用剂量400 μg/d,推荐用金施尔康或善存,每天1粒),至末次培美曲塞给药后21 d停用。维生素B_{12}每次1 000 μg,首次培美曲塞给药前7 d肌内注射1次,以后每3个疗程(9周)肌内注射1次,可与培美曲塞同一天使用。

(4) 腹泻:腹泻的发生主要和氟尿嘧啶类药物及伊立

替康相关，随着靶向药物的广泛应用，其相关性腹泻也引起关注，如硼替佐米、伊马替尼、舒尼替尼、厄罗替尼、阿法替尼、克唑替尼、拉帕替尼、索拉非尼等。随着生物制剂的广泛应用，已注意到α干扰素和白细胞介素-2也可引起腹泻。使用干细胞移植的大剂量化疗方案也可伴有严重腹泻。

氟尿嘧啶导致腹泻的危险因素包括：联合亚叶酸钙，特别是高剂量亚叶酸钙（500 mg/m^2）；推注氟尿嘧啶较持续滴注氟尿嘧啶略为明显；DPD缺乏导致的腹泻往往是致死性的，常伴有严重的黏膜炎和全血细胞减少。常规剂量的卡培他滨，腹泻发生率在30%～40%，其中重度腹泻发生概率为10%～20%。

伊立替康引起的延迟性腹泻是指伊立替康化疗结束24 h后出现的腹泻，中位发生于5～7 d，但整个化疗间歇期都有可能发生，可发生在任何剂量水平；3周方案一般在应用后6～14 d，2周方案中位时间为5 d，主要和其代谢产物SN-38灭活减少相关。腹泻的发生不可预测，无累积性，无法预防。国内的文献报道，2周方案3/4度腹泻发生率为2.4%～7.6%。可能和UGT 1A1基因多态性相关，在高加索人群该基因28位点杂合子频率高，而东亚人群野生基因型TA6/6分布频率较高，可能是造成东亚人群腹泻发生率较低的原因。

一旦发生延迟性腹泻，立即给予洛哌丁胺（易蒙停）2片并补充大量液体，继之洛哌丁胺每2 h 1片，直至末次稀便后继续服12 h，最多不超过48 h，以免引起麻痹性肠梗阻。值得注意的是，不应预防性使用洛哌丁胺。如按上述治疗腹泻仍持续超过48 h，则应开始预防性口服广谱抗生素，并给予胃肠外支持治疗，重症患者联合生长抑素治疗，奥曲肽 100～150 μg，ih，q8h 或持续静脉滴注（25～50 μg/h），剂量可以递增至 500 μg，q8h，直至腹泻完全控制。伊立替康还可引起乙酰胆碱综合征，是指用药后出现流泪、出汗、唾液分泌过度、视力模糊、腹痛、24 h 内的腹泻。可治疗性给予阿托品 0.25 mg 皮下注射，并在下次治疗前用阿托品 0.25 mg 皮下注射，预防乙酰胆碱综合征的发生。

处理：①进食低纤维素、高蛋白质食物，补充足够液体。②避免对胃肠道有刺激的药物。③多休息。④使用止泻药。⑤必要时静脉补充液体和电解质。⑥腹泻次数每天超过 5 次以上或有血性腹泻应停用有关化疗药物。

晚近发现奥曲肽控制药物引起的腹泻以及类癌综合征相关腹泻常有效。

对腹泻患者不可忽视检查外周血白细胞计数。对于白细胞计数严重低下者，感染性腹泻常可导致严重后果。

（5）便秘：使用有神经毒性的化疗药物有可能导致便秘，这些药物包括长春花生物碱（长春新碱、长春花碱、长春酰胺、长春瑞滨）、依托泊苷和顺铂。其他如多西他赛、米托蒽醌等也有报道。长春花生物碱尤以长春新碱最为突出，偶可发生麻痹性肠梗阻。对高龄患者有必要减量使用。处理：①膳食富含纤维，多食新鲜水果和蔬菜，充分摄入液体。②缓泻剂软化大便。③止吐药物 5－HT3 受体拮抗剂可引起便秘，需控制使用 5－HT3 受体拮抗剂的次数。④必要时摄腹部 X 线平片了解肠道情况。

（6）胃肠道穿孔：有报道贝伐单抗引起的胃肠道穿孔与疾病有关。肠癌患者发生率最高，约 10%；卵巢癌次之，为 1.5%～3%；而在乳腺癌和肺癌中发生率很低。

（7）胰腺炎：见于使用门冬酰胺酶、吉非替尼、洛莫司汀、巯嘌呤。

（8）高血糖：见于使用链佐星、门冬酰胺酶。

5. 皮肤及附属器

（1）光敏感性：放线菌素 D、甲氨蝶呤、氟尿嘧啶、博来霉素及多柔比星等可引起皮肤对阳光敏感度的增高，稍微暴露后即出现急性晒伤和皮肤不寻常地变黑。

（2）色素过度沉着：许多药物可引起皮肤颜色变深，部分由于对阳光敏感所致。属此类的药物有放线菌素 D、紫杉类、白消安、环磷酰胺、氟尿嘧啶、多柔比星、博来霉素、甲氨蝶呤和巯嘌呤。

（3）回忆反应：过去曾放疗并发生放射性皮炎的患者，在用放线菌素 D 以后原照射过的部位可再现类似放射性皮炎的改变，称为“回忆反应”。而后发现，除放线菌素 D 外，如使用氟尿嘧啶、多柔比星、吉西他滨，也会在化疗时或化疗后在曾放射过的皮肤发生严重的局部反应，包括急性红斑及皮肤色素沉着。

（4）指甲变形：如使用博来霉素、紫杉类、氟尿嘧啶、多柔比星、羟基脲等可发生。

（5）皮疹：细胞毒药物有时也可发生药疹，停药后大多能消失。以博来霉素、苯丁酸氮芥、紫杉类、柔红霉素、去甲柔红霉素、羟基脲、洛莫司汀、放线菌素 D、环磷酰胺、氟尿嘧啶、吉西他滨等较常见。培美曲塞也可引起皮疹，采用地塞米松预处理的目的即为减少皮疹的发生。随着靶向治疗的广泛应用，TKI 及抗体引起的皮疹越来越受到临床医生的关注。抗 EGFR 单抗、西妥昔单抗以及 EGFR－TKI、厄罗替尼、阿法替尼引起皮疹的机会较其他靶向治疗似乎为高。伊马替尼、硼替佐咪等亦可引起皮疹。这类皮疹通常为轻、中度,可通过暂停药物或减量来控制;也可能在继续使用靶向药物的情况下得到缓解。如仅有皮肤干燥,可使用润肤露、凡士林等。阳光照射可加重皮疹,应避免。目前无标准的治疗方法,可能有效的药物有激素类软膏、局部免疫调节剂、外用视黄酸类软膏。如有瘙痒,可用抗组胺药;如有感染,考虑局部外用或口服抗生素。如局部出现坏死、水疱、瘀点、瘀斑、紫癜或与皮疹不相关的皮肤损害,应咨询皮肤科医生。

(6) 脱发:以蒽环类和植物类药物最为明显。脱发一般发生在首剂化疗后 2～3 周,在停止化疗后 6～8 周再逐渐长出,应事先向患者说明情况。有报道在用药期间采用特制的冰帽,有一定的预防作用。

(7) 角化过度症:BLM 对皮肤有独特的毒性,易引起皮肤特别是手掌、足底、手指或脚趾等处皮肤的色素沉着和高度角化,严重时可伴有指(趾)甲和甲床变化,出现手指、足趾甲床的溃疡、坏死和脱甲。

(8) 手足综合征(HFS)和手足皮肤反应:系肿瘤治疗药物影响手足皮肤的上皮细胞所致,是指一系列症状和体征的组合,它的发生与药物的累积剂量和血浆峰浓度相关。细胞毒性药物主要见于卡培他滨、脂质体多柔比星、博来霉素、阿糖胞苷及多西他赛,靶向药物以舒尼替尼及索拉非尼多见。出现时间:卡培他滨 4～6 周及以上;脂质体多柔比星 6 周以上;索拉非尼 2 周或更长时间达到重度后逐渐减轻,在 6～7 周后有明显减轻或者消失。合并应用塞来昔布有可能降低卡培他滨相关 HFS 的发生率以及严重程度,维生素 B_6 的预防作用不肯定。根据 HFS 的严重程度进行剂量调整，包括药物中断、药物减量或者完全终止治疗。一旦减量，以后不能再增加剂量。对于肾功能不全的患者，注意卡培他滨剂量调整，GFR30～50 ml/min，卡培他滨剂量25%；GFR＜30 ml/min，终止卡培他滨治疗。

6. 心血管系统　见表59。

(1) 心脏毒性：蒽环类抗癌药引起的心脏毒性，发生率与累积剂量有关。多柔比星 450 mg/m^2、柔红霉素 900 mg/m^2、表柔比星 935 mg/m^2、去甲柔红霉素 223 mg/m^2 时发生率 5%；多柔比星＞600 mg/m^{2}时为 30%、＞1 000 mg/m^2 时为 50%左右。纵隔放疗，＞70 岁或＜15 岁、冠状动脉疾病、其他瓣膜及心肌病、高血压都是危险因素。大剂量环磷酰胺和异环磷酰胺可引起充血性心力衰竭；大剂量氟尿嘧啶可引起冠状动脉痉挛；贝伐单抗可致高血压和充血性心力衰竭，并可引起动脉和静脉栓塞；索拉非尼可引起心脏缺血、心肌梗死。

蒽环类药物性心肌病在临床上可分为 3 种：①急性心肌、心包炎：一般在用药后几天内发生，表现为一过性心律失常、心包积液和心肌功能不全，有时可导致短暂的心力衰竭，偶有死亡。②亚急性心脏毒性：起病隐匿，可在末次用药后 0～231 d(最长可达 30 个月后)出现症状，但以末次用药后 3 个月发病者最多。临床表现可为心动过速和疲劳，部分患者出现进行性呼吸急促、呼吸困难，最后可出现肺气肿、右心充血征和心排血量降低。应用强心药物可使病情稳定。③迟发性心肌病：临床表现出现于用药后 5 年或 5 年以后，包括亚急性心脏病恢复患者所出现的失代偿和突然发生的心力衰竭。

蒽环类药物所致心脏毒性的预防：①多柔比星累积

剂量一般应<550 mg/m^2。②高龄(>70 岁)、原有心脏病、纵隔曾经放疗或曾用大剂量环磷酰胺治疗者均可使心肌对多柔比星的耐受降低。此类患者累积剂量不宜超过 450 mg/m^2,因而控制累积量≤500 mg/m^2 为预防心脏毒性的有效措施。③米托蒽醌:累积量达<140 mg/m^2。④表柔比星:累积量<1 100 mg/m^2。⑤使用脂质体多柔比星。⑥与紫杉醇联合应用时,两者间隔时间最好在 4~24 h。⑦对有危险因素的患者,多柔比星累积剂量每增加 200 mg/m^2,监测一次左心射血分数(LVEF)。

曲妥珠单抗(赫赛汀)心脏毒性的危险因素是年龄>60 岁和联合化疗,特别是同时使用蒽环类药物。其他可疑的危险因素包括既往蒽环类总量≥400 mg/m^2、接受胸壁放疗和已存在心功能不全。曲妥珠单抗所致的心脏毒性往往开始表现为舒张性左心室功能不全,而后发展成为收缩性左心室功能不全,大多是轻微的,非特异性的,最常表现为无症状的 LVEF 降低,发生Ⅲ~Ⅳ度心功能不全者较少。但是蒽环类和曲妥珠单抗的心脏毒性在两个方面有明显的不同:其一是累积剂量相关性,蒽环类引起的心肌损害与累积剂量相关,而曲妥珠单抗相关的心脏毒性与剂量无关;其二是可逆性,前者往往是不可逆的,后者在多数患者通过标准治疗或停止使用后症状好转、心功能改善和 LVEF 升高。有些患者在心功能恢复后还可以继续使用。

预防曲妥珠单抗心脏毒性的措施包括以下五点:①避免在高龄患者中使用曲妥珠单抗。②避免联合应用曲妥珠单抗和含蒽环类药物的化疗方案。③如使用蒽环类药物,可先用含蒽环类药物的方案(多柔比星总量应≤400~450 mg/m^2),继之再用曲妥珠单抗,并严密监测。在停止曲妥珠单抗治疗22周内应避免蒽环类药物治疗。④使用脂质体多柔比星或其他心脏毒性小的蒽环类药物如表柔比星。⑤LVEF正常时才应用曲妥珠单抗。

靶向药物如贝伐单抗、拉帕替尼、舒尼替尼、硼替佐米也会引起心脏毒性。

表59　抗肿瘤药物有关的心脏毒性

药　　物	毒性剂量范围	评　　价
多柔比星	>550 mg/m²(总量)	累积毒性作用(CHF),心律失常
	<550 mg/m²(总量)	伴附加危险因素的心脏毒性
柔红霉素	>550 mg/m²(总量)	同多柔比星
米托蒽醌	>100～140 mg/m²(总量)	CHF,LVEF下降
环磷酰胺	>100～120 mg/kg,>2 d	CHF,出血性心肌炎、心包炎
氟尿嘧啶	常规量	心前区疼痛、ST－T改变、心律失常、心肌梗死、心功能不全甚至猝死
长春新碱	常规量	心肌梗死
长春花碱	常规量	心肌梗死
白消安	常规每天口服量	心内膜纤维化
丝裂霉素	常规量	类似于放射损伤引起的心肌损害
顺铂	常规量	急性心肌缺血、房颤、心绞痛及ST－T改变
胺苯丫啶	常规量	室性心律失常
紫杉醇	常规量	心动过缓、心律失常及传导障碍
α干扰素	常规量	加重基础心脏疾病
白细胞介素	常规量	急性心肌损害、室性心律失常、低血压

（2）高血压：抗肿瘤药物导致继发性高血压主要见于具有抗血管生成作用的靶向药物，传统的药物主要见于糖皮质激素、铂类药物和紫杉醇类药物等。可以引起继发性

高血压的靶向药物包括：贝伐单抗、索拉非尼、舒尼替尼、阿帕替尼、雷莫芦单抗、cediranib 等。高血压的发生率：贝伐单抗，AVF 2107 研究为 22%，3 度以上 11.0%；索拉非尼，Target 研究为 43%，3 度以上 31%；舒尼替尼，50%左右。开始靶向治疗后，定期监测血压。出现轻度血压升高，即可开始抗高血压治疗，一般可先采用钙离子拮抗剂治疗，如果一种药物治疗无效，可以联合另外一种抗高血压药物，例如利尿剂、β受体阻滞剂以及血管紧张素受体阻滞剂等。在靶向药物治疗期间，宜联合应用抗高血压治疗。如果血压持续升高，联合多种抗高血压药物控制不佳，可以考虑靶向药物暂时中断，待血压恢复正常后减量服用。大部分抗血管生成药物相关高血压，经过抗高血压治疗后都能控制在满意的范围之内。

7. 肺毒性　见表 60～62。

表 60　与肺毒性有关的抗肿瘤治疗

细胞毒抗生素	亚硝脲类	烷化剂	抗代谢物	植物碱
博来霉素	卡莫司汀	白消安	甲氨蝶呤	替尼泊苷
培洛霉素	洛莫司汀	环磷酰胺	阿糖胞苷	依托泊苷
丝裂霉素	甲环亚硝脲	异环磷酰胺	氟达拉滨	长春新碱
多柔比星	嘧啶亚硝脲	苯丁酸氮芥	巯嘌呤	长春花碱
放线菌素 D		美法仑		长春酰胺
丙卡巴肼				紫杉醇

内分泌药物	杂类	生物效应调节剂	其他
他莫昔芬	丙卡巴肼	干扰素	骨髓移植
	门冬酰胺酶	白细胞介素-2	输白细胞
	视黄酸	肿瘤坏死因子	
		粒细胞集落刺激因子	
		卡介苗	

表 61 抗肿瘤药物有关的肺毒性

药物	毒性剂量范围	评价
博来霉素	>400 U(总量)	间质性肺炎、纤维化,早期症状为呼吸困难、咳嗽,早期体征为细啰音、弥散能力下降及限制性病变
丝裂霉素	常规量	间质性肺炎
卡莫司汀	>1 mg/m^2(总量)	间质性肺炎、迟发性肺纤维化
白消安	常规量	支气管肺发育不良、延迟数月或数年发生的肺纤维化
环磷酰胺	大剂量治疗	间质性肺炎、纤维化
苯丁酸氮芥	常规量	间质性肺炎、纤维化
美法仑	大剂量治疗	间质性肺炎
阿糖胞苷	常规量	肺水肿
甲氨蝶呤	常规量	间质性肺炎
氟达拉滨	常规量	间质性肺炎
吉西他滨	常规量	轻度呼吸困难到急性呼吸窘迫综合征
吉非替尼	常规量	间质性肺炎
利妥昔单抗	常规量	间质性肺炎

表 62 增加抗肿瘤药物引起肺炎的危险因素

危险因素	抗肿瘤药物
总剂量	博来霉素、卡莫司汀
年龄	博来霉素、卡莫司汀
高浓度氧治疗	博来霉素、环磷酰胺、丝裂霉素
同时/先前的肺放疗	博来霉素、卡培他滨、丝裂霉素、白消安
同用药物	卡莫司汀、丝裂霉素、环磷酰胺、博来霉素、甲氨蝶呤、依托泊苷
原有肺部疾病	卡莫司汀

博来霉素是最易引起肺毒性的药物。有 3%～12%的病例有 X 线或生理功能改变，1%～2%可发生致死性肺损害。病理改变与其他药物所致肺间质改变相似，包括：纤维性渗出、透明膜形成及肺泡纤维化。博来霉素总剂量与肺症状发作及肺功能改变呈正相关。肌内注射给药肺毒性可能较静脉给药为小。临床上首先表现为肺活量及弥散功能下降，继续使用后部分患者 X 线片显示两肺底间质性渗出，呈弥漫性或粟粒性。一般累积用量不宜超过 300 mg。高龄（>70 岁）、慢性肺部疾病、肺功能不良、曾行肺或纵隔放疗者均需慎用或不用。用药中宜每 3 个月做肺功能及胸部 X 线检查。

卡莫司汀的肺毒性可表现为远期发生的慢性损害或急性可逆性的综合征。临床上以肺水肿及急性呼吸窘迫综合征为特征。肺症状大多与剂量有关，剂量累积达到 1 200～1 500 mg/m^{2}后大多有肺部症状；累积剂量>1 500 mg/m^2，50%有明确毒性。白消安可致症状性肺病和肺泡内纤维化。甲氨蝶呤的肺毒性在抗代谢药中为最常见。近年来靶向药物吉非替尼、奥美替尼（Osimertinib，AZD9291）、利妥西单抗、依维莫司引起的间质性肺炎日益引起人们的关注，但具体机制仍不清楚。

处理化疗有关肺毒性的最好方法是预防。用药前对患者身体状况进行全面评估，高龄、肺功能不良、慢性支气管炎患者应禁用或慎用博来霉素等肺毒性发生率高的药物。严格掌握药物应用量，博来霉素累积量不宜超过 300 mg，卡莫司汀、洛莫司汀不宜超过 1 200 mg/m^{2}和 1 100 mg/m^2，BUS 的阈值为 500 mg。博来霉素、BUS、丝裂霉素等肺毒性发生率高的药物避免联合使用或与放疗同时应用。一旦发生肺毒性应立即停药，应用大剂量皮质类固醇激素，逐渐减量并维持足够长时间，配合有效抗生素预防可能发生的感染以及低氧流量吸入均有助于肺毒性的治疗。

8. 肝毒性　一系列抗肿瘤药物可引起肝毒性，主要有3种类型：①肝细胞功能不全和化学性肝炎。②静脉闭塞性疾病。③慢性肝纤维化。见表63。

近年来利妥昔单抗（美罗华）在乙型肝炎病毒阳性患者中引起乙型肝炎病毒激活，导致重症肝炎的报道屡有所见。因此在这类患者中应检测乙型肝炎病毒DNA颗粒，阳性患者应慎用，或同时口服抗病毒药物。小分子靶向药物如吉非替尼、索拉非尼、舒尼替尼、阿帕替尼、拉帕替尼也可引起肝功能损害。

表63　抗肿瘤药物相关的肝毒性

药　　物	毒性剂量范围	评　　价
门冬酰胺酶	常规量	转氨酶/ALP↑、弥漫性脂肪变、凝血因子降低
氮芥	常规量	转氨酶/ALP↑
巯嘌呤	常规量	转氨酶/ALP↑，肝细胞病变
甲氨蝶呤	常规量	转氨酶↑，总量＞1.5 g后门脉纤维化/硬化
阿糖胞苷	常规量	转氨酶↑
羟基脲	常规量	转氨酶/ALP↑
普卡霉素	＞30 μg/(kg·d)或＞10次	转氨酶/ALP↑，出血素质/剂量有关的凝血因子↓（Ⅱ、Ⅴ、Ⅶ、Ⅹ）
达卡巴嗪	常规量	转氨酶↑，肝细胞坏死，肝静脉血栓形成
伊立替康	常规量	脂肪性肝炎，肝脂肪样变性
奥沙利铂	常规量	肝血窦阻塞

引起肝毒性的抗肿瘤药物主要有：①有高度可能的药物：紫杉类、奥沙利铂、伊立替康、培美曲塞、门冬酰胺酶、甲氨蝶呤（长期）、阿糖胞苷、链佐星、干扰素（高剂量）。②大剂量作用时有高度可能的药物：白消安、放线菌素 D、卡莫司汀、甲氨蝶呤、环磷酰胺、丝裂霉素、阿糖胞苷。③偶致不可逆肝毒性的药物：白消安（高剂量）、达卡巴嗪、卡莫司汀（高剂量）、甲氨蝶呤、阿糖胞苷、丝裂霉素。④个例报道肝毒性的药物：达卡巴嗪、巯嘌呤、羟基脲、喷妥司汀、干扰素（低剂量）、巯鸟嘌呤、长春新碱。

处理：①化疗患者应先了解病史，包括用药史，有肝功能不全者慎用或减量使用抗肿瘤药物，尤其是有肝损害的药物。②化疗期间应定期查肝功能，包括碱性磷酸酶（AKP）、γ-谷氨酰转肽酶（γ-GT）等酶学测定，需与转移性肝癌或肝浸润以及病毒性肝炎等鉴别。③一般而论，肝细胞损伤，尤其是给药后短期内出现的氨基转移酶升高，多属一过性，停药后可迅速恢复。如能给予护肝药物，大多仍可继续接受治疗。中药也有一定效果。④对于出现较迟的肝功能损害，应予重视，最好停药。⑤肝功能异常时抗癌药物的剂量调整：当胆红素＜25 μmol/L 或转氨酶＜60 U/L 时，氟尿嘧啶、环磷酰胺、甲氨蝶呤、柔红霉素、多柔比星、长春碱、长春新碱、依托泊苷可用常规剂量的 100%。当胆红素25.7～51.4 μmol/L 或转氨酶 60～180 U/L 时，氟尿嘧啶给予 100%的剂量，环磷酰胺、甲氨蝶呤给予 75%的剂量，柔红霉素给予 50%的剂量，多柔比星给予 25%的剂量，而长春碱、长春新碱、依托泊苷要停药。当胆红素＞86 μmol/L 时，以上药物均停用。

9. 泌尿系统反应　泌尿系影响主要有肾损害和出血

性膀胱炎。见表 64。

表 64 抗肿瘤药物有关的泌尿系统反应

药 物	毒性剂量范围	评 价
顺铂	50～200 mg/m^2	肾毒性为 DLT,对肾小管呈剂量相关/累积效应,低血镁/低血钙
卡铂	常规量	肾功能不全较顺铂少见
卡莫司汀	>1 200 mg/m^2	肾功能不全/累积剂量效应,肾小球硬化/肾小管萎缩,间质纤维化
链脲霉素	常规量	剂量有关/累积肾毒性,早期表现蛋白尿,间质性肾炎,肾小管萎缩
环磷酰胺	>50 mg/kg	出血性膀胱炎(可发生于低剂量每天给药),肾小管损伤/水潴留
异环磷酰胺	1.2 $g/(m^2 \cdot d) \times 5$ d	见环磷酰胺
甲氨蝶呤	不定	与药物及代谢物经肾排出发生沉积有关
丝裂霉素	>30 mg/m^2(总量)	肾功能不全/溶血性尿毒症综合征

(1) 肾损害:引起肾毒性的抗肿瘤药物:①有高度可能的药物:甲氨蝶呤、丝裂霉素、顺铂、普卡霉素、链脲霉素、异环磷酰胺。②仅引起氮质血症的药物:达卡巴嗪、门冬酰胺酶。③偶致不可逆肾毒性的药物:顺铂、洛莫司汀、丝裂霉素、氟达拉滨、喷妥司汀、链脲霉素。④个例报道肾毒性的药物:卡铂、巯嘌呤、甲氨蝶呤(低剂量)。

处理:主要是预防肾损害的发生。①顺铂主要为充分水化、利尿以及采用联合化疗减少单药剂量。氨磷汀可减少或防止顺铂的肾毒性。在顺铂化疗时不宜使用氨基糖苷类抗生素。每次用药前需监测肾功能水平,当肌酐清除率<60 ml/min时应给予减量 25%,<30 ml/min 时应停

止用药。顺铂的用量较大,要采用水化、利尿措施以保护肾功能。水化:在顺铂使用当天及顺铂使用后第2、3天均应给予2 000 ml以上的静脉补液。顺铂使用当天应先给予1 000 ml补液后再给顺铂化疗。利尿:顺铂滴注前给予20%甘露醇250 ml静脉滴注,顺铂滴注结束后给予呋塞米20 mg,并记录24 h尿量和尿常规。②使用大剂量甲氨蝶呤时宜大量输液和尿液碱化、监测甲氨蝶呤血浓度,并可用亚叶酸钙解救疗法。③使用环磷酰胺时则应大量摄取水分。④洛莫司汀及甲环亚硝脲可引起肾小球硬化、肾小管萎缩和肾间质纤维化而导致肾衰竭。临床表现为尿素氮及肌酐的缓慢升高和肾缩小。预防措施有累计总量不超过1 500 mg/m^2、监测肾功能和肾脏大小。⑤尿素氮轻度升高时,可口服包醛氧淀粉。⑥重度尿毒症需做透析。⑦在使用顺铂或丝裂霉素时,可出现以微血管溶血过程为特点的肾损伤。起病较急,表现为溶血性贫血,外周血涂片有红细胞碎片,可有发热、皮疹、高血压、心包炎、间质性肺炎、非心源性肺水肿及中枢神经功能障碍,检查可有血尿和蛋白尿,在发病后1～2周出现肾功能不全。停用有关药物并迅速采取血浆置换术可使肾功能恢复。值得提及的是,输血可促发或加重微血管性溶血性贫血,应尽量避免。

(2) 出血性膀胱炎:环磷酰胺可引起无菌性化学性膀胱炎,与环磷酰胺代谢物丙烯醛直接刺激膀胱黏膜有关。用量大时应足量补液,长期用药者需定期随访尿常规。发生膀胱炎时宜停药,以后尽可能避免使用。

异环磷酰胺引起化学性膀胱炎的原理和环磷酰胺一致。使用巯乙磺酸钠基本上可防止。大剂量使用环磷酰胺时也同时使用巯乙磺酸钠。

(3) 贝伐单抗可引起蛋白尿，严重时可引起肾病综合征。

肾功能异常时抗癌药的剂量调整：①肾小球滤过率(GFR)为10～50 ml/min，普卡霉素、博来霉素给常规剂量的75%；顺铂、甲氨蝶呤给予50%的剂量。当GFR＜10 ml/min时，普卡霉素、博来霉素、环磷酰胺给予50%的剂量。②当肌酐清除率为50～70 ml/min、血清肌酐132.6～176.8 μmol/L、尿素氮7.2～14.3 mmol/L时，顺铂、链佐星、甲氨蝶呤给予50%的剂量，其他药物给常规剂量的75%。③当肌酐清除率＜50 ml/min、血清肌酐＞176.8 μmol/L、尿素氮＜14.3 mmol/L时，甲氨蝶呤给予25%的剂量，停用顺铂，其他药物给予常规剂量的50%。

10. 神经系统反应　引起神经毒性的抗肿瘤药物(表65)：①有高度可能的药物：门冬酰胺酶、干扰素(高剂量)、沙利度胺、卡铂、异环磷酰胺、长春瑞滨、顺铂、甲氨蝶呤、长春新碱、阿糖胞苷、奥沙利铂、长春碱、多西他赛、紫杉醇、丙卡巴肼、氟尿嘧啶、喷妥司汀。②偶尔不可逆的神经毒性药物：顺铂、氟尿嘧啶(与左旋咪唑合用)、甲氨蝶呤(鞘内注射)、阿糖胞苷、异环磷酰胺、紫杉醇、多西他赛。

表65　抗肿瘤药物有关的神经毒性

药　　物	毒性剂量范围	评　　价
甲氨蝶呤	＞12 mg/m², IT	急性脑膜刺激，蛛网膜炎/截瘫，坏死性脑白质病
阿糖胞苷	＞100 mg/m², IT	坏死性脑白质病
	≥2～3 g/m²	大脑/小脑功能不全
氟尿嘧啶	常规量	急性小脑综合征
长春新碱	常规量	对称性外周感觉/运动神经病变，脑神经运动神经病变

（续表）

药　物	毒性剂量范围	评　价
顺铂	常规量	外周神经病变，耳毒性
喷妥司汀	高剂量	中枢神经系统毒性（癫痫发作/昏迷）
异环磷酰胺	高剂量	中枢神经系统毒性（嗜睡/意识模糊/昏迷）
氟达拉滨	低剂量	外周神经病变/可能的中枢神经系统（CNS）毒性
	高剂量	迟发 CNS 毒性（视觉缺失/昏迷）
紫杉醇	常规量	外周神经病变
奥沙利铂	常规量	外周神经病变
干扰素	常规量	精神不振/头晕和感觉异常
白介素-2	常规量	精神状态改变/嗜睡
硼替佐米	常规量	周围感觉神经病变
舒尼替尼	常规量	可逆性脑白质病变
贝伐单抗	常规量	可逆性脑白质病变，脑血管意外

作用于微血管的药物主要引起外周神经毒性，这种毒性是剂量依赖性的，并且通常在停药后可恢复。对于老年患者常需减量应用。

顺铂的神经毒性发生率50%左右，治疗方法为停止用药，氨磷汀有保护作用。顺铂还可引起耳鸣和高频听力减退，发生率高达11%，严重者可致耳聋。

异环磷酰胺和氟尿嘧啶可出现小脑共济失调。

奥沙利铂引起的外周感觉神经异常，包括急性和累积性的。急性症状表现为肢端和（或）口周的感觉迟钝和（或）感觉异常，偶可见可逆性的急性咽喉感觉障碍，通常为轻度，可发生在输注的几分钟内，并在几分钟至几小时或数天内自行恢复,可因寒冷或接触冷物体而激发或加剧。因此在治疗过程中,应当叮嘱患者勿进冷食、冷饮及勿接触冷水或其他冷的物品。另外,在以后的疗程中,将静脉输注的时间由 2 h 延长至 6 h 可以防止症状复发。奥沙利铂的主要剂量限制性毒性为剂量相关的、累积性、可逆转的外周神经毒性,主要表现为肢体感觉迟钝和(或)感觉异常,遇冷可诱发或加重,在累积剂量达到 850 mg/m^2 以上时尤为明显,发生率为 82%,其中 12%可出现功能障碍。75%的周围神经病变可逆,平均在中止用药后 12～13 周逐渐恢复。

硼替佐米也可导致周围神经病变,主要是感觉神经,极少有感觉运动神经病,也可使原有的神经病变症状加重。如果患者出现新的周围神经病或其症状加重,剂量和治疗方案则需要调整。周围神经毒性时硼替佐米的剂量调整:1 级(感觉异常或者反射丧失),不伴有疼痛或功能丧失,不改变剂量。1 级,伴有疼痛或者 2 级(功能障碍,但不影响日常生活),剂量降至 1.0 mg/m^2。2 级,伴有疼痛或者 3 级(不影响日常生活),暂停治疗直至毒性缓解后恢复治疗,剂量降至 0.7 mg/m^2,并且改为每周注射一次。4 级(永久的感觉丧失,功能障碍),停止硼替佐米的治疗。

11. 出凝血障碍　以普卡霉素和门冬酰胺酶最易引起,贝伐单抗、雷莫芦单抗可引起出血和伤口愈合延迟,吉非替尼、厄罗替尼可引起鼻出血,伊马替尼可致肿瘤瘤体出血,严重者需手术治疗。

处理:①MTH 引起的凝血障碍,改每天用药为隔天用药,发生率大为降低。②补充血小板和红细胞。③有出血倾向或正在用抗凝药物的患者禁用贝伐单抗,使用贝伐单抗前后 28 d 不要手术。

12. 免疫抑制　很多抗肿瘤药物包括肾上腺皮质激素都属于免疫抑制剂，环磷酰胺、巯鸟嘌呤、门冬酰胺酶和可的松类最为明显。通常在完成治疗后6个月内免疫功能可恢复正常。

13. 免疫介导的炎症　新型免疫治疗药物免疫检查点抑制剂如PD-1抑制剂Nivolumab、Pembrolizumab，PD-L_1抑制剂Atemzolizumab、CTLA-4抑制剂伊匹木单抗会引起免疫介导的肺炎、皮炎、脑炎、肠炎、肝炎、肾炎、垂体炎、甲状腺功能亢进、甲状腺功能减退等。

四、远期反应

较为常见的有生长迟缓、不育、免疫抑制(所有这些均可能在某种程度发生逆转)、肝纤维化、神经损害和第二个原发恶性肿瘤。

1. 性腺　化疗对性腺的影响可能是长期的，在不少情况下导致生殖能力的完全破坏。通常在男性产生性腺功能不全，在女性引起性腺过早衰竭。应用烷化剂类药物白消安、苯丁酸氮芥及环磷酰胺常发生闭经，丙卡巴肼和长春花碱也有同样作用。卵巢功能低下是可逆的，停化疗后月经开始恢复正常，患者有可能怀孕，但并无增加胎儿畸形的危险性。苯丁酸氮芥和环磷酰胺均可引起睾丸损害，导致精子缺乏及睾丸活检找不到胚芽细胞，在某些男性是不可逆的。产生激素的生殖细胞受药物影响较小，故对青春发育和第二性征的影响较生育影响为小。

2. 骨　甲氨蝶呤用于白血病维持治疗中部分患者出现与肿瘤无关的骨折、骨质疏松和骨骼疼痛。MOPP和

COPP 方案化疗后 1～2 年发生股骨头缺血性坏死已有多起报道。

3. 第二个原发恶性肿瘤(SM) 有效治疗后发生率可达 6%～15%，超过预期发生率的 20～30 倍。发生于治疗后 12 个月至 20 年，高峰见于 3～9 年。易发生 SM 的原发肿瘤包括恶性淋巴瘤、睾丸肿瘤、乳腺癌、卵巢癌等。化疗与放疗综合可使 SM 发生率升高。

（王佳蕾）

第二十四章
恶性体腔积液

胸腔、腹腔、心包等体腔的恶性积液多发生于恶性肿瘤晚期，临床上可为癌症的首发症状。24%～50%渗出性积液源于恶性病变，大约1/10癌症患者有胸腔积液。少量积液对生活质量影响不大，大量积液则可影响正常脏器功能，严重者导致功能丧失甚至死亡，因此需重视并及时采取适当的治疗措施。

恶性胸腔积液

恶性胸腔积液是指恶性肿瘤引起的液体积聚在胸膜腔内。病因可以是肿瘤细胞浸润胸膜表面使毛细血管通透性增加，也可以是淋巴管、静脉阻塞引起静水压增高而形成。引起恶性胸腔积液最常见的肿瘤是肺癌、乳腺癌、卵巢癌、淋巴瘤、间皮瘤。

一、诊 断 要 点

（一）临床表现

患者可无症状或表现为呼吸困难、咳嗽、胸痛等症

状。约 1/3 患者在临床上无明显症状，仅在体格检查时发现，2/3 患者表现为进行性呼吸困难、干咳与胸痛。症状的严重程度主要与积液产生的速度有关。体格检查患侧胸部叩诊浊音，呼吸音减弱或消失，肋间隙饱满，气管向健侧移位。

（二）检查手段

1. 影像学检查　胸部 X 线检查可明确胸腔积液量。CT 可了解大致胸腔积液量和胸腔积液引流后的占位病变，敏感性 88%～100%，特异性 22%～56%。B 超检查对胸腔穿刺有定位价值，并可了解胸腔积液量。PET 可帮助检测原发病灶，诊断恶性胸腔积液的敏感性为 93%～100%，特异性67%～89%。

2. 胸腔积液检查　半数以上的恶性胸腔积液为肉眼血性，大多数为渗出液。胸腔积液蛋白浓度与血清蛋白浓度比>0.5，胸腔积液乳酸脱氢酶与血清乳酸脱氢酶浓度比>0.6，胸水癌胚抗原升高。有报道示胸腔积液 CEA>20 ng/ml，可诊断为腺癌引起的积液，其敏感性为 91%，特异性为 92%。胸腔积液低糖（<60 mg/dl）和 pH<7.35 常提示胸腔积液瘤负荷大，预后不良。细胞学检查可明确病理，但阳性率不高，需多次送检，有时需胸腔镜手术方可确诊。

3. 胸膜活检术　对于未得到细胞学证实的患者可以考虑胸膜活检术，近年来通过胸腔镜下行胸膜活检可提高成功率。

（三）诊断

根据患者恶性肿瘤病史，症状、体检、影像学检查证实

有胸腔积液，胸腔积液生化检查可作为临床诊断。胸腔积液细胞学有助于病理细胞学诊断。脱落细胞学检查阴性者，可行胸腔穿刺或外科胸腔镜手术病理组织学检查。

二、治疗原则

恶性胸腔积液常提示患者属肿瘤晚期，治疗原则为控制原发肿瘤，同时局部治疗。

三、治疗策略

（一）全身治疗

恶性胸腔积液常是手术不能治愈的晚期肿瘤并发症，因此对恶性肿瘤的有效的全身治疗是最佳的治疗，尤其是对化疗敏感的肿瘤，首选全身化疗以控制原发肿瘤及胸腔积液。但对于全身治疗不敏感且症状显著的患者，需局部对症治疗以缓解症状，为其他治疗创造条件。

（二）局部治疗

1. 局部胸水引流　胸腔穿刺放液可缓解症状，并获得胸腔积液送检样本。胸腔闭式引流术，可置管数天或数周，并可注入细胞毒药物或硬化剂行胸膜粘连。但快速大量放液可导致低血压、低蛋白血症，引起休克；多次放液易引起腔内继发感染。

（1）局部化疗药物可选用顺铂、多柔比星等。博来霉素的作用机制不完全明确，一般认为其抗肿瘤活性对胸腔积液的治疗作用很小，以化学性粘连作用为主。

(2) 生物反应调节剂可选用短小棒状杆菌、白介素-2、干扰素、卡介苗、香菇多糖等。大多数药物胸腔注射的常见不良反应有胸痛、发热，偶有低血压。这些不良反应一般不严重，对症处理可以控制。

(3) 硬化剂：国内外常用的硬化剂为滑石粉、四环素及衍生物、硝酸银等。由于硬化剂常引起高热、疼痛、ARDS等不良反应，在应用硬化剂前可应用利多卡因 3 mg/kg（不超过 250 mg）缓解疼痛。

(4) 中药制剂：包括榄香烯、华蟾素等。

(5) 抗肿瘤新生血管药物：有研究显示贝伐单抗联合顺铂可有效治疗胸腔积液。

① 博来霉素 30～60 mg
生理盐水 20～40 ml　} 胸腔内注射

② 顺铂 40～60 mg
生理盐水 20～40 ml　} 胸腔内注射

③ 胞必佳 200～600 μg
生理盐水 20～40 ml　} 胸腔内注射

【说明】①胸穿及局部用药过程应注意避免气体渗漏及肿瘤细胞种植。②胸腔注射药物后应每隔 10～15 min 变换体位，持续 2～6 h。③可有骨髓抑制、发热及疼痛等不良反应。

2. 其他　其他局部治疗如胸腔镜手术、放疗等。

（三）对症支持治疗

一般可选用呋塞米（速尿）、氢氯噻嗪（双氢克尿噻）、螺内酯（安体舒通）等药物利尿。患者应食低盐、易消化和高质量蛋白质食品，也可静脉补充白蛋白支持治疗。

恶性腹腔积液

恶性腹腔积液是指恶性肿瘤引起的腹腔过量液体积聚。病因可以是肿瘤细胞侵犯腹膜引起，也可以是静脉、淋巴管阻塞引起。如积液中找到肿瘤细胞，则称之为恶性腹腔积液。男性恶性腹腔积液以胃肠道来源为主，女性以妇科肿瘤最常见。

一、诊断要点

（一）临床表现

患者可无症状或表现为腹胀、消瘦、纳差等症状，有时有腹痛，严重时横膈上抬，影响胸廓运动和呼吸。体格检查腹部叩诊有移动性浊音，有时可扪及包块。实验室检查常发现蛋白质的丢失和电解质紊乱。

（二）检查手段

1. 影像学检查　CT 或 MRI 可了解腹水量和腹腔有无包块，腹膜后淋巴结有无肿大及肝脾是否肿大。B 超检查对腹水有较高的检出率，并可进行腹穿定位。

2. 腹水检查　恶性腹腔积液多为血性或浆液血性。腹水蛋白与血清蛋白比例>0.4，腹水乳酸脱氢酶与血清乳酸脱氢酶比例>1.0，CEA 或 CA125 升高提示为肿瘤性。腹水细胞学检查可明确病理，但阳性率为 40%，有时需多次送检方可检出。

（三）诊断

根据患者恶性肿瘤病史、症状、体检、影像学检查证实有腹水，脱落细胞学阳性结果可细胞学诊断。腹膜活检腹腔镜检查可病理组织学确诊。

二、治疗原则

恶性腹水常提示患者属肿瘤晚期，治疗原则为控制原发肿瘤，同时局部治疗。

三、治疗策略

（一）全身治疗

对化疗敏感的肿瘤引起的腹腔积液，如卵巢癌、淋巴瘤、乳腺癌，可采用有效的全身化疗控制原发肿瘤及腹腔积液。

（二）局部治疗

1. 局部腹腔积液引流　腹腔穿刺放液可以暂时缓解症状，但快速大量放液可导致低血压，低蛋白质血症，水、电解质平衡紊乱等。

一般认为腹膜的吸收能力有限，药物可高浓度地腹腔内使用，而较少产生全身性不良反应。腹腔化疗药物可选用顺铂、噻替哌、丝裂霉素等，卡铂可用于卵巢癌所致的腹腔积液。生物反应调节剂可选用白介素-2、干扰素、肿瘤坏死因子等。自从 VEGF 通路的活性被证明与卵巢癌、胃癌、结肠癌等恶性肿瘤导致的腹水有明显相关性，抗血

管生成靶向药物治疗腹水在近年来也得到了广泛的探索。此外，卡妥索单抗，一种抗 CD3 和上皮细胞黏附分子（EPCAM）的特异性抗体，在治疗恶性腹水中也取得了不错的疗效，因而被欧盟批准用于治疗 EPCAM 阳性腹水。

① 顺铂 40～80 mg
等渗加温液体1 000～2 000 ml } 腹腔内注射

② 氟尿嘧啶 500～1 000 mg
等渗加温液体 1 000～2 000 ml } 腹腔内注射

③ 丝裂霉素 10～20 mg
等渗加温液体 1 000～2 000 ml } 腹腔内注射

④ 卡铂 300～400 mg
等渗加温液体 1 000～2 000 ml } 腹腔内注射

【说明】①一次性大量放腹腔积液应注意避免低血容量性休克，不应超过 3 000 ml。②反复大量放腹水应注意维持水、电解质平衡。③若同时注入 2 种以上药物，可调整液体量，使出入量平衡。

2. 其他

（1）放疗：对淋巴管、静脉阻塞及原发肿瘤放疗敏感的腹腔积液患者，可选用局部放疗、全腹移动条照射，以控制腹腔积液的产生，使回流通畅，减少腹腔积液。

（2）腹腔-静脉分流术是以缓解恶性腹腔积液症状为目的，用于治疗难以控制的恶性腹腔积液。腹腔-静脉分流术的并发症有发热、肺肿瘤栓塞、腹腔感染，目前已较少应用。

（3）其他治疗手段有腹腔镜手术、腹腔内热疗及热化疗等。

（三）对症支持治疗

卧床休息，限制钠盐摄入，给予利尿剂，均有助于减少腹腔积液的产生。也可静脉补充白蛋白支持治疗。

恶性心包积液

恶性心包积液是指恶性肿瘤引起的心包腔液体过度积聚。病因可以是肿瘤细胞经血道、淋巴道转移至心包或直接侵犯心包，使间皮细胞受刺激和淋巴管静脉回流受阻所致。心包单独受累者占 45%，心肌单独受累者占 32%，同时累及心包、心肌者占 22%。常见的肿瘤有肺癌、乳腺癌、白血病、淋巴瘤、恶性黑色素瘤、胃肠道肿瘤及肉瘤。

一、诊 断 要 点

（一）临床表现

患者可无症状或表现为呼吸困难、咳嗽、胸痛、端坐呼吸等症状。体格检查颈静脉怒张、心界扩大、心音减弱、心律失常等。症状与心包积液形成的速度相关。若积液形成缓慢，即使积液量达 1 000 ml，症状也可不明显；但快速产生的积液，积液量<250 ml 也会产生明显症状。

（二）检查手段

1. 影像学检查　胸部 X 线检查可见心界扩大呈烧瓶状，心影轮廓改变。CT 或 MRI 可了解大致心包积液量，并了解胸腔病变。超声心动图（ECHO）对心包积液有定位

价值，并可在超声心动图监测下完成心包腔置管。

2. 心电图　低电压并有广泛 ST－T 段改变。

3. 细胞学检查　脱落细胞学检查可明确病理，阳性率可达 80%。

4. 肿瘤标志物检查　心包积液中肿瘤标志物含量也有利于诊断，相较于细胞学检查更快捷。常用于筛查的标志物为 CEA、CYFRA21－1，CEA>6 ng/ml 与 CYFRA21－1>60 ng/ml 诊断恶性心包积液敏感性为 97.6%，特异性为 91.4%。

（三）诊断

根据患者恶性肿瘤病史、症状、体检、影像学检查证实有心包积液可临床诊断。细胞学检查阳性结果可细胞学诊断。

二、治疗原则

恶性心包积液常提示患者属肿瘤晚期，以综合治疗为治疗原则。

三、治疗策略

（一）全身治疗

恶性心包积液常是手术不能治愈的晚期肿瘤并发症，因此对恶性肿瘤有效的全身治疗是最佳的治疗，尤其是对化疗敏感的肿瘤，如白血病、恶性淋巴瘤、乳腺癌、小细胞肺癌，首选全身化疗以控制原发肿瘤及心包积液。化疗方案

应根据原发肿瘤的病理类型来选择。

（二）局部治疗

1. 心包腔引流　超声定位下心包腔穿刺放液可缓解心脏压迫症状。心包穿刺留置管可留置数天至数周，间断放液。当引流量＜20～30 ml/24 h时，可拔除引流管。心包穿刺的并发症有心脏刺伤、室性心动过速、心搏骤停、张力性气胸等。血性积液细胞学检查结果常为阳性，即使结果阴性，也不能完全排除心包积液的诊断。

（1）局部化疗药物可选用氮芥、顺铂、噻替哌等。

（2）生物反应调节剂可选用白介素-2、卡介苗等。博来霉素的作用机制不完全明确，一般认为其抗肿瘤活性对胸腔积液的治疗作用很小，以化学性粘连作用为主。

① 顺铂 40～60 mg
生理盐水 20～40 ml　}心包腔内注射

② 丝裂霉素 4～20 mg
生理盐水 10～40 ml　}心包腔内注射

③ 卡铂 400 mg
5%葡萄糖 50 ml　}心包腔内注射

【说明】①心包穿刺危险性大小取决于积液量和积液的位置，最好在超声心动图监测下进行。②可有严重疼痛、骨髓抑制和发热等不良反应。

2. 其他

（1）对放疗敏感的肿瘤如淋巴瘤可选用心前区放疗，可减少心包积液的产生。

（2）外科治疗：心包内紧急插管，可缓解心脏压塞症状。心包切除术适用于放疗所致或肿瘤性心包收缩造成的

缩窄性心包炎、预计可能长期生存者。

（3）细胞因子诱导杀伤细胞（CIK）：将细胞因子诱导的杀伤细胞、树突状细胞体外培养后心包腔内回输治疗心包积液为近年来临床治疗心包积液的新方法。

（4）抗血管新生药物：有研究发现VEGF与心包积液发生和发展密切相关，有研究采用重组人血管内皮抑制素治疗心包积液。

（三）对症支持治疗

卧床、吸氧、使用利尿剂等可减轻患者的心脏压塞症状。

（王碧芸）

附录一
抗肿瘤药物中英文名称和缩写对照表

A

英文名称	缩写	中文名称
aclacinomycin	ACLA	阿克拉霉素
actinomycin D	ACTD	放线菌素 D
alemtuzumab		阿来组单抗（抗 CD52 嵌合抗体）
all-trans retinoic acid (retinoic acid)	ATRA，RA	维 A 酸
aminoglutethimide	AG	氨鲁米特（氨基导眠能，氨苯哌酮）
anastrozole(arimidex)		阿那曲唑（瑞宁得，阿纳托唑）
ancitabine (cyclocytidine)	CCY	安西他滨（环胞苷）
arsenic trioxide	AS_2O_3	三氧化二砷
asparaginase	ASP	门冬酰胺酶

B

英文名称	缩写	中文名称
Bevacizumab(avastin)	BEV	人源化抗血管内皮生长因子单克隆抗体
bicalutamide(casodex)		比卡鲁胺
bleomycin	BLM	博来霉素
busulfan(myleran)	BUS，BSF	白消安（马利兰）

C

calcium folinate(leucovorin)	CF,LV	亚叶酸钙
calichcamicin		人源化抗CD33单克隆抗体
camptothecin	CPT	喜树碱
capecitabine(xeloda)	Cap,BOF-A2	卡培他滨(希罗达,氟嘧啶氨甲酸酯)
carboplatin(paraplatin)	CBP	卡铂
carmofur	HCFU	卡莫氟(嘧福禄)
carmustine	BCNU	卡莫司汀(卡氮芥)
chlorambucil	CB1348	苯丁酸氮芥
chlormethine(mechlorethamine, mustine)	HN2	氮芥(盐酸氮芥)
cisplatin	PDD,CDDP	顺铂
cladribine(2-chlorooxyadenosine)	CDA,2-CdA	克拉屈滨(2-氯脱氧腺苷)
colchicine amide	COLM	秋水仙酰胺
colchicines	COL	秋水仙碱
compound diphenoxylate tablets		苯乙哌啶
cyclophosphamide	CTX	环磷酰胺
cytarabine(cytosine arabinoside)	Ara-C	阿糖胞苷

D

dacarbazine	DTIC	达卡巴嗪(氮烯咪胺)
daunorubicin	DNR	柔红霉素(正定霉素)
dexamethasone	DXM	地塞米松
dexrazoxane		右雷佐生
diphenhy dramine		苯海拉明
docetaxel(taxotere)	DOC	多西他赛(泰索帝)

doxorubicin (adriamycin)	ADM	多柔比星(阿霉素)
	E	
elemene emulsion		榄香烯乳
epirubicin (epidoxorubicin)	EPI	表柔比星(表阿霉素)
estramustine	EM	雌莫司汀(癌腺治,雌二醇氮芥,磷雌氮芥)
etoposide	VP－16	依托泊苷(足叶乙苷,鬼臼乙叉苷)
exemestane	EXE	依西美坦(艾罗美新)
	F	
floxuridine	FUDR	氟尿苷(5－氟脱氧尿苷)
fludarabine	FA	氟达拉滨
fluorouracil(fluoracil)	5－FU	氟尿嘧啶
flutamide(eulexin)		氟他胺(氟硝丁酰胺,缓退瘤)
folic acid		叶酸
	G	
gemcitabine(gemzar)	GEM	吉西他滨(健择,双氟胞苷)
gefitinib(iressa)	ZD1839	吉非替尼(易瑞沙)
gemtuzumab ozogamicin(mylotarg TM)	CMA－676	吉妥单抗(卡奇霉素,吉妥组单抗,人源化抗 CD33 嵌合抗体卡奇霉素免疫复合物)
goserelin(zoladex)		戈舍瑞林(诺雷德)
granulocyte colony stimulating factor	G－CSF	粒细胞集落刺激因子
granulocyte-macrophage colony stimulating factor	GM－CSF	粒－巨噬细胞集落刺激因子

H

homoharringtonine	HMM	高三尖杉酯碱
hydrocortisone		氢化可的松
hydroxycamptothecin	HCPT	羟喜树碱
hydroxycarbamide (hydroxyurea)	HU	羟基脲

I

idarubicin	IDA	去甲氧柔红霉素
ifosfamide(ifosphamide)	IFO	异环磷酰胺
imatinib(glivec)	STI 571	伊马替尼(格列卫)
interferon	IFN	干扰素
interferon alfa	IFN－α	α干扰素
interferon beta	IFN－β	β干扰素
interleukin	IL	白细胞介素
irinotecan	CPT－11	伊立替康

L

leuprolide		醋酸亮丙瑞林(瘤破利得)
leuprolide depot		瘤破利得库
liposomal doxorubicin		脂质体多柔比星
litrozole (femara)	LTZ	来曲唑
lomustine	CCNU	洛莫司汀(环己亚硝脲)
loperamide(imodium)		洛哌丁胺(易蒙停,氯苯哌酰胺)

M

medroxyprogesterone acetate(provera)	DMPA	乙酸甲羟孕酮(甲孕酮)
megace	MA	甲地孕酮
melphalan(alkeran)	MEL	美法仑(苯丙氨酸氮芥)
mesna		美司钠

methotrexate	MTX	甲氨蝶呤
methylprednisone	MPED	甲泼尼龙(甲基强的松龙)
mitomycin	MMC	丝裂霉素
mitoxantrone (novantrone)	MIT,NVT	米托蒽醌
mitramycin	MTH	光辉霉素
	N	
navelbine(vinorelbine)	NVB	长春瑞滨
nilutamide		尼鲁特米
nimustine	ACNU	尼莫司汀(嘧啶亚硝脲)
nitrocaphane	AT1258	消瘤芥
nocardia rubra cell wall skeleton	N－CWS	胞必佳(红色诺卡氏菌细胞壁骨架)
	O	
oxaliplatin	L－OHP	奥沙利铂(草酸铂)
	P	
paclitaxel (taxol)	PTX,TAX	紫杉醇(泰素)
Pemetrexed(alimta)		培美曲塞(阿灵达)
pingyangmycin	PYM	平阳霉素
prednisone	PED,PDN	泼尼松(强的松)
procarbazine	PCB,PCZ	甲基苄肼
	R	
raltitrexed(tomudex)		雷替曲塞
rituximab (rituxan, mabthera)		利妥昔单抗(美罗华)
	T	
tamoxifen	TAM	他莫昔芬(三苯氧胺)
tegafur(futraful)	FT207	替加氟(喃氟啶，呋氟尿嘧啶)
temozolomide(temodal)	TEM，TMZ	替莫唑胺(替莫待尔)

teniposide	VM－26	替尼泊苷(威猛)
thalidomide		沙利度胺(反应停)
topotecan	TPT	拓扑替康
trastuzumab(herceptin)		曲妥珠单抗(赫赛汀)
tumor necrosis factor	TNF	肿瘤坏死因子
	U	
uracil	UFT	替加氟/尿嘧啶(优福定)
	V	
vinblastine	VLB	长春碱(长春花碱)
vincristine(oncovin)	VCR	长春新碱
vindesine	VDS	长春地辛

附录二
患者体力状况的计分标准

附表 1　Karnofsky 评分(KPS)

100	正常，无症状和体征
90	能进行正常活动，有轻微症状及体征
80	勉强可进行正常活动，有一些症状或体征
70	生活可自理，但不能维持正常活动或工作
60	偶尔需要扶助，但大多数时间可自理
50	常需人帮助或医疗护理
40	生活不能自理，需要特别护理和帮助
30	生活严重不能自理，需住院，但无死亡危险
20	病重，需住院积极支持治疗
10	病危，临近死亡
0	死亡

附表 2　ECOG 评分

0	活动能力完全正常，与起病前活动能力无任何差异
1	能自由走动及从事轻体力活动，包括一般家务或办公室工作，但不能从事较重体力活动
2	能自由走动及生活自理，但已丧失工作能力，日间不少于一半时间可以起床活动
3	生活仅能部分自理，日间一半以上时间卧床或坐轮椅
4	卧床不起，生活不能自理

附录三
实体瘤疗效评价标准

附表 3　WHO 与 RECIST1.1 疗效评价标准比较表 1

疗效评价标准比较	WHO 可测量病灶	RECIST1.1 目标病灶
测量方法	两个最大垂直径乘积变化	最长径总和变化
CR	全部病灶消失维持 4 周，无新病灶出现	所有目标病灶消失，无新增病灶
PR	缩小≥50%维持 4 周，无新病灶出现	目标病灶最长径之和与基线状态比较，至少减少 30%
SD	非 PR/PD	非 PR/PD
PD	增加≥25%或出现新病灶	增加≥20%，或病灶直径总和绝对值增加至少 5 mm，出现一个或多个新病灶

注：CR (complete response)，完全缓解；PR(partial response)，部分缓解；SD (stable disease)，稳定；PD (progressive disease)，进展。

附表 4　WHO 与 RECIST1.1 疗效评价标准比较表 2

疗效评价标准比较	WHO 不可测量病灶	RECIST1.1 非目标病灶
CR	所有症状、体征完全消失至少 4 周	所有非目标病灶消失和肿瘤标志物恢复正常。无新增病灶
PR	肿瘤大小估计减少≥50%至少 4 周	无非靶病灶客观进展证据，无新增病灶

（续表）

疗效评价标准比较	WHO 不可测量病灶	RECIST1.1 非目标病灶
SD	非 PR/PD	非CR/非 PD:存在一个或多个非目标病灶和(或)肿瘤标志物持续高于正常值。无新增病灶,无非目标病灶进展客观证据
PD	新病灶出现或原有病变估计增大≥25%	非目标病灶进展,或出现一个或多个新病灶

附表 5 总疗效评价

目标病灶	非目标病灶	新病灶	总疗效
CR	CR	无	CR
CR	未达 CR/SD	无	PR
PR	无 PD	无	PR
SD	无 PD	无	SD
PD	任何	有/无	PD
任何	PD	有/无	PD
任何	任何	有	PD

抵错

EMBRACE IN ERROR

姬霄 著

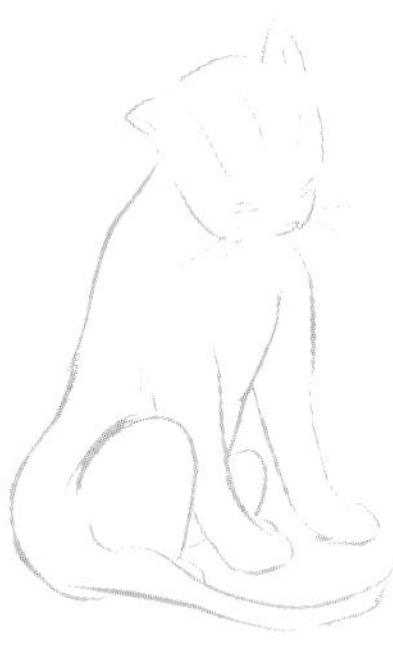

江苏凤凰文艺出版社
JIANGSU PHOENIX LITERATURE AND ART PUBLISHING, LTD

图书在版编目（CIP）数据

抵错 / 姬霄著 . — 南京：江苏凤凰文艺出版社，
2019.9
ISBN 978–7–5594–3482–1

Ⅰ . ①抵… Ⅱ . ①姬… Ⅲ . ①散文集 – 中国 – 当代
Ⅳ . ① I267

中国版本图书馆 CIP 数据核字 (2019) 第 056360 号

抵错

姬霄 著

出 版 人　张在健
责任编辑　丁小卉
特约编辑　慕　虎
装帧设计　一毫厘工作室
责任印制　刘　巍
出版发行　江苏凤凰文艺出版社
　　　　　南京市中央路 165 号，邮编：210009
网　　址　http://www.jswenyi.com
印　　刷　三河市中晟雅豪印务有限公司
开　　本　787 × 1120 毫米 1/32
印　　张　7.5
字　　数　130 千字
版　　次　2019 年 9 月第 1 版　2019 年 9 月第 1 次印刷
书　　号　ISBN 978 - 7 - 5594 - 3482 - 1
定　　价　45.00 元

目录

contents

第一章　清单

第二章　规矩

第三章 徒然的事

别册　不存在的日常

第一章 清单

妈妈的规矩必须遵守

“砧板你有的吧？太小的不行，我要擀面条。”电话里，是我妈。

“有。”

“盆？能和面那种。还有，蒸屉得带吧，上次去你那儿只看到一把平底锅。”

“都有。”

“平时灶都不开，家伙倒挺全的。”

“有有有。”

“有什么？你别不耐烦，我得准备周全，照顾好你吃饭就是我这趟的唯一使命。”

“你不是来参观毛主席纪念堂的吗？”

她愣了几秒，没想到我的逻辑如此清晰，突然一声怒喝——

"你管我！"

我呻吟一声，想象着她在灶台前炒小油菜的情形，味觉泛起苦涩的记忆。

在我妈的意识里，食材没有主次之分，但凡可以下锅的，绝不浪费，所以经常能在同一道菜里吃到昨晚的西红柿和前日的豆腐。一菜八吃，绝对忆苦思甜。

想起几日前对她的盛情邀请，此时的我追悔不已——真是纵虎归山啊。

"你要再这么折腾，就别来了！"我最终还是没冷静下来。

"凭什么？我偏来，我还要带最大的锅！"

我妈如火似雷的性子，来自她两个当兵的哥。我外公年轻时在林业局工作，专管山火预防，一入冬就要住进山里看林子，个把月不能回家。我妈就在哥哥们的军事化管理中长大，干什么都有从事革命工作的那种轰轰烈烈，吃大锅饭，睡大通铺，说到毛主席永远热泪盈眶。据她描述，她小时候饭前都要唱军歌。

我爹私下唤我妈"元霸"，不光因为她的名字里有俩字与"李元霸"谐音，还暗指她一碰就炸的脾气。他们是同学，读书时我爹和一伙男同学去女生宿舍串门，我妈正在隔壁午睡，被他们的笑声闹醒，气得咣咣捶墙。我爹隔空问："谁这么暴躁？”我妈充耳不闻，闷头猛捶，连天花板的墙皮都被震了下来。经此一役，她就得了这个响亮的绰号。

我爹爱说笑，常言年轻那会儿我妈一言不合就会使出奔雷手，杀名响彻校内外，但我没见过我妈动粗，顶多只是领一顿臭骂，想必因为她武学修为太高，不屑于对我这小孩出手。以暴制暴的通常都是我爹，他使的是内家功夫，柔劲，一脚踹在我屁股上，会感受到急刹车式的二段伤害，得停顿半秒我才会像炮弹一样发射出去。等我挣扎着爬回来，他就开始威胁：“换了你妈出手，你还能爬起来？”

所以，我妈虽没揍过我，但我从小就惧怕她。每当我做错事，她的眼神都让我明确感受得到周围温度逐渐下降到冰点。我想，这大概就是一代宗师的境界。成年后，这种畏惧感依然深埋在我心中。三十岁的人，春节在家睡个懒觉，听见我妈上楼的脚步声仍然会打一个激灵。当然，倒不至于还天真到相信她身怀武艺，而是我明白，我爹尚有几率被说服，但和我妈对抗就是逆水行舟，越努力越向着反方向发展。

她是个非常注重“规矩”的人，她的规矩没有商量余地，任何人都不能逍遥法外。她认为努力就应该有漂亮的分数，恋爱只是为了结婚，零用钱唯一正确的用途是购买文具，二流子才穿喇叭裤，还有，狗必须吃剩饭，喂它火腿肠简直是造孽。

“狗是宠物，不是你的奴隶！”我冲她喊。

“我倒想把它当奴隶，它能给我刷碗还是拖地？”

“但你养了它，就要对它负责。”

“我对它不好吗？我吃什么，它就吃什么，哪顿饿着它了？”

“它喜欢火腿肠。”

“你怎么知道它喜欢火腿肠？它更喜欢吃屎。”

长期的霸权统治之下，我的青春期产生了许多不必要的叛逆心理，会把喇叭裤折起来塞进校服裤子里，使用一次性的染发剂，还学会了抽烟。这些都是私底下偷偷做的。

在学校，我是一名规规矩矩的学生，因为成绩不错，老师都喜欢我。一天，有个隔壁班的混混命令我去帮他买烟，我不大情愿，他打量了我一番，确定我应该是那种没勇气反抗的乖乖仔，于是恶狠狠地说：“放学后你给我小心点！”

等到放学，他果然等在校门口。我拽掉校服，把头发倒梳起来，用一次性染发剂喷成了鸡血色，迎面走过去拍了拍他的肩膀。他竟然没能认出我，反而递来了一支烟。我问他：“你这不有烟吗？怎么还让我买。”他惊讶地看着我，半天才憋出了一句：“我靠。”

我的青春期没有爱情，准确地说，是没时间恋爱。自从和这些混混儿相熟起来，可以玩的事太多了：研究自行车的花式骑法，打篮球，追漫画，去池塘潜水，偷挖农地里的红薯和花生。这些活动带着女生太累赘，她们连树都上不去。这就是十三四岁的我，在我妈严苛的作息管理下见缝插针，夹缝中求快乐，度过了无数不为人知的美妙时光。

趴在河边的石墙上晒太阳的时候，我时常会陷入一种哲思：假如没有我妈的压迫，我还会不会玩得这么尽兴呢?大概率不会吧。就像通常情况下，人注意不到氧气的存在，只有深深憋住一口气之后才会发现，氧气是多么重要啊。而我，正因每分每秒都要保持警惕，才有了抵抗规矩，重获自由的强烈快感。

工作以后我去了外地，我妈经常梦见我突然失业，买不起回家车票以至流落街头。在她心目中只有两种工作，不会失业的事业单位和随时挂牌失业的私营企业。针对私企，在她心目中依然只有两个工种，一个是坐在办公室里的文职，另一个是保安。

我上班时偷闲打电话给她，她问我在干啥，我说："在外头负责盯活动现场。"她正色道："好好保护你们公司的财产，甭跟我闲聊。"我发小在老家超市工作，我妈一直声称人家是超市保安，后来才知道，人家是销售主管。

我弟，毕业后去了家游戏公司做程序员，我妈将他划到了坐办公室的上等人那拨，跟我通电话时经常会用痛惜的语气说："你什么时候能像弟弟那样，不用风吹日晒呀！"仿佛寒窗十载找份工作就是为了能够在室内吹空调。

“他工资还没我高呢！”我反驳她。

“那当然了，你赚的可是血汗钱。”她如此回应道。

每当此时，我都觉得我是一个靠卖血谋生的人。

我妈性子急，我爹却是个慢悠悠的人。他俩同年考的驾照，驾驶风格截然相反。我妈追求操控，坐她的车最不必担心的是迟到。她开车时喜欢自言自语，视线内的一切物体都可以是她的互动对象，每当超过一辆车、一群羊、一个路牌，她都会打招呼似的嘟囔一句：“走了！”我爹见不得她超车，只要他在副驾上，这时就会挤兑我妈：“你有对讲机？你是赛车手？”

我爹是道路文明大使，开车严格遵守交通安全守则，不管有多少车在他后头死命打喇叭，他都不紧不慢，还不忘对我谆谆教诲，说：“开车好比做人，不被外界干扰，固有嘈杂声影，吾自闲庭信步。”坐他的车，心急，红绿灯百米开外就开始减速，半小时车程能开出一个半。我家唯一一次交通事故就是他造成的——被后车追了尾。

我爹平日里话不多，但我妈能揣摩出他的心情。有一年他过生日，我和我弟都忘了，我妈电话打过来，只响一声就挂掉，我好奇地拨回去，她立刻接起电话，对我爹说：“听听，儿子来跟你说生日快乐了。”

日子相处久了，总有外人无法理解的默契。只是默契这东西，不是只有令人羡慕的一面。当真吵起来，因为过于熟悉彼此弱点并痛下杀手的时刻，默契将展示出它最毒辣的样子。

我妈一身江湖气，善应酬，她吵起架来合纵连横，常以“人家都说”作为起手式，援引民间对我爹的种种评价，得出一个“所以你不对”的结论；我爹则要得好一手野马分鬃，每当我妈以他人举例，他就会客观分析该人生平，得出“那人就是一坨狗屎”的结论，以不变应千变，将我妈的招式逐一破解。

紧接着，我妈则会使出一招反客为主，以“人家不行，难道你就行，你当年……”直攻我爹健忘的软肋。我爹被旧事的模糊细节所困扰，必将暂退几步，但他心理素质极强，虽处于下风，但仍能瞬间打出一套调虎离山来，用“你不行，你儿子更不行。这次考试成绩……”这等老生常谈，将矛盾点指向无辜的我，瞬间反打扭转局势。

所以遇见他俩吵架，我会立刻躲得远远的，以免成为最终的受害者。

我在外工作十年，我妈拢共只来看过我三次——怕花钱，但每次来，我们都要经历一次山崩地裂的争吵。

有一次，她刚进门就开始大扫除，上上下下擦个遍，连灯罩子也不放过。用钢丝球刷锅的时候，不知使了多大劲，把不粘锅的纳米涂层剔得一干二净，直接报废了。我劝她：“妈，没必要，你来玩，不是给我做清洁的。”她忽然受了委屈似的大哭，怪自己没用：“锅子也不会刷。”我劝了半天，她缓过劲来，又开始数落我：“你买的东西太金贵，以后我还是带自己的锅来。”

我久居城市，习惯了邻居间的冷漠，在同一栋楼住三年，也不知对门住着几口人。我妈一到，第二天就和邻居认识了，擀了面条让我送去。我不去，说：“你这是给人家添麻烦。”我妈纳闷：“好心好意，怎么成麻烦了？”

“人家不缺你这点面条，但收了你的东西，就得应酬你。以后碰上了总得热情点吧，笑不累吗？万一你有困难了，还得帮衬吧？你送得轻巧，但人家的心理负担可大了去了，以后连独食都不好意思当你面吃，这还不麻烦？”

“面条又不值钱，我也不图什么呀？”

“那不没事找事吗？在大城市里生活，自个儿都难顾周全，哪有精力再应酬别人？哪有资格接受别人的好？所有人的时间都贵着呢。工作上用脑过度，生活里还得关心你一八竿子打不着的邻居。对你笑，累都累死了！”

“你真冷漠！”

“这是规矩！”

在家里，我妈凭借她的规矩横行无阻，广受群众爱戴，但到了我这儿，她发现一切都行不通了：大老远跑到菜市场买的菜，没有我叫跑腿送上门的新鲜；陪我在咖啡馆坐，图便宜点了矿泉水，结果比咖啡还贵。更气的是，大清早她在图书馆被一年轻人拦住，捧着个捐助听力障碍群体的爱心牌，她捐了五元，对方开了口："最少二十！"

没几天她就闹着要回去。

"还是家里最舒服啊！"回到家，她躺在客厅的破沙发上用iPad跟我视频，发出这样的感慨，好像刚从战场上回来，一切又回归到了她的掌控之中。但过不久，她跟我爹吵了一架，又悄悄问我："我觉着你家里还缺一口锅，过几天我去给你捎上吧？"

现在我已经不怕她了，她的规矩不再成为我的，不晓得这算是她放弃了我，还是我已离开了她。

没有面酱的日子
本来也过得去

打电话给我妈汇报生活，提到面酱吃光了，让她寄新的来。

她说：“家里也没了。你奶奶做不成了……”

后面的对话是什么，不记得了。整个宇宙仿佛只飘着一句话：“酱没了。”如果告诉你“今日下午两点，世界上的盐吃光了”，你是什么心情？我的反应和这差不多。

在我家的餐桌上，面酱就是和盐一样常见的东西。贮酱的老坛子我见过，活得比我还久，长得比我还胖，那分量，敞开吃三十年也绰绰有余吧，怎么可能在我有生之年败光？

对，不是这一次，是以后都没了，永远都没啦。我心中泛起的感慨，就像读报时看到“最后一头白鳍豚消失”的新闻，啊呀一声忆起人类对自然犯下的种种罪行那样，我想起了许久未见到的奶奶。

面酱是奶奶亲手做的，商店不卖，饭店没得点。外头的酱，都不行。在我有限的认知里，会做这东西的只有奶奶一个人。

做好的面酱色泽黑里透点红，表层浮油，装在白色塑料桶里，年年都会自老家寄过来，一桶够全家吃好几个月。偶尔吃光了，却等不到新的寄来，我爹就会面色一沉，痛心疾首地说："这么久没回老家了，你们就不想奶奶吗？"道德高地被占，我和弟弟哪是对手，只得迅速缴械，慌张拾掇一番上路。回回如此。空了的酱桶就是我爹回家的船票。

坐车回老家要三个半钟头，主要花在盘山公路上。那山绕得远，地图上不到五十公里的直线距离，却硬生生盘出两倍多的路程。我晕车的毛病就是在这儿得来的。晕车的时候，我爹就安慰我："你在心里默数到一千，我们就到了。"我数啊数，好不容易数到了，他又说："再数一千。"

我们不在老家过夜，因为奶奶家没有足够的房间，而且手机信号也不好，别说上网了，短信也时常发不出去。为了能当天往返，我们通常只逗留一个下午，吃一顿饭。这顿饭很丰盛，有每个人爱吃的菜，平日里就餐的小方桌摆不下，奶奶就在院子里用条凳搭起长长的桌板。

山西人的餐桌，主食总是比菜多，包子花卷馒头面条，每一样都得搭配相应的酱料，盛着蒜泥、葱油、韭花和油泼辣子的小碗常备在席，唯独面酱是用大碗装的，因为吃得太快，人多的时候经常一顿饭就能见底。

小时候我偏食严重，不爱蔬菜和肉类，只愿吃馒头就酱，所以每次见面奶奶就会揶揄我："要是老家没有酱，是不是就不回来了？"我那时候脸皮还很薄，总是掩藏不住羞愧的表情，因为这的确是事实。

我不喜欢回老家，除了要忍受晕车，还因为老家什么玩儿的都没有。大人们说话的时候，奶奶就让一群孩子带我去玩，他们的爱好除了爬树就是玩泥，在泥巴上扎小刀或者捏坦克、大炮、地雷之类的东西。我不愿意弄脏衣服，只能在旁看着，心里十分寂寞。

再大一点了回去，奶奶依旧是喊来这群孩子。此时我已成年，不怎么露怯了，经常故作老练地掏出香烟问他们："抽吗？"年长的孩子接过烟会寒暄几句，但话题都是一些和年轻毫无关系的琐事，诸如哪家老人去世了，哪家搬去省城开了间面馆之类的。他们乐于将我称为"大城市来的"，但我家只是住在县城里而已。

年轻人都活得世故，反倒是老人更天真烂漫一些。与其说他们通透了世事，倒不如说他们忘记了世事。人想要活得痛快，必定要忘记一些事，我虽然还没有那么老过，但我就是知道。

我的太奶奶一百多岁了，身体依然硬朗。她是个强悍的女人，不乐意跟儿女们住，独居在村外的老宅。她那座院子因为疏于打理，院中杂草已经没过了膝盖。走进正厅，有无数干瘪的蟾蜍和蛇吊在梁上，像极了恐怖电影里的场景。我曾在书本中读到“寂”这个字的解释，宝盖头自然是房屋，“尗”和“又”则有杂草蔓延之意。深屋之下，草木丰盈，老宅将这份寂寞呈现得一览无余。

太奶奶家往上几代人都是开药铺的，算得上中医世家。每次见到我，她都会命令我喝一盅她的虎骨酒，说可以强身健体，并且单方面宣称她的长寿都得益于虎骨酒和剔骨肉。那泡虎骨的酒坛不知是何年何月留下的，酒封上的红布已被浸蚀成深褐色，散发着浓浓的中药味。我觉得不卫生，但还是要硬着头皮喝下去。

太奶奶家最出名的是五毒膏，能治疗各种脓疮。我爹说他见过太爷爷制膏，其中有一道工序是要将活蟾蜍用丝线悬在梁上，口中塞一方徽墨，蟾蜍只得不停吞咽，留下的涎液逐渐和墨汁融合，最终变成药材。我被这故事吸引，跑去问太奶奶是哪几种毒虫，可她并不回答，只是冲我摇了摇手，露出没了牙的微笑。我爹说：“这是不外传的秘方，你作为嫡长重孙，继承资格是有的，但问了就得接班成为五毒膏的唯一传人。”我反问他：“怎么没见你继承？”他顿了顿，坦白道：“我从小怕蛇……”就因为这个，五毒膏失传了，我感到很遗憾。

另一位急需我继承衣钵的长辈是我的大爷，我爷爷的堂哥。他住在我奶奶家斜对门，是永济尊村一脉的形意拳传人，世俗职业是铁匠，我常去帮他拉鼓风炉。一次，他问我愿不愿意跟他练形意拳？我问他：“怎么练？”他指指院子里一棵光溜溜的没皮大桐树说：“看到那棵树了没，都是我练功时打的。”他的态度过于真诚，令我不得不对他的深厚功力表示肯定，啧啧道：“这树可太惨啦！”

村里流传他年轻时和一位铁拐老太切磋的旧闻，那位老太是隐世高手，拄着十多斤的龙头杖，能徒步跃上墙，他们在麦场的土墙上交手，十几个回合后，我大爷被一脚踹下了墙头。讲述的时候我爷爷也在，大爷每讲一段就会问我爷爷：“你说，有没有？”我爷爷表情诚恳：“有。”二人应答如流。这种民间故事本不值得相信，但我大爷作为挨揍一方，还能不顾一代武学宗师的尊严到处宣扬，不由为它增添了几分真实色彩。

大爷的儿子因病去世了，孙儿比我小两岁，但和我一样，他对自家祖传的武学毫无兴趣。他的乐趣是整日揣着一兜火柴炮在村里溜达，研究不同自然结构的炸点，炸雪堆、炸草垛、炸牛粪，整个一恐怖分子。我问他怎么不当传人，他不屑地说："谁敢打我，我一炮就给他炸废了。"他结合从大爷那学来的打铁手艺，自主研发了一根足尺长的锡管，将火柴炮点燃插在锡管顶端，举过头顶，爆炸声响彻云霄，炸得全村的狗跟着叫。这个游戏因为危险而更显刺激，经常手忙脚乱炸了手。我离开老家时，他将这个发明送给我当礼物。

我的亲爷爷是木匠，我常央求他给我做木刀木剑。他告诉我："木是活的，不保养就会很快腐朽，所以作为江湖人士，最重要的是上蜡。"说完丢给我半根蜡烛，让我去给我的刀枪棍棒上蜡。假期一半的时间都耗在了这上头，以至于那年的暑假作业都没有完成，我妈揍我之时，打断了我磨得油光锃亮的少林棍。

除了做农耕工具和家具，家里摆放最多的爷爷的作品是棺材，主要有柳木和桐木两种。以前农村里流行土葬，棺材供不应求，他会多做几副当备货。不过近几年，村里的老人忽然都长寿了起来，棺材卖不掉，只能当贮藏粮食的容器。我和小伙伴玩捉迷藏，偶尔也会藏在里面。长大后去看僵尸片，看到屋里有一排阴沉沉的棺材，身边的人紧张得抓住我的手，我却有种莫名的亲切感。

村里需要木匠的活儿越来越少，家里的木器却越来越多，奶奶很焦虑，经常谋划着让我姑父把家具拉到市里卖掉。有一次回老家，她得意地告诉我爹，将爷爷做的桌子当成古董卖了。原来不久前家里来了位收古董的小贩，相中一张八仙桌，开价五百元收购，她见人走眼，当即拍板卖掉了。我爹纳闷，那张桌子一眼就看得出是新打的，怎么可能被当成古董？一问才知道，奶奶糊弄完人以后心虚，就答应了人家多送一对旧烛台的要求，这才是货真价实的老物件。

得知真相后，奶奶不知是为了麻痹自己，还是被小贩声东击西的骗术彻底折服了，开始极力贬低古董的价值，说："反正是不能为人所用的东西，和垃圾也没什么区别。"为了言行合一，她拿出自己嫁妆里的古董青花瓷盆腌咸菜，晒面酱。

晒面酱需要好太阳，所以只能在暑假里。有一年我爹工作忙，把我丢到奶奶家寄宿，奶奶家的大床正对的窗外是一棵大枣树，于是我总是在清晨就被蝉鸣惊醒。爬起来看，奶奶胖胖的背影正坐在树下，摆弄着她的青花瓷盆。我凑上前，只见她不停用木杵搅拌、加水，然后把盆放在石磨上，在三伏天的烈日下暴晒。

瓷盆里装的是什么，对我而言至今仍是秘密。几天过后，它就会开始长毛，先是白毛，再是绿毛，最后是黑毛，等到霉变期过去，酱就晒成了。半成品的生酱，有着绸缎的光泽和纹路，凑近了可以闻到一股淡淡的咸味。

奶奶不准我去窥探瓷盆中的奥秘，说被看多了，酱的性格会弄丢。我问她："面酱又不是人，能有什么性格？"她说："你知道女娲娘娘嘛，人可都是面酱捏的哩！"这种糊弄人的话她张口就来，被拆穿了就笑。我猜她是怕我伸手乱碰，污染了面酱。

需要晒三个月之久的面酱，的确很脆弱，别说用手碰，就算落进几滴雨水或者几点浮灰，味道就会天差地别。为了一口下饭的佐料，要经历这么漫长的等待，都足够谈一场短暂的恋爱了，大人的时间还真是不值钱啊，那时候我经常这样想。

晒好的生酱要下锅翻炒一下才可以吃，热油里下葱花，一瞬间将隐匿的酱香逼出来。往往是清晨时分，这股浓郁的香气会从厨房一路高歌猛进冲到卧室，杀得我睡意全无。

我爹喜欢用刚出笼的热馒头夹生葱丝、油泼辣子和面酱吃，我和弟弟则偏爱老家的吃法，将馒头切成麻将牌大小，在热面汤里焯一下，然后每一块均匀抹上面酱才入口，方便又美味。有一次我特地下厨给别人展示，他们惊讶："都不用配菜吗？是不是太简陋了？这真的会有滋味吗？"我只得暗自摇头，他们错过了人间至味。

成年以后，虽然居住在更遥远的城市里，但我并没有察觉到面酱的难得。和奶奶一样，我妈每隔一段时间就会给我寄一罐过来，我一人独享，可以撑半年甚至更久。

大多数时间，面酱罐只是在厨房的角落里生灰，因为比起炒酱这道工序，叫外卖更简单一点。只有在不知道吃什么好的时候，我才会想起它，独自炒一大勺酱，将冷掉的馒头在微波炉里加热，搭配面酱和油泼辣子一起吃，有很多个夜晚我都是这样度过的。

这样的东西，以后再也吃不到了。原本对面酱不在意的我，忽然间变得耿耿于怀起来。

我妈告诉我，奶奶的身体已经大不如前，起床都很吃力，面酱是肯定无法再做了。听到这个消息，我感到一阵难过。奇怪的是，我竟然不是因为奶奶的日渐衰老而难过，而是在为再也吃不到面酱而难过。一想到那熟悉的味道从此将在我的生命里消失，我就难过得想死。

我真是不孝顺。

面酱是突然消失的，而奶奶一点点的老去，却是我早已知道的事实。我难以接受突发变故，哪怕是为了一罐面酱，但对于缓慢的离开和一早预知的巨大悲伤，我却表现得波澜不惊，仿佛习以为常。

“要是老家没有酱，是不是就不回来了？”现在回味奶奶的这句话，才体会到几许现实的残忍。也许，很快我会习惯这种失去，而人生中又有多少可怕的事正在缓慢地发生呢？我的太奶奶去世半年我才得知这个消息，假如老家连爷爷奶奶也不在了，那个地方就真的与我彻底无关了吧。老家是这样，我自己的家乡呢?

绝境到来之前，只有细碎的、一点一点不伤和气的缺失，而我正如此循序渐进地妥协着，意识不到它将给我生活带来怎样天翻地覆的改变。

我的爸爸是诗人

跟我爹申请说："我想写写你。"

我爹说："可以，但要声明一下，我是一位诗人。"

就由这里说起吧。对，我爹是位诗人。

早年间我翻箱倒柜时，在一本破旧诗刊上读过他写的诗，题目叫《反方向》：

你向我走来
时间却向反方向溜去
这是我们仨的相遇
从此各奔东西

问我爹："这写的是什么？"

他：“不知道。”

我：“你能不能拿出点诗人的素养。”

他想了想：“这首诗是我在你出生那年写的，意思是本来只想跟你妈享受二人世界，不打算要你，但却意识到父亲的职责，选择让你来到人间，然而要了你之后才发现，真的很浪费时间。回头看看，既没有二人世界，更没有父子情深，什么都没落下。这是两难的抉择，是一种人生悔悟……”

我：“你还是别说了。”

我爹从小对我的教育方式奇诡。小时候住郊区，家里总是停电，每当此时都是我和我弟的噩梦。我爹点起蜡烛，将我俩关在卧室里开始讲鬼故事，待将我俩吓得魂飞魄散之时，从身后掏出一本唐诗选辑教我们背诵，背不多时，将我二人赶出卧室，在门外背诵，如背不出就不能进门。

我和我弟被吓得不轻，俱专心背诗，走向那黑漆漆的门外时犹如临上法场，不过几十秒的工夫，却仿佛恶鬼正在身后。起初作业还是绝句、律诗，后来难度加大，某次轮到我弟背诵一首《春江花月夜》，统共三十六句，他几乎是在黑暗中号啕着背完的，现在回想，也不免好笑。

别人家爹妈都爱在人前夸自己家孩子，但在我爹嘴里，我几乎没听过一句好话。有一年年关，邻居到我家话家常，我在侧座服侍。邻居看我一眼，问我爹：“你家小子也毕业了吧，找了啥工作？”我爹目不斜视放下茶杯说：“无业游民，终日流浪。”那邻居本欲炫耀自己儿子找到好工作，忽然无从下口，只得客套几句，恹恹离去。

又过一年，还是那位邻居来做客，我依然在旁边斟茶。这次他有备而来，先问我：“听说你在北京工作啦？”我乖乖回答：“对，在一家电影公司……”邻居又问：“做什么呢？每月能拿多少？”我爹接过话茬：“临时工，还是月光族。”邻居听了大为兴奋，开始长篇大论说他家儿子有多出息，顺带还安慰我爹几句，说我以后肯定能成大器。

等邻居走了，我憋一肚子气问我爹：“你就不能盼着我点好？”我爹说：“临时工有啥不好？你既然知道人家是来攀比，就让他炫耀够，他说完该说的自然就走了，难道我跟他对着攀比，那我球赛还看不看了？”

这就是我家的日常。

据我爹说，这是他从《笑傲江湖》里悟出来的大道理，叫作无招胜有招。用这招对付我那爱唠叨的妈以及一干亲戚邻居无往不利。照他的话说，费那么大劲争出高下，连一个包子钱也挣不到，何必浪费这大好时间。只是坑苦了我和我弟，走在街上邻居家的叔叔阿姨们都用同情的目光打量我俩。

除了这份不合时宜的执拗，我爹还是有几分诗人雅致的。

在我年幼时，我爹经常会和三五好友上山打猎。犹记得当时一众人在山间盘桓了一个上午，一只麻雀也没打到，倒是采了许多白蘑菇。又行几里路，我双脚又肿又痛，赖在地上不愿前行。我爹说前方有个大湖可以游泳，哄得我又站起身来，满心想着那个湖，但又走了好远，仍听不见半点水声。我怀疑他骗我，哭闹起来。他单手将我一揽，抱在肩头说："不信你看。"我顺指眺望过去，果然有一山间小湖。走到近前，我爹将我拎到湖水及膝处玩耍，山泉清凉，还有鱼儿萦绕趾间，痒得我哈哈大笑。我爹很得意地说："我猜这里有湖，果然就有。"原来他当时真是骗我的。

那段时间，每逢周末，我爹便带齐一家人去野外摘菜，他总是背剪双手，在田野里四处寻觅，我跟弟弟问他在找什么。他便教我们分辨茼蒿臭蒿，夏枯草青葙子。弟弟采到一支红色的狗尾巴草问他是什么，他说这是鹤顶红，有剧毒，吓得弟弟立刻撒手。

他喜好养花，偶尔会带着麻袋和铁锹，去林荫茂密处取土，说这是天底下最有营养的土，是宝物。我和弟弟争相探着脑袋去麻袋里瞧宝物长什么样，结果被臭得一下午都说不出话来。

我爹不仅好游玩，且擅烹饪，这本领在我十多岁时才显露出来。某次我妈在街边买来的熟食，被他吐槽难以下咽，我妈愤愤反驳："你这么有本事，恁不自己做？"我爹二话不说钻进厨房，半晌，端出一碗熟牛肉，细看只拳头大小，端上桌时肉色微红，憋着热气。等到吃的时候用筷子一戳一扯，蒸气瞬间冒出来，肉筋相连的部分像丝絮，紧接着他又变戏法似的端出一排小碟，盛了蒜泥、辣油、椒盐。我和弟弟一尝，大呼好吃，我妈气得在旁骂我俩白眼狼。我爹在旁兀自叹气：“早知道不露这一手了，以后怕是都得我下厨。”

打记事起，我爹就是我的偶像。

记得大学毕业时我想给弟弟买个手机，正好自己也打算换新的，就计划把旧的给他。结果被我爹一顿骂，说：“如果想表达心意，就做百分百的努力。”这句话虽然后来被证实是他懒得给我弟买手机，故而借花献佛，但却一直影响着我。

长大后总是听人说，“她什么要求我都答应了，我只是态度不好”，“所有的苦差事都是我一个人做，我凭什么不能有脾气”。其实这特别蠢，明明你做了对的事，却要让对方不那么满意，何必呢？要么别做，要做就做全套。

还有一次，是我人生头一回去外省工作，我爹叫我坐大巴车去机场，我妈不答应，说我行李甚多，拎着去车站多有不便，遂打电话拜托顺道的同事捎我去机场。在家门口等那位同事的时候，外头下了好大的雪，我爹握着我的手却出奇得热，缓缓道：“出门在外，不能强求别人，也最好不要相信任何人的许诺。”

那时的我还很幼稚，且自以为聪明，对他的教诲不屑一顾，反驳道："你们成年人那一套我都懂，无非是想说外面的人都很虚伪，可是我要诚心待人家。别人怎么会无缘无故骗我？"我爹笑了笑，捏着我的手说："倒不是怕你被骗啦，只是带着期许的人生，尤其这'期许'是需要别人给予的，会没那么轻松。"

偶尔，我爹也会突然冒出诗人的灵性。

有一天新闻里说："中年人大都这样思考问题：大酒大肉没有粗粮健康，鸭绒被不如新摘的棉花暖和，农家收来的鸡蛋就是比市场上的新鲜。"我跟我爹探讨两者的可比性，我说中年人迂腐，他思考了一下说："我们只是不善变。十五岁的时候我跟你一样追赶流行，但五十岁的时候我开始热爱俗气的一切。你觉得是我老了吗？不，我只是一如既往地热爱十五岁时喜欢上的东西。"

一瞬间，我想起父辈的过去，他们也曾有过青春年少，热血往事，觉得很忧伤。但我爹又拍拍我的肩膀说："那些老古董当然过时了。你是不是傻？"

这就是我爹，套路极深，你以为他给你警世恒言，他就端一盆心灵鸡汤；你道他会赠你过来人的忠告，他又像个长不大的顽童，丢来一串正经八百的谎言。

我休假回家，因为在外有熬夜的陋习，总是睡到晌午才醒，惹得我爹每天都在跟我的赖床斗智斗勇。一开始总是大吼菜都炒好了你还不起床，结果下楼一看菜都还没切；后有一次，我在睡梦中忽然听到他推开门兴奋地说："下大雪了，快看！"我穿好衣服蹦跶到窗前，一看啥都没有。某次更过分，我爹推开门很急切地说："你妈被狗咬了。快跟我去医院！"起了床发现我妈还没起床。

几次下来我已有所防备，对他的话不理不睬，照旧抱着枕头睡大觉。结果有一天正睡着，他忽然一脚踹开我卧室的门，很生气地说："你到底给不给我面子！"长大后我从未看到他发这么大脾气，吓得赶快蹦了起来，过了会反应过来，起床和面子有什么关系？他铁定是在跟我妈打赌，看谁能把我叫起来。

我爹比我更爱流行事物，有了微博以后，我第一时间给他注册了账号。起初他兴致寥寥，直到我叫几个朋友关注他，做他的粉丝，他才玩起来，没事在上面发表对时事的观点看法，看到有人评论就很高兴，热情地跟人家讨论，不知不觉竟赚了两千多粉丝。

有一次我看到有人在他微博底下说难听的话，我很生气，冲上去要骂人。我爹说："你别生气。我们要允许有人和你观点相左，哪怕是用刻薄的方式。"我说："你当然可以允许有人和你观点相左，但我不能容忍有人对我爹刻薄。这是两回事。对伤害‘自己爱的人’的人失去理智，在我看来是最大的理智。”我爹不说话，过了一会儿，把那条微博删了。我问他：“为啥删微博？我还没骂够呢。”我爹“切”了一声说：“你感动我一个就行了，还想感动谁啊？”

前段日子，我爹和县里一众文人搞了个公众号，整日在上面吟诗作对，自娱自乐。只是这公众号读者甚少，阅读量经常可怜得不过百。一次，我顺手转发了他的诗到朋友圈，结果那次阅读量迅速破了千，我爹啧啧称奇，以后每当发表新作，都会暗示我转发。只是让朋友们捧一次两次场容易，次次捧场就难了。有一天他发表了新作品，我自个都懒得点开，直接转到了朋友圈，到了晚上，他忽然打电话过来。我接起电话，他喝多了，伤心欲绝地说：“儿子，你的人气……已不再……”我一头雾水，他接着说：“你……转我的诗……到朋友圈，一个阅读都没有……增加……”

都说人越长大，越容易伤感。这在我爹身上却很难实现，他总是将自己捯饬得像年轻人，牙齿发黄就去洗牙，白发刚生就去染黑。以至于我从来不觉得我跟我爹是两代人。我玩的游戏他也玩，我看的电影他也看，会跟我的朋友一起聊股票，也会在酒席上和他那些同事推杯换盏时，冲我无奈地一笑。他让我觉得，一个人的年纪与肉身并无关系，在于他的表情，他的习惯，他所喜欢相处的人群。

我在外工作多年，回家频次渐少，原先仅春节回去一次，今日一算，已经两年没有回家。有一天半夜刮台风，吹得窗棂哐当作响，发短信问我爹家里有没下暴雨的事儿，结果他竟然醒着，还回了我个电话，说一个人坐在电视前看台风直播，又说台风可能是索马里海盗和基地组织共同研究的天气武器，在搞破坏。

那一瞬间，很想回到小时候，剥橘烹茶，听他扯天扯地。

在没有雪的冬天读诗

这个冬天，北京没有下雪。

在北方，没有雪的冬天是铁锈味儿的，枯涩、严凝、不近人情。连风也没精打采，只知道抽打树杈上的塑料袋，感叹乏闷的绵长。生在北方的我，见不得这无雪的冬天，仿佛饭菜里没撒盐巴，下火锅不点毛肚。况且今年南方各地都有雪报，还净是大雪，优势一方被压住一头，就愈发觉得不开心了。

儿时课文中有《湖心亭看雪》，说的便是南方雪景。“大雪三日，湖中人鸟声俱绝。是日更定矣，余拏一小舟，拥毳衣炉火，独往湖心亭看雪。雾凇沆砀，天与云与山与水，上下一白。”课堂上读罢不免哂笑，南国的雪，淅淅沥沥，落地即消，哪里比得上北方大雪豪迈。长大后查阅资料才知道，明末清初，有长达半个世纪的小冰川时期，苏浙一带的严寒堪比东北，难怪会形成雾凇景观。

北方雪的莽，最初是在武侠小说里品出意味的。华山之巅，杨过巧遇西毒北丐，目睹那场昏天黑地的大战；长白山麓，萧峰到此寻参，在皑皑雪海中屠熊搏虎；胡一刀和苗人凤的生死比武，亦在辽东的纷飞大雪里。银絮飞天，琼瑶匝地，一片苍茫之中总裹着英雄儿女的身影，他们的快意恩仇，滚烫热泪，挥洒在千山暮雪间，冬日的盛宴便也潇洒开场。读罢半本小说，望向窗外已经是雪片簌簌，屋头炊烟袅袅，室内则有红泥小火炉，佐白干，熟羊肉，这才有了北方的气息。

那时，爱雪的心情更多在诗里头。

我家住在山阴一侧，冬日里积雪封路，学校单位总是放假，我爹便在家中教我和弟弟读诗。最常读的是那首《江雪》，“千山鸟飞绝，万径人踪灭。孤舟蓑笠翁，独钓寒江雪”，因为柳宗元就是我们家乡人。我爹端出一盘草莓，让我和弟背诗，每背下一首与“雪”相关的诗可吃一颗。我弟张口就来：“靖康耻，犹未雪”。我爹爆笑如雷，留下他一脸茫然——这不是有“雪”吗?

我爹尤其爱雪。每当雪晴，他总会带全家去后山走一趟，收几袋雪水回家，密封在油桶里，用于来年浇花。有诗曰：“有梅无雪不精神，有雪无诗俗了人。”我爹遇见雪就好吟古诗，偶尔兴致来了，还会即兴创作几首不着韵的诗。

某次正在雪径中散步，他缓缓道："没有雪，冬天也会过去；没有花，春天也会过去。"我和弟见怪不怪，相视一笑，心道此人又在矫情了。只听他接着诵道："没有快乐，日子也会过去；没有公理，屈辱也会过去；没有诗歌，历史也会过去。"诵完，他叹了口气道："只是有点煞风景而已。"

那时我正遭遇一些工作上的烦扰，因为作词的事被外界许多声音抨击。我爹安慰我："诗词只属自我感触，不必介怀他人的评价。如果连诗歌都需要一种绝对的标准束缚，那定然算不得上乘了。想要快乐，就要让自己不念俗务，常怀诗心。"他是有诗心的人，我不是，所以他比我快乐。我在外地，想学他弄花赏雪，但又不得其法，常常将家里的盆栽养死。

不知道是不是温室效应的缘故，儿时的大雪天比现在要多得多，一个冬天，陆陆续续能有十几场雪。路面的积雪被行人踩成实心的冰坨子，车轮碾过都不留印痕，我们上下学的交通工具就变成了雪橇。雪橇有木制和铁制的，但最常见的是用硬纸壳做成简易版玩具，前头栓一根缰绳，找一条坡度合适的大马路，一溜到底。但如果缰绳控制不得当，翻车也是常有的事，只是那会儿身体都皮实，摔多狠都能爬起来。

一次，我和我弟用装冰箱的纸壳做了一个双人雪橇，选了处最陡峭的结冰路面试车，结果速度过快，两人直接翻进了沟里。我擦破了皮，我弟直接昏了过去。我赶过去使劲拍了他两巴掌，他才悠悠醒转，问我：“哥，我们是不是被汽车撞了。”我说是。

那时总盼望下雪，下雪要做劳动，全校师生都会被组织到校外铲雪。我是班长，可以暗箱操作，把我和我喜欢的女生分配到一组。小屁孩想接近异性的方式就是欺负她，所以一路上很多男生朝她身上丢雪球，于是我就守在她身边，用小铁锹帮她挡下一个又一个雪球。

寒假前夕，不知哪来的流行，我们听说了情人节这节日。早熟的男生都开始送女孩礼物，我朋友也准备赶这个时髦，但他不好意思亲自送，派我去当快递员。我捧着精致包装的礼物在他暗恋的女生家门口徘徊，恰巧遇见了我的女孩放学。她问我在干啥，我说帮谭冰送礼物。她问：“盒里装的是啥？拆开看看呗。”我忙说不行。她哈哈一笑说：“逗你玩呢，你说咋没人送我礼物呢？”说完也不等我回答，没心没肺地踩上单车走了。我看着她的背影，暗自决定要在这个寒假让她也收到礼物。

那天回去，我第一次偷了我妈二十块钱，夹在内裤里带出来，到精品店买音乐盒。那年代的精品店里好像只有贺卡和音乐盒，除了外观不同，播放的音乐千篇一律，都是那首《致爱丽丝》。为了显示与众不同，我还附上了一首诗，一首抄来的情诗。我在我爹的藏书翻了整晚，才在一本外国诗选里找到一首看起来像表达喜欢的诗：

你的目光好像蒙上一层迷雾；

你神秘的眼睛闪动着温柔、幻想、残忍，

思索着天空的苍白和萎靡不振。

……

此时，迷恋的心灵变成愁思的眼泪。

……

哦，危险的女人！哦，迷人的气候！

我也同样爱你的雪和冰霜，

从无情的严冬寻求，

那比冰和剑，更锐利刺人的快乐。

就是这首波德莱尔的《阴沉的天空》，被小学六年级的我无情篡改，删删减减成了一份蹩脚的情人节礼物。回想起来，篡改的形式虽然拙劣，但做这件事的我，却好像一个真正的诗人。后来读李其纲在《文学从诗歌开始》书里的自序：“一个十六岁的少年，他即使不会写诗，也会是一个诗人。”我忽然就笑了，想起当年的笨拙。

诗人不会长大，诗人永远有着像玻璃般透明的孩子气。石川啄木在自己重病不治的情况下，仍然探头探脑地想知道深夜里那声尖叫来自哪个病房，李清照会和赵明诚赌谁背书更准，周邦彦就算惹皇帝不开心，也要给心上人写吃醋诗。诗人天真烂漫，才有“燕山雪花大如席”的夸张，才有“若流风之回雪”的浪漫。

有诗心的人，一次夜宿，一场风雪，都可慢慢品出别样的滋味。只是到了如今这个年纪，生活节奏愈发疾速，我们渐渐失去了读诗的兴致。就像不下雪的冬天，四季濒临融解，冬天仍能吃到热带水果，我们也很少再有来自时节的感怀。

人生如寄，四季长春，再严苛的寒冬似乎也变得不疼不痒了起来。

长大后的人生不如诗，因为我们的目光不再会放在这些细枝末节之上，不会再单单因为一场雪而去想一个人，赴一场约，那都太幼稚。当生命告别了诗意，时间就会开始疾驰。我们一路摸爬滚打，来到成熟这个车站，继而选择轻装上路，抛下曾经那些无关紧要的诗意，只是这辆列车会越走越快，快到让你忘记目的地，忘记来时的缘由。

生命的质感不来自你奔跑的速度，而在于你从它那儿借取的力量。在时光中疾驰的时候，别忘了停一停，看雪。

世界杯不能没有意大利

凌晨躲在卧室里看世界杯，葡萄牙在比赛最后一刻三比三追平西班牙，C罗上演了帽子戏法。小组赛以来，这是最令我热血偾张的一场比赛。最后的前场定位球，C罗临危受命，他拉起裤管，亮出大腿外侧虬结的肌肉，似乎在向世界展示神的力量。助跑过后，扎实的一记劲射，足球冲破人墙入网，我情不自禁跟上一声喝彩：“好！”这时，客厅的灯忽然亮了，原本躺在沙发上打盹的我爹，隔老远问我：“比赛开始了？”

“踢完了。这场太好看了，两边各进了仨，不要钱似的。”我回答。

“足球啊，还得看意大利的。对了，意大利是哪天？”

“爸，您这球迷也太水了，这届世界杯意大利都没出线！”

话音刚落，我爹坐起身一脸震惊地看着我：“世界杯怎么能没有意大利？”

我爹是意大利球迷，更确切地说，是罗伯特·巴乔的球迷。我刚懂事的时候，一家人住在单位分配的平房里，床头的天花板被老鼠掏了个洞，我爹就用一张海报遮在那儿。那是一个足球运动员的照片，他穿黑红相间的球服，留着络腮胡和马尾辫，低头凝视脚下的足球，在他右边，喷绘着“忧郁王子”四个花里胡哨的大字。

“他是哪个国家的王子？”我躺在床上问我爹。

“意大利的。”

“意大利的王子怎么一点都不帅？”

“你懂个屁。”

意大利队踢球最帅、最牛、最养眼，这是我爹从小给我灌输的思想。在他眼里，其他国家队都是过家家，“徒有其表，缺乏内涵”。我不明白，就看场球赛他是怎么上升到内涵的。

1998年世界杯的时候，我上小学五年级，吃虾条吃出了一张博格坎普的球星卡，可以兑换五元现金，从此，我踏上了收集球星卡的不归路。在我收集了二十多张球星卡之后的某天，我爹忽然兴起，跟年幼的我探讨了一下午足球，并且成功把我惹哭了。他说：“你的收藏太垃圾，没有巴乔的球星卡，不配叫球星卡。”我拿出一张意大利队的马尔蒂尼给他看，只能兑换一块钱，我爹出离了愤怒，严禁我再吃那牌子的虾条，说：

“这帮商人根本不懂足球！”

当时的我正值我妈严管下的青春叛逆期，为了对抗我爹的足球暴政，我开始喜欢法国队、巴西队、德国队，总之谁跟意大利队比赛，我就支持谁。哪个队赢了意大利，我就封他为王，把他们的海报贴得到处都是。

我和我爹在家看世界杯转播，每场都是硝烟弹雨。记得有一场四分之一决赛是意大利和法国踢，比赛拖过了加时赛，进入点球大战。我爹念念叨叨：“点球是意大利的克星。”说着竟然双手合十开始祈祷。我见势不妙，也开始用同样的姿势帮法国队作法。

最后，意大利队的阿尔贝蒂尼果然射失了点球，法国队赢了。我欢呼雀跃开始唱“Go go go——”我爹神色微变，盯着荧幕半天不说话，忽然表情一沉，关掉电视问：“你作业写完了吗？今天不写完就不准睡觉。”那天我哭着写到凌晨一点，最后在书桌上趴着睡着了。

初三时我被送去寄宿学校读书，与世隔绝的封闭式管理。那年是韩日世界杯，中国队史无前例地首次出线。

宿舍里没有电视，全校男生都想方设法从外界获取比赛的信息，还有人偷偷撬开多媒体教室的门看球。但还好我有个球迷爹，他每天跟我在电话里汇报小组赛的最新战况。当中国队小组赛三连败的消息传进校园，周围一片呜呼哀哉，我爹却很淡定：

“咱们的足球事业，确实比不上人家，能进世界杯就不错啦！”

“哪怕进一个球也好啊！”

“足球嘛，哪来的侥幸？体育竞技拼的就是硬实力！”

到了八分之一决赛，意大利队输给了韩国。

“裁判太坏了！”我爹一改常态，格外愤愤不平。

“咋回事？”

“吹黑哨呀，一开场就给了韩国队点球，意大利队的球员都被人踹到脸上了，竟然给了受害者红牌，最后还要判意大利队进球无效。”

“那也可能是真的犯规了呢？”

“无耻！”

“你克制一点，不要双重标准啊。”

“不要脸！”

“冷静——”

“所以你要好好读书，不要老想着逃课去看球。”

“这跟我好好读书有什么关系？”

“没什么，你妈刚才在旁边。”

后来事实证明，那年的世界杯确实存在黑哨丑闻，意大利队和韩国队踢的那场球更是被排在十大黑哨丑闻第一名，但是像我爹这样幼稚的球迷，我不晓得天底下还有几个。

他说意大利队的足球才是艺术，五星巴西虽然看上去牛哄哄的，但个个都像要杂技的，不登大雅之堂。我说："那法国足球也很艺术啊，齐达内的脚法多赏心悦目啊。"我爹哼了一声："齐达内要不是去了尤文图斯（意大利足球俱乐部），他哪里懂艺术是什么。"每当听到他偏执的言论，我就在旁边无声冷笑，心道："那又怎样？意大利还不是夺不了冠军？上次世界杯冠军还是1982年好不好！"

2006年世界杯决赛，我在北京，意大利终于赢了法国，成功夺冠，而关于这场决赛的头条新闻却是齐达内，他头槌马特拉齐被红牌罚下，背对大力神杯离开时的落寞身影，让无数球迷感慨。我跟我爹通电话："意大利赢了，你高兴了吧。"我爹沉默了一会说："这球赢得不地道。"我说："怎么不地道了？"我爹说："球场上靠脚下功夫说话，用嘴巴就坏了规矩。如果一个人只会想尽方法去赢，那么他其实已经输了。"

当时我不理解他这番话，我在北京刚参加工作，也是想尽方法赢得胜利的那种人。在广告公司里，我跟客户套近乎，用公关手段夺得想要的项目。在我供稿的媒体单位，我跟编辑关系特别好，熟到有时他不发我的稿子都觉得不好意思。但很久以后我才发觉，得到一个项目，发表一篇文章，其实都不重要，重要的是项目你能不能做出彩，文章能不能写更好。依靠关系的确可以得到机会，但脚下的功夫不到位，一切都是枉然。

工作进入正轨之后，我回家的次数渐少，跟我爹的联系也从每周一次变成了每月一次。以前我们经常在电话里可以聊一个多钟头，从足球比赛聊到世界历史，如今却只剩几句不疼不痒的问候。

南非世界杯，我因为工作忙压根没看，问他看了没有，他说他也没，说完又补了一句："现在的球赛踢得特别没劲，每次看都睡着。"我说是。一时之间，我们竟不知道该继续聊些什么，客套着挂上了电话。

上届巴西世界杯，正巧赶上我休假，于是回家陪我爹看了两场球。我爹神秘兮兮地问我："知不知道巴神？"我说不知道。他又开始兴致勃勃跟我讲了巴神的由来，我才有点印象，那是意大利队的巴洛特利，有段时间他的整蛊表情在网上爆红，但我一直不知道他的名字。我奇怪地问我爹："不是说不看球了吗？"他诡黠一笑："意大利还是会看的。"

"意大利现在还有什么球星啊？"

我爹如数家珍地说着那些球员的名字："皮尔洛、布冯、巴洛特利……"

"那你现在最喜欢的球星是谁？"我问。

"说不上喜欢吧，巴乔退役以后，我就只是随便看看了。"

“那你还挺厉害，随便看看还记得住这么多现役球员的名字。”

“这不是你回来嘛，不补一下课，看球都没得聊。”

其实我爹不知道，他说的许多名字我也不甚了了。作为一个伪球迷，除了世界杯之外，我从来不会主动去看体育频道。以前我时常觉得，如果我从小热爱足球，没准可以让我爹更开心一点，但渐渐地我发现，也许他的想法和我一样。年轻时他对足球也许是一种爱好，但有了我以后，足球比赛也慢慢变成了维系我们话题的一种介质。

它很重要，但已经不再是曾经的那种“重要”了。

如今，我爹的精力已经跟不上年轻时了，无论多精彩的球赛，看到半场就发现他在身旁开始打起呼噜，等到比赛结束再揉揉眼睛问我：“几比几了？”就像这届俄罗斯世界杯，没看新闻的他压根不知道，意大利和荷兰都没有进入这届世界杯。

而已近中年的我，也不需要听他汇报每一场比赛的战况了。凌晨时分，看着他在沙发上睡得东倒西歪和桌上剩下的半瓶啤酒，我有些感慨：我们对足球的热爱也许都是爱屋及乌吧，但如果可以，还是想和他一起看很多很多届世界杯，假装对立球迷去争执一辈子。

这样度过三十岁

友人写的文章里有这么一段：她儿时随母亲出门，遇见一位远方亲戚，她叫他叔叔，母亲说人家才三十岁，该叫哥。她不服气，心想："三十岁和五十岁也差不了多少呀。"几年前看到这段时，我曾会心一笑，但三十岁以后再想到，忽然感到一阵心酸。

不知不觉，我也到了被人叫叔叔的年纪了。

三十岁是成年人视角的开端，最显而易见的是他的目光不仅仅停留在自己的身上了。在十来岁的孩子眼里，三十岁以上的人属于另一种人类，"和五十岁也差不多"，这话到底也没说错。

人的一生会经历两次成年礼，十八岁是发育上的成熟，三十岁则是意识里成熟。三十岁，还不到那种历尽沧桑、看穿尘世的年纪，却已拥有一种具有因果关系的思维固化。三十而立，说的是到了这岁数的人，都已经拥有了一套能说服自己的人生观点，它不一定正确，但它与你的行为严丝合缝，是人立于世的根本。

终于来到这个年纪，我觉得有必要整理一下属于我的人生观点：

一、一个人的深情有限，你给了甲，就无法再给乙

也许五年前我还不会这样想，那时的我热衷于呼朋引伴，自称友谊没有边界，人生更须尽欢。展开世界地图，每一座著名城市里都有我的朋友。电影《后会无期》里的马浩汉有一句台词，“不管走到哪里拉屎，总有人给我送纸”。我认为他说的就是我。朋友多路才广。米尔格伦有一个六度关系理论，大意是你想认识一个人，托朋友找朋友找认识他的人，之间不会超过六个人。也就是说，通过六个人，你可以认识任何人。年轻时的我有一百个朋友，我觉得我拥有全世界。

然而到了三十岁，我再也不想交很多的朋友了，四海皆朋友是年轻人的雄心壮志，我只想守着安分平凡的微小友情。一个人不止深情有限，连宽容、责任感、热血、由衷为他人高兴的额度也有限，你无法平等对待所有人，给了甲，就不能再给丁，因为平均分配之后，一切都显得不再真诚。

同时，我不再花费力气去结识那些所谓的成功者了，因为我发现社交和友情是完全不同的两码事。社交是寻找合作伙伴，这种关系的基石是利益交换，你必须渴望从对方身上得到一种满足感，物质上的、格调上的、技力上的……失去这个前提，你就失去了有效的社交。

而友情则无所谓得失，无论对方是天才、混蛋，还是净惹麻烦的废物，你都一厢情愿地喜欢和他赖在一起。你不在乎他能带给你什么，你在乎的是舒适，是想到哪儿说到哪儿，不想说就把对方扔一边的天然状态。友情是家里的破沙发，无论你在外头多么精致或油腻，只要躺在这破沙发上，你总能很快入睡。

二、钱能解决的问题，都不是问题

年轻时我一度嘲笑过这句话，觉得一定是某土鳖暴发户的傲娇言论。这个世界上有太多问题与钱无关，钱买不到爱情，买不到一个真心实意的好朋友，给你足够多的钱，你也买不下凯旋门。但到了三十岁，我趋向于用钱解决一切问题。不是说我成了有钱人，一个稳定工作的人到了这岁数，没有遭遇意外只求自给自足有点存款，不算是一件难事。

三十岁的我开始发现，金钱不是万能的，但钱是解决大多数问题最简单的方法。父亲节不知该如何表达爱意？给钱就好；跟女朋友过节不知该送什么礼物？转账最佳；一群刚认识的朋友，你没有多余的精力去结交，却又想留下好印象，那大可以默默用红包和礼物代替一句“很高兴认识你”。礼重，情意就重，一般不会出问题。

当一切精简于数字，我的确迎来了自己期望中的高效生活。爹妈觉得我过得不错，朋友们喜欢我。三十岁以后，我已经很久不再计算这顿晚餐吃了多少钱，百位数之后的概念变得模糊，我不再为了一个心动的礼物去精打细算挨饿半个月，甚至没什么在促销节日想买的东西。

只是，我的世界似乎少了一些人情味。我不在乎哪天是节日，哪天需要庆祝，我也不关心周围人的喜悦，当我在需要别人帮助的时候，我只能用红包发出邀请。除了钱，还有什么方法能让一个人毫无保留地帮助自己呢？我不知道。这是三十岁的我最困惑的事。

三、时间才是最贵的奢侈品

我现在觉得等一个人电话的行为就是傻，想说话为什么不打过去呢？而我十年前确实做过类似的事。三十岁的我最怕浪费时间，在与恋人对峙的时候，我只想着逃避和抢先投降，因为我知道即将面临的是一次毫无意义的争吵，相比浪费的时间和精力，自尊算个屁。

我总在担心时间被浪费，讨厌不明确不简洁的回答。烂电影我看十五分钟就提前离场，烂小说我翻两页就扔掉，专车司机晚到五分钟我就要给差评，有人用语音发来超过三十秒的微信，听完结果只是无聊的寒暄，我就直接拉进黑名单。

我可以微笑面对所有的人生困境，但谁跟我的时间做对，谁就是我的头号敌人。

我在玩游戏的同时要打开电视机追剧，游戏载入的十几秒里我还要刷两下微博，我买了防水的智能手机，因为可以在洗澡的时候看新闻，临睡前我一定要下载一点东西，随便什么都好，这让我感觉睡眠的时间没有被白白浪费。

总之，我讨厌一切效率低下的行为。一件简单的事，为什么一定要两个人去完成呢？有一次我们家暖气坏了，我让女友在家负责联系工人，我去物业公司咨询，她不听我的，非要和我一起去物业公司，然后再一起在家等工人。我很生气，因为用这种效率办事，一个小时的事要花上一下午才能办完。

可就在这样的紧追快赶之下，时间并没有多出一块儿来。我的人生乐趣却一瞬间无影无踪，我不知道错过了多少电影的精彩瞬间，也从未看看窗前那棵开花的梨树。我曾写文章告诉所有人，急匆匆的旅行和急匆匆的恋爱一样没劲，但我却从未实施在自己身上。有人发私信对我说，模棱两可是恋爱的真谛，缓慢是幸福的开始。她说，这句话是我说的。

可是我都忘记了。

四、能一条道走到黑，是一种运气

比起年轻时的我，三十岁的人生选择权在变多。我可以挑选一家待遇不错又轻松的公司，而不是苦苦等待面试电话；清早我也可以自由决定这一天应该朝气蓬勃还是埋头大睡；我可以选择开车、坐地铁，或者骑共享单车。我还可以不选择，开会时我可以不说话，不表态；谈判时我可以不合作，不妥协；遇见不喜欢的应酬，我可以扭头就走。

选择权看上去相当美好，但更多的时候，复杂的选择题只让人感到焦虑。在工作上，拥有更多选择权的同时，意味着有更多人等待着你的决定权，你的选择很难再代表个人意愿。在生活中，选择则会让你重心失焦，把日子过得繁冗不堪。举个例子，读书时我们的道路只有两点一线，食堂里只有固定的几个菜式，而现在我每天要在点外卖这件事上花费接近一小时，而某些成功的朋友，已经开始请生活助理帮他们点外卖了。

没错，步入中年的我们精力有限，最好的生活方式是别人给选择，我们来做决定。我们开始听从各种精致生活者的年度总结，倾向于任何一站式的解决方案。出国旅游最好有人安排好全部行程，去哪儿玩，住哪儿，我只负责交钱就好。装修房子以前只是花一笔钱搞定人工，现在要再花一笔钱找设计师搞定审美。如果你对生活只要求八十分，那什么都能买到，不是吗?

记得我大学毕业刚上班的时候，没吃过什么昂贵的饭店，但我自己有一个私藏的拍桌子菜单，里面具体到某个小馆子的某一道菜。外地的朋友来玩，我可以带他吃一个月不重样，而且顿顿让他拍案叫绝。因为这个技能，我还曾应聘上某家美食电子刊物的城市主编。十年后的我，每天在家里，在办公室里，用一个小时的时间思考到底吃什么，最后还是点了麦当劳。

显而易见的是，步入中年的我有了选择权和决定权，但我变蠢了。

OK，我坦然接受了自己三十岁的事实。

截至目前的我，失眠，暂时没有打算拯救自己；抑郁，也没什么可以防患于未然的解决方案；保持沉默，因为这样会显得更加独立和客观，而一切观点的出发点都很混账；我很少反驳别人了，哪怕对方是个明目张胆的糊涂蛋；我再也不需要佯装镇定了；我也很久没有旅行了，只是日复一日将自己埋葬在庸碌之中；我有了很多中老年人的爱好，比如刻印章……

回顾了自己的三十年，看上去，这是挺失败的一个案例。

年轻时我总在想，如果世界给我的选择足够多，想必我也不会有这么多烦恼，如果给我更多的空间，也许我会得出不一样的人生答卷。我们鄙夷中年人的庸庸碌碌，没有激情，毫无作为，但当我来到被称作大人的年纪，我渐渐明白，我拥有的不仅只是我自己。

在韩剧《请回答1988》里，成宝拉因为参加学生游行被捕，她的妈妈不顾一切挡在她和便衣警察之间，在雨中诉说着宝拉的优点，这里有一句戳人的独白：“偶尔觉得妈妈很丢人，妈妈为什么连起码的脸面和自尊心都没有呢?我都觉得上火。比起她自己，她有更想守护的，那就是我，但当时的我并不知道。人真正变强大，不是因为守护着自尊心，而是抛开自尊心的时候。所以，妈妈很强大。”

变成一个平凡的中年人并不可耻，因为比起自己，我们有了更多想要去守护的东西。我们不再情绪化，不再肆意挥霍，不再积极认识外面的世界，甚至不太在意外界的目光，这都是因为我们已经建立起了属于自己的小小世界。

第二章

规矩

别催促
我爱透了这散漫的人间

让自己焦虑起来很容易。

闲来无事玩一个消除游戏，就那种分数越高障碍出现的速度越快，最后逼得你无处容身的单机小游戏。有一次我得了前所未有的高分——往日几乎打不到的成绩，于是格外紧张。随着游戏速度逐渐像疯狗一样加快，我不得不多次按下暂停键，喘息一下，看清局势再继续。

如此挣扎了十多分钟，还是挂掉了。

这没什么，但令我感到讶异的是，在游戏挂掉之后的半小时里，我摆弄手机时总是会莫名心中一慌，觉得有什么特别紧急的事要做。可一细想，我所有工作都忙完了呀，是真的闲。我意识到，这种焦虑感是游戏机制带给我的。

为什么回到现实里，我短时间内还是会情不自禁地紧张和焦虑呢？在玩游戏的时候，大脑一定分泌了什么促使我焦虑的玩意儿。确切地说，这种情况属于内分泌失调。

发现这件事以后，我再也不怕焦虑了，因为我已看穿焦虑的真谛。

得知旧友写游记当上了旅行博主，周游十六国还收获不菲版税；得知昨日聚会那个其貌不扬的年轻人拥有两处房产；得知新上映的电影剧情竟然，竟然与藏在心中很久的故事如出一辙……

焦虑，开始由大脑中枢延伸到脚丫子，让你回家路上情不自禁要走快两步，仿佛再慢几秒，就要被当做社会渣滓淘汰。但事实证明，提前半小时回到家也并不能解决焦虑问题，因为焦虑可是内分泌失调啊。

争分夺秒解决不了内分泌，说焦虑能让人更有进取心是自欺欺人，因为你甚至要花费更多精力克服这种负面情绪之后，才能正常工作。换句话说，焦虑正是这么一种以“时间紧迫”为名浪费我们时间的变态玩意儿。

如果你此刻正感到焦虑，我确信你一定在不务正业。

应对暂时失控的大脑，我的对策是忽略它。每当感到焦虑的时候，我就会想，是大脑这个不争气的东西失控了，但我本身不会失控的，一瞬间我就不焦虑了。平复一下心情想，也许爱、想念，那些让人坐立难安的事，都只是大脑失控了，外面的世界其实并不会因此而发生改变。当我开始这样想问题，我觉得自己没什么可怕的了。

焦虑是现世人间的大苦恼，我在造福世界。

春夏曾写过一句话深得我心："变成了不好看的人，说出了糟糕的话，被看见狼狈的样子，都没关系，只要我是在我的选择里生活，原地打转也是自在的困境。"这大概是她化解焦虑的办法——当你无视外界的评判，一切选择忠于自我，你可能仍会面临困境，但绝不会浪费时间在该死的焦虑上。

人嘛，不总是为了和同类比赛而生，如果实在找不到方向，随风飘荡也可以是一种选择，至少比盲目投身于一场不知道意义的比赛要惬意得多。说出这样的话，一定会被斥责不求上进吧，但我就是这样想的。

专注、兴趣、快乐，都比努力要有用，缺乏这些的努力，只是在沼泽地里挣扎而已。

只问对不对，别想值不值

三国时有一谋士名曰庞士元，即著名的凤雏庞统。在《三国演义》里，他凭借水镜先生的评语“卧龙凤雏，二者得一可安天下”一鸣惊人，还未出镜就已与诸葛孔明平分秋色。

据传，此人相貌奇丑，刘备曾以貌取人，只给他了个县令当。庞不悦，于是懈怠公务，风评极差。刘备听说这件事，就派张飞下乡审查。结果审查团到耒阳的当天上午，庞统就处理完了堆积大半年的官司。刘备这才发觉，原来这是大贤，于是委以重任。

既然是演义，必有杜撰成分，但这里先不讨论故事的真实性，而是想聊一聊，这个故事里，庞统为什么要拖延？除了有故意引起主公注意这点小心思之外，我认为原因还有二：

一、他有拖延的底气，有信心快速收拾烂摊子。

二、自觉大材小用，缺乏成就感。

想来也是，屈居在这小小县城，庞统即便做得再出色，一步步升迁恐怕也得旷日经年。以他的旷世之才，岂能不心灰意懒，怠惰因循。

许多人认为拖延症的唯一原因是懒，但从庞统的例子可以看出，不然。懒只是外在表象，究其根本，拖延症只是过度的自我。不是不勤勉，而是想要更多，也不是没能力，而是难以达到自己心中的完美。

我在电影公司上班的时候，有次接到一个紧急项目，于是我安排部门里最好的策划负责。交稿日前夕，我询问他工作进度，结果他一字未动，我特别生气，将他一通臭骂。到了第二天一早，他把写好的方案摆到了我桌头，我检查了一下，做得竟然比想象中要好得多。

“既然这么有效率，怎么就非得拖到最后一刻？”

“不喜欢。”

原来他根本就不想接这个项目。

因为做方案之前要先看电影，看完后他觉得这是一部顶级烂片，还有抄袭嫌疑，内心一下子排斥上了。这两周里，他整日天人交战，绝大多数精力都在说服自己，这才拖到了最后。

站在工作的角度，我自然能大义凛然地教育他，但设身处地想，当一个人意识到就算用一百二十分努力也只能得到不及格的成绩，恐怕也只能拖到生无可恋。90%的拖延症患者更是完美主义者，他们的预期高于现实，想达到预期中的完美，却碍于现状无能为力，于是在日渐消磨中产生了倦怠之意。

陷在感情里的拖延症也不外如是。

许多恋人明明有条件在一起，却迟迟不捅破窗户纸。在旁观者眼里只是一句话的事，却可以拖几年，甚至错过一辈子。这是因为他们心中所期待的完美，已经不再是“在一起”这么简单。

简单讲，他们考虑问题的方式已经不再是“对不对”，而是“值不值”。

王家卫的电影《东邪西毒》里，张曼玉扮演的大嫂为什么不和欧阳锋在一起？从表面看，这是个爱情问题，实则却和拖延症大有关系。

在电影里，两人真心相爱，但张曼玉最终嫁给了欧阳锋的大哥，欧阳锋也因此离家出走，隐居沙漠，从此，相爱的两个人，再也没能见上一面。

黄药师曾问她：“为什么不嫁给欧阳锋？”

她说：“他没说过喜欢我。”

黄药师说：“有些话不一定要说出来。”

她又说：“我只希望他说一句话，他却不肯说。”

你看，她所希冀的感情比“在一起”更进一步，她要的是

“主动”，如果不主动，这感情在她眼里就是委曲求全，她宁可不要。

再看欧阳锋，他有一句经典台词：“我知道，要想不被人拒绝，最好的方法就是先拒绝别人。”字面意思是，我不说是因为害怕你拒绝，所以我宁愿不知道结果，也不想承担被拒绝的风险。更深一层的意思是，“我不说，还是你说比较好”。这是以退为进。

概括起来，王家卫塑造的这两个影视形象，其实是极度自私和可怜的。他们选择硬碰硬的方式，是因为得不到自己臆想中的完美感情。谁让步，就意味着谁要付出，要付出就意味着自己多爱一点，对方少爱一点。

两个如此骄傲的人，怎么能容忍对方少爱自己一点？于是他们只能一边想象着完美无瑕天下无双的爱情，一边谁也不认输，将爱情中可笑的自尊心发挥到了极致。

从另一个角度而言，他们从不怀疑对方对自己的爱。如果爱得没那么深，也就不必这么纠结了。他们深知对方的爱是真的，所以才情愿一直拖着。拖着，是最好的结果，因为一旦说破，就必须面临选择，两人之间一定有一个先低头。拖着，至少可以不那么残忍。

从自信，到自怜，再到自噬。这是每一个感情拖延症都会面临的心路历程。

拖延症之所以会成为现代通病，全因我们太重视外界的反馈。在做一件事之前，不仅想知道结果如何，还想要得到更好的结果，更完美的结果，更能增加成就感的结果，于是提前预支了热情，当然对过程产生倦怠。

写到这里，如果你也是和我一样迷恋拖延，相信你已经有所领悟。

至于如何拯救我们，王家卫在《东邪西毒》里其实也有解答，他让洪七说过这样一句话："为了一个鸡蛋失去一根手指，值得吗？不值得，但我觉得痛快。这才是我自己。我知道欧阳锋绝对不会为了一个鸡蛋而冒险。这就是我跟你的分别。"

只问对不对，别想值不值。

你的倚仗
最后都会变成你的局限

还是从《三国演义》说起。关羽这个人大家都知道，他是蜀国五虎上将之首，为了兄弟挂印封金，过五关斩六将，千里走单骑，是个重情重义的英雄人物。

在《三国演义》的前半段，关羽几乎是不败神话，是一出场就自带背景音乐的男人，通常只需数回合，敌方大将就被他斩落马下。但是到了后期，关羽似乎就没这么杀伐果决了，几十回合难分胜负是常态，偶尔还会吃个闷亏，让我们不禁感慨时光的残忍。

但除了年纪的问题，我注意到关羽的变化还存在另一个可能。

东汉末年，士族门阀的影响力依然根深蒂固，国家机构被士族垄断，官员选拔制度的首要标准就是看出身，像袁氏兄弟这种四世三公的家族底蕴，是相当有面子的。当时的许多名将，即便说不上家世显赫，也各有背景。

比方说赵云，我们读小说时看此人孤胆银枪，在曹军大营七进七出，以为他是像关羽张飞一样凭借个人能力出类拔萃。其实不尽然，赵云出身常山的真定赵家，这在当地是一支望族。刘备结交赵云时，曾“密遣云募数百人，皆号刘左将军部曲”，分分钟能召集数百人当私兵，足见不是一般的小角色。

在那个军阀混战的时代，打仗不像街口的黑帮对峙，而是有规矩的。一般情况下，有背景的将领在开战前都会彼此交个底，这时对阵双方心里就得琢磨琢磨这架该怎么打，是只论胜负，还是要拼生死；如果鱼死网破，对手的家族会不会跟我结下死仇；或者说，以老子家族的势力根本不怕你家，就是要整死你。

一寻思利害关系，杀人的动机自然就滞后了，吆喝几句就撤兵是常有的事。而像关羽和张飞这号平民百姓却省了这麻烦。这哥俩，一个卖枣，一个杀猪，临阵时总不能说“吾乃卖枣小贩关羽吧”，于是干脆一言不发，冲上去手起刀落。

看《三国演义》中关羽斩颜良这段：“关公径奔颜良。颜良正在麾盖下，见关公冲来，方欲问时，关公赤兔马快，早已跑到面前；颜良措手不及，被云长手起一刀，刺于马下。”颜良大兄弟还没来得及问清楚面前这哥们是谁，就被刺死了。这是被套路害死的经典案例。

到了《三国演义》的后半段，关羽已经声名显赫，世人皆知其勇武。倚仗着身份，很多事情就可以轻松解决了。哪个不开眼的小卒拦路，一报名号就能把人吓住，省心又省事。所以即便关羽挂印封金表示不在乎这爵位，之后临阵大多也会提一提“汉寿亭侯”这个身份，说完还会等对方报名，说不杀无名之辈。

这样一来，就陷入了名将军们的惯用套路，杀人之前先思考利害关系。关羽千里走单骑的尾声，被夏侯惇追上，他心道此乃曹孟德爱将，没好意思下死手，象征性打了几招就放走了人。此后，关羽的表现主要侧重在智计上，单挑就不再那么令人热血沸腾了。

小说里固然有艺术加工的成分，古代行军打仗时，这种单挑的情况只占极少数，但个中道理，却足以让我们得到一些启发，比如关羽这事。

年轻时无所倚仗，空余一腔热情，却能说出“为了你，我可以付出一切”这种蠢话来。本来就一无所有嘛，当然什么都敢说。等长大了再问，大概会变成“可以付出一切，但不能超过三百”。先别笑这种改变，当你口袋里只有五百的时候，说不定愿意付出的比三百还少呢。

这就是成长的代价。

你拥有的东西越多，你就越被困得动弹不得。不止钞票，什么都可以。假如有一天你以强悍的个性出了名，它甚至会将你哭的资格都剥夺了去。

有所倚仗是好事，我们每个人都希望后半生能有点什么作为依靠，名气也好，财富也罢，哪怕是一条座右铭。人总会本能地找寻属于自己的轨道，然后不顾一切地依靠起来，就像救命稻草那样。比如我妈，她是江湖人，黑白两道吃得开，是人际关系学的受益者，所以总是跟我强调如何与人相处之类的道道。

只要有所倚仗，人就会很快变老。因为倚仗代表着局限，是衰败的开始。

十年前我工作过的广告公司已经死了。这家公司风头正盛时，年利润曾突破七位数。他们做的是代理媒介的买卖，以低价拿到网站的广告位，再高价出售给客户赚取差价。我离职那年，社交媒体的流量开始激增，门户网站已渐式微，但他们仍在沿袭传统的广告中介模式。年会上，老板信心十足地说："中国遍地都是企业，永远会有人购买广告位，这个市场永不空缺！"

也不知道那次年会有没有录像，真想看一下啊。

在别处症候群

我有一位前辈，年纪长我几岁，工作能力很强，在我所处行业内小有名气。半年前他辞了职，再之后都在家中赋闲，每天喝茶写字，摆弄各种爱好，至少从社交软件上看，日子过得很充实。有次我去他家做客，吐槽了许多业内的弊端。他没有直接评价我的话，而是没来由地感慨了一句："没准儿换个城市心境会改变很多。"

我被绕了进去，追着问："即使换了环境，这些问题不是依然还存在吗？"

他答道："可是如果你的心态变了，看问题的方式也许就会有大不同。"

我说："心态的改变与环境有必要联系吗？"

他盯着我，直到看得我发毛才一脸肯定地说："那是当然的了。”

原本这只是一次闲聊，巧的是，跟他告别两周后，相同的对白又一次发生。我公司里有位实习生试用期结束，对我说想要换一间公司。我第一反应是留住他，因为他在几位同期的实习生当中，能力算是不错的。

我问他是因为薪水的问题，还是在这里工作得不顺心？

他坦白说都不是，只是觉得自己每天做最基础的工作，一成不变的日程令他觉得浪费时间。他说：“没准儿换间公司会见识到更多的东西。”

我说：“即使换一间公司，以你初入职场的能力，也一样是做同样的事情啊，何必操之过急呢？”

他摇摇头：“正是因为我刚刚毕业，所以才急需多经历新鲜的环境，这样才能看到不同角度的世界，才称得上完整的人生。”

听到这里，我哑口无言，只好在他的辞职函上签字。

如果说我那位朋友还没有将话点透，实习生的道理则让我切切实实无从反驳。换作我是他的年龄，大概想破头也讲不出这样角度刁钻的观点。我不禁沉思，在大部分人眼中，视界狭窄就代表着“见识浅、能力低”的想法根深蒂固，而经历了不同的环境，给自己以阅历上的“充电”理所应当。然而，在这个逻辑关系里，人们似乎都刻意在着重“经历”的获取，而忽略了能力并非只要经历过就会拥有这件事。

前不久，我收到一位朋友从台北寄来明信片，正面是雄伟的一零一大厦，背面却只潦草写着："不多说了，在赶飞机。"有一种幽默的氛围。回来的时候我去机场接她，问到台北的感受如何，她带着一脸倦容说："人太多，行程又紧张，很多景点都只是走马观花，照片都没拍几张。"实在难以描述在她语气中的失望，有不甘，有无奈，更多的是累。

明明是去度假，却让自己累成了一匹马。在此之前，她何尝不是抱着摆脱都市生活躲到远方旅行，换个角度看世界的想法？然而这种急匆匆的经历，除了满心的疲累，我实在想不出可以有什么收获。

事实上，我认识的很多人都是这样，在城市里一天天觉得毫无乐趣枯燥乏味犹如困兽，以为去遥远的地方旅行就会神采焕发活灵活现；相同的工作做上一年半载就开始怀疑是在蹉跎人生，以为换间公司换个环境就可以寻找到青春的激情、丰富的见闻和源源不断的新鲜感。在感情上，这种毫无逻辑的心理表现得更加淋漓尽致，遇见心仪的对象，睡前辗转反侧脑补无数种同她在一起的甜蜜场景，自以为天造地设，然而真正走到一起却发现她矫情做作，爱慕虚荣，睡觉打呼醒来还有口气，方才如大梦初醒，悔之晚矣。

"生活在别处"，诗人兰波的这句话自从被米兰·昆德拉弄得世人皆知，就变成了困顿都市人们心中的精神鸦片。在一成不变的生活夹缝中求生存，难免会幻想“在别处”的美好，那儿有清新空气恬静生活，有高薪待遇闲暇时光，更有簇新闪光的梦想，志同道合的人群和从天而降的艳遇。

记得念书的时候，我们的天敌是父母口中别人家的孩子，不久你谈恋爱了，天敌变成了恋人言语中别人家的男朋友，没想到不知不觉中，我们再次为自己制造出来另一个天敌——别处的生活。看完无数版本的励志电影和书籍传记，我们自以为掌握改变命运的咒语，学会不停地规劝自己和别人，换个工作，换个伴侣，换个城市，换种人生，用改变带来的可能性来告解心中的压抑，却从未想过，此刻压抑着你的未必是当下的生活。

我的发小，大学专业是西班牙语，毕业后去厄瓜多尔援建铁路，在那儿工作了两年决定回国。我问他原因，他说那里的环境过于艰苦，经常睡到一半，发现被窝里有一只巴掌大的毛茸茸蜘蛛；出门走一圈，两米长的鳄鱼满街跑，有时候吃人，有时候被当地人捉走吃。不仅如此，他还遭遇过不下两次持枪入室抢劫。终于有一天他忍无可忍，觉得再待下去可能总有一天会被鳄鱼吃掉或者被无辜枪杀，于是毅然决定回国。

回来后，他找了一份翻译的工作，薪水在国内也还算不错，但他始终无法适应。在厄瓜多尔的时候，他的工作比较自由，一到假期就买张机票满世界跑，可现在就连周边的旅游城市他也只能望洋兴叹，实在忍不住的时候他就骑着共享单车，漫无目的地满城跑。这种不适遍布他生活的方方面面，在国外每天幻想八大菜系梦里都是活色生香，但来到国内，依然每天只在一家茶餐厅用餐，不是他吃不起，而是失去了想大吃一顿的精神和欲望。就这样，他在国内工作不到三个月，就决定重新去国外工作。比起空虚，他宁愿选择艰苦。

他的这种情况被我笑称为“在别处症候群”，在同一个环境待得越久，越会产生抵触的情绪和对别处生活的向往。但这种向往，只是你对现实的失望和逃避，即使去到别处，也未必能获得理想中的生活，你只是像个赌徒般沉溺在那无数种可能性之中而已。

我们习惯了时刻绷紧弦待命，哪怕是周末也像是在与时间赛跑，两点约了朋友喝茶所以一点就要出发，因为怕堵，五点必须吃完晚饭否则就赶不上六点半的电影开场。我们也厌倦这种枯燥的三点一线，以为在别处就可以摆脱所有的烦恼，但别忘了，在同样的城市里，有人下班路上观察蚂蚁搬家都要半小时，也有人甭管在纽约巴黎东京还是公司大厦都一样，拼命赶时间，仿佛浪费一丁点儿就是罪过。

生活不一定在别处，当我们将全部希望和幻想寄托在一个虚无的新环境时，可能我们早已忘却“生活在这里”的能力。

其实，不被生活改变，亦不放过丝毫享受生活的机会，也许这才是生活真正的模样。

微博上有人讲，现代人个个都有选择困难症，在上海向往北京的烤鸭，在北京惦记广州的早茶，在广州垂涎重庆的火锅，在重庆梦到西安的肉夹馍，然而我们在一次次向往和踟蹰中，浪费掉的绝不只是光阴。

也不想发光，也不想撞地

搭飞机出差，遇上一件尴尬的事。

我是靠窗的位子，与邻座交错的瞬间，一阵臭味呼啸而来，如同刚跑完马拉松被臭袜子塞住鼻口，怎么调整呼吸都无法缓解。我心中暗道不妙。为了不让这趟旅程蒙上阴影，飞机刚起飞，我就跑去找空姐调换座位，但只得到无奈的答复：没有空位。

我只好皱着眉头回去，邻座起身给我让道，举止依然彬彬有礼。但我满腹怨气开始发作，怎么瞧他都觉得不顺眼：他的袖口开线了，想必是便宜货；头顶抹了太多发胶，也不知几天没洗头；他翻阅着杂志，我则在暗中心怀叵测地勾勒他在生活里的形象，品位庸俗，故弄玄虚。就连他挪动了一下屁股，我也赶忙捂鼻子，心想他该不会是想放屁吧。

一直到飞机落地，我都戴着有色眼镜在观察他，时不时还会翻个白眼那种，像极了宫斗剧里躲在背后指摘人的丫鬟。机舱门一开，我迫不及待往出逃，一口气跑出几十米，我才来了一个长长的深呼吸——新鲜空气真好啊。

可不妙的是，出机场时我又与这股恶臭重逢。我恶狠狠地在人群中寻找我的邻座，却并未发现他的身影。直到最终，我灵敏的狗鼻子终于锁定了一辆手推车上的行李箱，走近一闻，果然是这里发出的恶臭，但那是其他客人携带的行李。我先是一懵，这才后知后觉地意识到，我冤枉了邻座。因为一个预设的判断，这一路我不知道暗自咒骂过他多少次。

预设的立场一旦确定，一个完全没交集的陌生人就成了我的敌人，但这种预设，往往与真实无关。人就是这种悲催的动物，情绪一旦占据了上风，哪还会理真相是什么，只觉得全世界都不怀好意。

前段时间，有朋友发表了一段她遭遇不公正待遇的文章，呼吁朋友转发，我当时转发了，隔几天习惯性删了。结果她特意跑来问我为什么删掉，是不是不支持她。原来她指责的对象是我们共同认识的朋友，她认为我有意袒护对方。从此，我和那位仁兄成了一丘之貉，就因为我删了一条朋友圈。

人情社会，我们习惯让立场却决定一切，却忘了一件事的是非好坏、善恶本身，根本无须立场的背书。

我偶尔会写写电影评论，有一家和我关系不错的影视公司上映了新电影，我第一时间买票去捧场，看完觉得不好，就写了一篇差评。一时之间，好多人跑来问我："是不是跟他们闹掰了？不然你干吗黑他们？"只是说说自己的感受，却硬是牵扯出一堆恩怨情仇的戏码，这思路令人无语，但这好像又是人情社会的现状。

在网络上，我们经常会遇见站队的人，大到社稷国事，小到公众人物的品德，几乎每件事都会形成一种两军对峙的状态，谁也说服不了谁。这也就罢了，有些明明没有表明立场，只是站在一旁打酱油的人，也经常被质问："你到底站哪一边？"

朋友，生活不是奇葩说，不是一切事情都必须要站一个立场，分出一个胜负的。你被情绪控制之后所产生的那种"正义感"，纳粹也有过啊。

立场坚定没什么意义，因为立场本身就时时刻刻在变化着，你已婚未婚，生不生孩子，养狗和不养狗，都会让你的立场发生改变。除了人类最基本的品格，没有什么是值得你去誓死站队的。站在所谓"立场"上去揣测的虚拟敌人，其实都是一场自造的幻梦。

控制情绪很难，放下立场和成见很难，每个人都会被情绪控制，做出一些背离真实的事，但一个自由和自我的人，往往更不应被这些束缚。记得我爹以前写过一句诗，我隔了很久以后才渐渐喜欢：“我就是一块暗黑的顽石，孤独地游荡在我的空域，任时光亿万斯年过去，也不想发光，也不想撞地”，他命名为《立场》。

我也想这样，做不发光的星体，不撞地的陨石。

冒险的乐趣

人的愉悦感有两个稳定来源，一是“被给予”，二是“自虐”。前者容易理解，即来自外部世界的馈赠，金钱、美味、舒适感、被呵护和赏识的感觉，等等等等。后者听来吓人，但你也必定有切身体会。

你生活在高速变化的都市中，身边拥簇着灯红酒绿的面容，你不缺少朋友，却时常感到孤独。单调的三餐让你失去胃口，日复一日的工作好像也没什么保障，你总是表情平静、温暾，一如被压缩在真空包装里的干冰，抬起头，又发现所有人的轨迹跟你如出一辙。

这样的生活，没什么不好，只是在某个时刻，你受够了。你忽然想化作一缕轻烟一声长叹，想逃出去，随便哪都好，哪怕是一场虚幻的酩酊大醉，哪怕是顶着被辞的风险买下远方的机票，哪怕是不顾道德立场的去寻一个爱不起的人。

是的，你正准备来一场自虐。自虐的愉悦感，有时比“被给予”更为强烈，因为它切切实实知道你一直寻找的出口在哪里。

“被给予”的愉悦是以结果论成败，银行户头上稳定增长的净资产，名牌大学的录取通知书，一枚效果震撼的婚戒，它们必须真实存在，在你控制之内，你才会快乐。而“自虐”的愉悦则来源于“缘由”。你根本不知道结局是好是坏，失去的是否会比得到的更多，但你偏偏因为这个缘由而感到莫大的快乐。这种行为，说难听点叫犯贱作死，说得冠冕堂皇点，叫冒险。

冒险在词典里的词义有两个：一是承受风险，不顾危险。二是不顾主、客观条件的盲动、蛮干。这两个解释，都是对这个行为的客观评述，是被动的，无法概括我对冒险的理解。

在我的想法中，冒险是主观的，是一种置之死地而后生的自我保护情绪。我想要冒险，不代表我想去触碰危险——那只是结果。而我的目的呢？也许只是为了给死水般的生活填一支桨，驾独舟乘风破浪也好，搅动得天翻地覆也好，千刀万剐不如先爽一把。

最好的恋爱，也是一种冒险。

媒体畅行的时代，情感教育课漫山遍野，我们耳熟能详，但我觉得那些不是在教你恋爱，只是在教你鉴别对手。你能够准确的描摹出对方的品性、智慧、财富以及是否真的在乎你，你谨言慎行，冷眼旁观，直到考察出这个人值得托付才愿意和盘付出。没错，你猎取了一个好对象，但这有什么乐趣呢？你还是难以从这段情感中获得快乐。

一次在校园里做活动时，曾有人提问我：“为什么爱得越深反而越痛苦？”我说：“因为你弄错了爱的缘由。你爱一个人，那只是一件你喜欢做的事情。你喜欢给她写情书，就跟你喜欢每天下午打羽毛球一样，只是一件稀松平常的小事，没必要了解对方对你的看法，懂不懂你。只要不侵犯到她的生活，那就算你爱到海枯石烂也没人管你。但是，很多人都以为爱一定要让那个人感受到才行，不然就不是爱。”

你的爱需要被人了解，被人关注，所以你才会感到痛苦。可是，我们喜不喜欢一个人，难道需要用“结果”去定义吗？当然不，喜欢所带来的愉悦感，跟冒险一样。

豆蔻年华，情窦初开，你决定长大一点，于是默默选择了一个看上去还不错的人喜欢，你不知道为什么是他，大概只因为他指甲修剪得很整洁，作业本没有褶皱，总之你觉得，就是他了。

你开始观察他的一举一动，他上课是否走神，下课又溜到哪里玩耍。你记住了他骑的那辆斑驳的蓝色山地车，也曾一路悄悄跟踪他，默数他卧室的灯在几层亮起。去老师办公室交作业时，你无意间发现了桌上的联络簿，小心翼翼地抄下了他家的电话号码。就这样莫名的，你的生命里开始多出一些数字组合，是他的生日，电话号码，以及姓名笔画数。

到此为止，他对你的行为一无所知，他没有给予你任何实质性的反馈，甚至不曾为你多展开一次笑容。但你知道，你的喜欢是快乐的。那种愉悦感始终伴随在你的左右，犹如探索一块未知之境，能否收获宝石，根本不重要。

同样一件事，不假思索地认定它是有意义的，和深思熟虑后才觉得值得，虽然得到的结果大致相同，但前者才是传奇，它所带来的愉悦感超出了物质上能得到的一切，我想，这就是冒险的乐趣。

年轻时的喜欢多美好，就像一场无人知晓的冒险。而随着年纪渐长，我们越来越担心这样的冒险毫无意义，这亦是成熟后的我们越来越难以成就传奇的原因。

再也别说自己客观了

真心话越来越难讲了。

所谓真心话，不是真理，更非真相，而是一个人的真实感受而已。觉得一首歌好听，只因为它在此时此地，触动了你某一根微小的神经。至于它的歌词是否意味深长，编曲是否完美无缺，甚至歌手的演唱技巧有多简单，并不重要。两天后你过了那个劲儿，可能会觉得它比噪音还不如。

但是，很多自诩“客观”的看客偏偏会根据你当时的一句话作出以下结论：“不懂音乐，格调低下，你就是个大白痴。”

当一个陌生人闯进你的客厅，看到你在喝着咖啡吃烧麦，于是质问道：“为什么不吃三明治，你糟蹋了咖啡，不懂生活。”魔幻吗？这场面在我们身边屡见不鲜。

一次，和朋友聊起一位作家，我说我很喜欢他的作品。忽然有人大惊小怪道：“你喜欢他？你是不是也仇女？”我听得一头雾水，结果她埋头翻了半天手机，递到我眼前道：“欣赏一下网友对他的客观评价，可不是我说的。”我扫了一眼，上面写：“从他的文字可以看出这是一个不折不扣的直男，喜欢看这种书的人都是屌丝。”

什么？我大惊失色，当代网友已经这么闲了吗？不仅能从作品推断出作者的人品，竟然还能推理出读者的人品，笃定的语气就像握着五年模拟三年高考的答案页出生一样。你此刻喜欢着什么，就预示着你是一个怎样的人，会用这种粗浅的逻辑去推断人心的家伙，是沉迷在侦探小说的世界里无法自拔了吗？

一开始，我以为他们只是爱较真，但后来发现并不是，这种“客观”并没有经过独立思考，他们只是热衷于运用自己熟知的一切去压倒你。

披着“客观”的外衣去评价对手的个人喜好，并将对方归类，这本就是一个不客观的行为。群体的行为或许千篇一律，但个体思想却灿若繁星，同一样事物，可能会迎来一千万人同一样的喜欢，但每一个人的喜欢来自何处，却是完全不同的。忽略个体差异去进行评判，除了能完美彰显自己的狭隘和失礼之外，毫无意义。

这个世界存在真正的客观，在科研、体育、竞技等众多领域，事实是客观，成绩是客观。哲学上说：“客观是除却人类的意识之外仍旧存在的东西。”也就是说，但凡你有一丁点儿自己的主观认知，你就永远不可能客观。拿着这种“客观”，去干涉别人的喜好，真的会有说服力吗？说到底，你所谓的“客观”，只为了证明自己的观点是对的而已。

人人内心都有一千八百种处境和小心思。就好像我说过鸡肉卷难吃，不代表我要加入抵制鸡肉卷小组跟你们上街游行，我又去吃鸡肉卷，亦不代表我幡然悔悟要认鸡肉卷当爹给它洗白。人的感受瞬息万变，你认可我的时候，我正在不认可我自己。你猜对的瞬间，我又要赶去不对的地方。

我的逻辑混乱，但我知道一件事：鸡肉卷，今天我爱！

多余的你
我一点也不想了解

最近一个月，陪伴我的是一本《漫长的告别》。这本小说是村上春树的最爱，据说他反复读了三百多遍，还为其写序，说："这本书无论从头开始看，还是随便翻开中间某一页品读，都能迅速地投入进去。"感觉就像我看了几十遍的《武林外传》。

这部小说的主人公马洛是一个异常冷静的人，他对待一切都如同旁观者。即便在他和特里成了好友，即便一次次发觉特里的行为诡异，他也从未询问过特里，你到底是个怎样的人。他不想知道那个白色猪皮手提箱的来历，不追问特里的情史，甚至在特里拿着手枪来找他的时刻，他也只是说："恳请你什么都不要告诉我。"

除去私家侦探的职业敏感之外（因为知道了案情再帮助特里就算共犯），马洛的种种行为，起初让我感到十分困惑。当你被一个人的魅力吸引，渴望与他交朋友时，你势必会忍不住去打听他的背景出身他的一切，又怎么能像马洛一样忍住好奇心呢?

这让我想到我曾经的一位朋友，最穷的时候我们住在一起，屋里只有一张书桌，我们面对面写着各自的小说，直到天亮。我们每周的唯一期盼就是稿费汇款单，收到稿费之后会去一家自助比萨店，四十八元吃到扶着墙出门。

有一次他的电脑坏了，借了我的电脑跟他女友聊天，第二天我打开电脑，他忘了关聊天软件，他俩的聊天记录赫然出现在我眼前，我带着窥探的心理翻了翻，看到一些关于我的话，不是什么好话。我当即与他大吵一架，迅速搬走了。

现在想想，那些话也不算什么，顶多是情侣之间的吐槽。是我先闯入了禁地。

马洛有一句台词："你不要说，我也什么都不知道。我们此时还是朋友。"如果那时候我知道这句话，也许不会那么冲动吧。

每个人都有私心，有目的，有缺点。但你要想开心，就不能总觉着别人都是故意的。有的人钝，有的人轴，还有人就是贱兮兮的，你要愿意和他们玩，就得学着把这些当常态。别一起玩了五年才说，我觉得你不行，我得走。觉得这样爽吧，其实只是将自己付出的时间一股脑丢到了垃圾堆，别人还是一样过的。当代社会，人人都会及时止损这套说辞，但是无论怎么止损，都已经损了。我觉得我们不如早点摸清损失的源头。

人与人交往的界限，并非无所不知最好，很多时候“不知道”才是这层关系的保鲜膜。这不是对友情悲观，而是人性常态。人性永远有阴暗的一面，如果你执着于此，要求所有人光明磊落，只能说明你目前还是个幸运的人。

我是做电影宣传工作的，遇见的电影品质参差不齐，以前接到烂片的宣传，我就忍不住会在微博上吐槽发泄。后来有一次我猛然发现，我的领导早就关注了我，只是从来没评论过，我当时险些吓出了魂。下班时，我们像以往一样在楼道里抽烟。我小心翼翼地解释：“微博上那些，是随口乱说的。”他听完直笑：“你对电影的喜好是你个人的事，我管你做什么。我啊，一点都不想了解多余的你。”

是啊，有一些了解真的是多余的。微博上，对公众人物私生活的反复求证，生活中，对朋友私密的过度关注。这哪里对他们的关心，只不过是想捏一下他们的软肋，让自己身处无所不知的优越感中。

我一点都不想了解多余的你。因为你总会有自己的秘密。在我眼里，你最好永远停留在我们刚刚青睐彼此时的模样，发着光，出现在最合适的地方，我们对饮三杯，适可而止，做对方眼里永垂不朽的雕像。

一无所有的时候
请用金钱腐蚀我

“我从来不送女朋友礼物，我只给钱。”饭局上，朋友堂而皇之说出这句话，立刻就有人反驳：“谈恋爱怎么被你说成了交易关系？别拿物质去衡量感情。谈恋爱最重要的是心意。”

这似乎是多数人的心声，感情这个东西，一跟钱沾上关系就不那么纯粹了。爱情是天雷勾地火，是情不自禁，如果可以明码标价，那还谈何珍贵？再者说，送礼物是一种仪式感，除了价值，还得包含着你的心意和小聪明，勾起对方的期待和好奇心，如果统统变成掏出钱包，数几张钞票，怎么看都觉得很烂。

听完全场的反驳，朋友笑笑说：“我给你们讲一个故事。”

从前，有一个大财主，带了满满一箱子金币出外旅行。半路上，他碰见一个穷教师。财主瞧不起这位老师，他夸耀道：“我很富有，一路上可以给遇见的每一个人一块金币。你有什么可给别人呢？”

但穷教师并不自卑，他说：“我带的‘财产’虽然不多，然而，同样也能给遇见的每一个人一份礼物。不信，咱们可以走着瞧。”

于是这一路上，财主真的把金币分给遇见的每一个人。人们拿到金币，高兴地走了。而教师呢，他也言出必行，对遇见的每一个人，都亲切地说上一番悄悄话。最后，当财主的金币已经分光的时候，穷教师还在不断地向人们赠送着他的“礼物”，大家看上去都很高兴。

财主非常惊奇：“你究竟带的是什么宝贝？怎么看又看不见，分也分不光呢？”

教师哈哈大笑：“你带的是越用越少的金币，而我带的却是越用越多的知识呀！”

他讲到这里，我们频频点头。知识确实是宝贵的财富，并且可以推陈出新举一反三，无穷无尽。可是，这跟之前的话题有什么关系呢？

朋友说：“别急，这个故事还没完。”

财主听完穷教师的话，觉得非常意外，如果知识能带给人快乐，那真是太好了。他再也不敢小瞧这个穷教师了，还邀请他上车与自己一起旅行。

没走多久，他们又遇见了一群穷人，财主高兴地说："又到你赠送礼物的时刻啦！这次我也要学习一下你的知识。"可是这次，教师却支支吾吾说不出一句话，最后羞得用衣服蒙住头，直接跳下车跑了。

财主感到很奇怪，为什么教师跟刚才判若两人。他让车夫调头回去，找到之前遇到的穷人，结果发现那几个穷人在原地一动不动，见到财主的马车，穷人高兴地说："我们一直在等你回来。"

财主这才知道，原来穷教师一开始在他们耳边说的是："这家伙会给你们每人一枚金币。"后来金币发光了，他说的是，"财主准备回去取钱，待会再来给你们发金币。"

财主大惊失色："你们得到的不是知识吗？"

穷人说："恩人啊，您别开玩笑了，我们都快饿死了，知识能当饭吃吗？"

故事画风转变太快，我们半天没回过神。朋友接着说："这个故事里包含了两个道理：第一，当你有钱的时候，一句废话也让你快乐；第二，当你连饭都吃不饱的时候，快乐毫无用处。"

他接着说："我和女友刚在一起的时候，感情很好，但很穷，总是因为几块钱吵破头，明明不是感情出了问题，却感觉根本没办法在一起生活，几乎到了分手的边缘。”

有一天没钱吃饭，我们就躺在床上保存体力，谁也没力气说话，忽然我收到一条短信，我的版税到账了，两万块。我和她不约而同惊喜地大叫起来，我当场就把钱全部转给了她，她请我吃了一顿大餐。

按理说，我完全可以不给她钱，而是送她精致的礼物，请她去想去的地方旅行。可是我觉得那时候的她比我更需要安全感。你们说的没错，送礼物是一种表达心意的形式，美好的礼物可以变成永恒的记忆，但形式感并不止这一种，我们可以一起去自驾游，一起去看海，一起去救助失学儿童，我们曾经相濡以沫，心意相通，无论我送的是礼物还是钱，都会让她感受到心意。

处在什么样的处境，就要做什么样的事。就像故事里的穷人一样，让他感到快乐的方式是金钱而不是知识。

当你衣食无忧，全部精力都用在奋斗上的时候，自然要适时考虑能否多给恋人一点时间，制造一点浪漫；而当你一无所有，连鞋子都买不起，你的用心才不应该是穷浪漫，而是给她实实在在的钞票。

所以，不要一听到给钱就觉得充满铜臭味，拿出每一个阶段你最珍贵的东西，这些才是真正的用心。

朋友的故事让我们愣住了很久。对于金钱，聪明的人类已经给出了太多理解。陀思妥耶夫斯基说：“金钱是被铸造出来的自由。”当时看到这句话觉得简直是真理，我们有多少束缚感来自没钱：梦想不能实现，爱人不能相见，父母无法回报，欲壑难以填充。

“人生所需要的，无非就是勇气和想象力，还有这么一点儿钱啊。”

这句话是卓别林在《舞台春秋》里写到的，剧中试图自杀的塞瑞拉从这句话上得到了勇气和想象力，重新振作起来。但很少有人知道，卓别林在写下这句台词之前，已经签下一年六十七万美元这绝对称不上“一点”的合约。

所处的位置不同，得出的结论便迥然相异，在金钱的世界里，富有的人或许真的只需要那么“一点儿钱”，但对于吃不饱饭的人来说，那已是他们全部的自由和寄托了。明明是缺钱的时候，却还要硬撑着视金钱如粪土，觉得金钱会腐蚀掉真爱，这不是很滑稽吗?

对于平凡的你我而言，恋爱要钱，约会要钱，吃饭要钱。只想说，在一无所有的日子里，请尽情用金钱腐蚀我吧。

真正浪漫的人 没时间思考什么是浪漫

今天的关键词是“浪漫”。

有人说，《这个杀手不太冷》里的Léon是个浪漫主义的杀手，原因是他无论去哪里都带着一盆植物，有个很酷的职业，却爱喝牛奶。性格木讷、少言寡语，轻描淡写地杀人，却又愿意花时间逗一个小女孩开心。这些反差让观众意识到，在边缘身份之外，他是一个有温度的人。

但如果你是那个被Léon干掉的毒贩或者黑警，你也许不会这么想，你可能只会觉得这个人是变态（杀人前还要先让徒弟试个手，不是变态是什么）。

处于第三视角的反差感会给人以“浪漫”的感受，这在文学影视作品中很常见。比如一个无恶不作的亡命之徒，在生活中对流浪猫却非常好，收养了很多被遗弃的小动物，你就会下意识认为他并没有那么坏。再比如一个狂妄自大的小混混，为了小朋友送给他一根棒棒糖而感动，你也会觉得他骨子里很天真善良。

读《江城子·乙卯正月二十日夜记梦》，觉得苏轼很浪漫，妻丧多年还对她念念不忘，但王弗丧期刚过，他就迎娶了王弗的堂妹王闰之。后来，二十七娘（王闰之）也先走一步病逝，他再次写下悼亡诗，“惟有同穴，尚蹈此言”，让家人将他们死后合葬一处。深情如此，的确很浪漫，只是与此同时，苏轼还在跟名妓王朝云谈恋爱，声称“惟有朝云能识我”。王朝云生前爱唱他写的《蝶恋花》，在她死后，苏轼“终生不复听此词”。

毋庸置疑，苏轼是伟大的浪漫主义词人，娶妻纳妾在当时也并非新闻。只是每次都深情如斯，总让人觉得他的深情并非针对某人，而是一种表达欲，就好像连续看了二十场李宗盛演唱会，第一场时他想起林忆莲，一开口哽咽，你感动得泪流满面，第二十场还这么干，你会觉得这人怎么眼泪这么多。

读的书越多，越能意识到，文学影视作品中的浪漫主义，大都无关乎对象，而是一种基于自我的表达欲。遇见一个人，让你同时有了八百句溢美之词和惴惴不安，还没牵手就已经幻想到与她在一起的未来三五十年。这是文科生的浪漫，换个人，或者面对一片美景，他同样会发出这样的感慨。如果真要你和这样的一个情场高手共度一生，大概不会特别踏实。毕竟在我们的生活中，浪漫似乎并不只是一两句诗词，三四句情话。

几年前我发表过一篇小说，男主角是个没啥情趣的人，他跟一女孩网恋，不远万里去找她，见面才发现，对方才十四五岁，是个发育未全的初中生。一般人到了这时候，可能心想算了，结果他硬是在那个小县城陪读了四年，一直陪到大学毕业一起回到了北京。在这期间，他就在当地的手机市场找了份卖手机的工作，顺便帮人贴膜赚外快。

小说讲的是真事儿。我曾把这个朋友的故事讲给我领导听，领导感动得稀里哗啦，听闻他回北京后找不到工作，就让我一定把他招到公司来。这个朋友是个工科生，写不了文章，交际能力也差点意思，在公司只能当个网管修修电脑。工作了一段时间，领导跟我说："那故事该不会是你编的吧，看他平时呆呆的样子完全想象不到他是个浪漫的人。"

怎么说呢？这就是我们所理解的浪漫和现实中浪漫的区别吧。我们更愿意将浪漫理解为一种主义，一种人生态度，一种贯穿始终的生活，但真正浪漫的人，都没时间思考什么是浪漫。

年初的时候，我去参加一个婚礼。新郎在我们的朋友圈里是个传奇，好端端走在路上就掉进水沟，要么就是被楼上的花盆砸到胳膊，当场骨折。有次在地铁站等车时玩手机，忽然一阵阴风吹过，他不知不觉就摔下了轨道，幸亏周围人反应快将他拉了上来。类似的故事版本无数，很多人都觉得他就是倒霉的代名词。

婚礼现场，他西装革履装模作样地登台，然后从怀里掏出演讲稿对新娘说："我尝试过无数倒霉的事，只是为了在你陷入悲伤时，一听到我的事迹就能止住眼泪。"此言一出，全场都沸腾了，文人朋友们自愧弗如，简直是神来之笔。仿佛他这些年处心积虑地扮衰，都是为了此刻，简直不要太浪漫。

然而短短半年，俩人就离婚了，原因是婚后他仍跟另一个女生精神恋爱，被新娘发现了他的情话绵绵，罪证在前，他无言以对。再回想当时的浪漫，不过成了一个笑话。

在浪漫主义的食物链里，文科生往往笑话理科生木讷、迟钝，不解风情。微博上调侃理工男的段子无数，诸如：

有一次和他一起散步。在夕阳的映衬下，湖面变颜色了，我觉得此刻很浪漫宁静，于是撒娇地对他说："老公，湖面变颜色了，真美啊！"本以为他会从背后抱着我之类的，结果他一挽袖子，开始和我讲光的折射反射原理，以及湖面之所以变色的原因。

我说要过儿童节，他说那送你一只喜羊羊。我故作生气说，你连我喜欢什么都不知道。第二天早上，他小心翼翼地问我，你是不是喜欢哆啦A梦？我昨天晚上统计了你的微博、人人和朋友圈，哆啦A梦出现6次，长颈鹿3次，皮卡丘2次，猴子2次，小熊维尼1次。那一刻我竟无言以对……

读到这里时，我忽然开始理解一件事：浪漫和浪漫主义，根本就是两码事。浪漫主义是别人的，浪漫却是自己的。你说尽了世上所有的情话，写下了不朽的情诗和乐曲，你是浪漫主义诗人歌手文学家，但对于你爱的人而言，这只是形式化的浪漫主义。在对方眼里，往往抵不过清晨的两根油条一碗热粥。

浪漫不分文理，却迥然于幻想和现实。纵使许多人写不出惊艳绝伦的情话，做不出惊为天人的举动，却丝毫不影响他们是一个十足浪漫的人，因为在他们眼里，只有你。

好久不见

凌晨一点，那谁发了朋友圈，一句矫情到烂大街的语录，目的昭然若揭，就是想约个同样没睡的人出来吃夜宵。窥探到他的良苦用心，我忍不住打了一段话调侃，临到发送，却忽然摁下取消键。没错，我们曾是最好的朋友，但那只是曾经，算算日子，我们已经很多年没联系了。他深夜的盛情邀约，对象自然不会是我。

我和那谁，上学时是形影不离的死党，一起逃课开过黑，骑行西藏被狗追，就连他初恋女友，也是在我们层出不穷的围追堵截猴子献宝之中，才注意到沉默寡言的他。毕业后，我们分散到了不同的城市，距离难挡情谊在，我们约定每年都要聚会一次，选一座城市，纵隔千万里不负此约。

最初的几年，这个约定都如期进行。我们在厦门漳州荒废的海滩上打过滚，也在杭州宋城揭穿过手艺人骗钱的把戏，最夸张的是那谁的婚礼前夜，我们拖着新娘一起在他家门口的网吧通宵开黑，凌晨四点才有人惊觉早上要举行婚礼，慌手慌脚地护送他俩回酒店换婚纱。

只是，再坚固的契约都不能允许一次破例。有一年聚会，那谁在国外出差，没办法赶回来，这以后，总有人拿出各种各样的理由推脱，忙工作，忙恋爱，忙结婚，也不怪谁，只是这每年的一聚，已经变了味道。永远有不能到场的人，死约定渐渐变成空谈，曾经的这帮狐朋狗友，联系也越来越少，就算见面也变得不再像从前那样应对自如。

最后一次，那谁从国外回来，约我们吃饭，还带了他的新朋友。几杯酒下肚，新朋友开始滔滔不绝，从太平天国聊到地产风云，从三国聊到他认识PaPi酱，听得我们面面相觑，不知如何接话。那谁为了不让场面尴尬，又是劝酒又是说段子，尽管他很努力，但在座诸位却早已貌合神离。一场酒喝完，已经有人昏昏欲睡。最后那谁起身买单，大家悻悻而散，匆匆打车回家，连下次再聚都懒得说一句。

从那以后，我跟那谁好像再也没联系。我觉得他变世故了，他觉得我变冷漠了，我们就这样被分割在了两个世界。在朋友圈看他升迁生子，我只是沉默点赞，说不出一句像样的祝福；同在一座城市，想约他出来吃顿饭，却自觉只剩一肚子嘘寒问暖。我们早已不是彼此生命中重要的人。

一直都知道，人情没有万古长青。二十年不见，再深刻的重逢也会变得恍若隔世，再熟悉的人也会因陌生而矜持。电视剧里总说："交情深浅，不过是常在一起吃吃饭。"回头看我们年幼时最好的朋友，只是在最初跟我们走得最近的人，他们未必和你志趣相投，未必跟你三观一致，甚至未必和你有相同的生活。你们关系好，不因为互相仰慕，投其所好，只是因为常在一起。

人越成熟，越向往高效率的社交，这种因为"常在一起"的交情，变得无足轻重。刘瑜曾在文章中提到过她在剑桥经历的学术交流晚餐Formal Hall，一对一的交头接耳，窃窃私语。这是剑桥人引以为豪的精致社交，据说谈话对象超过三个人，效率就会变得低下，一场谈话的对象越多，话题就越Low，因为大家都难免要照顾到所有人的情绪和水平，从而降低话题的精确度。换句话说，只有社交精致起来，才能有效地避免人多嘴杂的寒暄客气。

只是，这是精致人的学术交流，而不是朋友之间的日常插科打诨。正如刘瑜所说："Formal hall让背景不同、专业不同的人有一个交流的机会，这听上去非常有道理，但是当谈话进行到'So，how many grand children do you have'这样明显没话找话说的地步时，我还是开始深深地怀念那种国内小火锅店里吃火锅的情形。”

大多数时候，友情需要的不是有如社交晚宴般的精致高效，而是胡扯八卦和横身一躺的随便，而是常在一起。只是当我明白这件事的时候，许多亲密的人已经与我们隔出了山海。沉默久了，有些人就永远约不到了。

你以为那些觥筹交错只是贪欢，那些前呼后应只为赶路，擦肩而过的人算不上朋友，却不知这些那些，也都是你的人生。你费尽心思寻找到的知己，难道不也只为一时欢谈？今天的饭局，明天的会议，何必在意那些你永远约不到的人？真正的朋友无分贵贱，有的只是常来常往。

与自己和解的方式
不是说“算了”

和傅尔林半夜闲聊，他问我在做什么？我说，在保时捷官网定制我的跑车。他说你有什么脸进保时捷官网，我爱了这么多年，从来不在没准备好的情况下点进去。我说我也不知道，就是突发奇想想配置一下。他说，那我也去试试。

于是一整个晚上，我们都在探讨选什么样的音响，搭配什么材质的顶篷，甚至还聊到去哪里的公路开保时捷最爽。就这样聊到天色渐亮，我们都困了。傅尔林说，我今晚本来打算通宵写稿的。我说我何尝不是呢。他说，我回头重新看了一遍我们的聊天记录，保时捷越看越像土豪的座驾。我哈哈一笑说，真的，还是捷豹更好看，算了。

有段时间，我俩特别想找个山清水秀的小城市定居。住在偏僻的郊区，平时写写稿，闲下来就种种菜，养养狗，在院子里搭个凉棚喝茶，一出门就能看到满眼绿意，还幻想挖个池塘，修葺成流觞曲水的模样，有假山和睡莲，一池子红鲤鱼。我们捧着地图挨个找，选出了十大宜居城市，分析得头头是道，一脸蓄势待发的表情。

直到有一天，我去傅尔林家玩，刚好他新买了一个婴儿床，我们在客厅组装了一下午，手指都磨出泡了还没弄明白螺丝的种类。傅尔林的老婆在旁观战了一下午，终于忍不住说，就你们这生活技能还想去当农民？我俩互相看了一眼，异口同声道："算了。"

"算了"，不知从什么时候起，我们开始频繁使用这个词作为结束语。

这是一种复杂的情绪，包含的成分有很多，夹杂着"别做梦了"的妥协，"还能怎么着"的自嘲，而更多的是自欺欺人——"其实我并没有多想要这样的生活"。似乎说完这句"算了"，就可以真的不在乎了，与那些"莫须有"的欲望和解了，自我感觉就还可以。

我一直跟自己说，我是耐得住寂寞的人，不怎么爱出门。朋友邀请我去国外玩，我说算了，大老远折腾个来回，只是去景点看人海，还不如多看几本书。还甩出我之前的体验劝对方，我在曼谷住了一星期，酒店门都没出，跟在家有什么区别？话虽这么说，但其实我自己知道，我不出门，只是因为英语烂，嫌麻烦，不敢跟人交流而已。

有很多事，不是你说完算了就真的算了。“不在乎”这种态度，骗一骗自己还可以，但真要在现实面前，并不能让你增加一点骄傲。就仅仅是英语这一件事，就已经让我经常跟自己过不去了。

花同样的时间和金钱，别人能把一个外国城市玩透，历史文化哪怕当地人的生活习性都能涉猎齐全，我却只能在商业街打打转，拍几家市区的连锁咖啡店，再买一堆奇怪的伴手礼作为到此一游的证据。

报名去上Robert McKee的故事培训班，别的同学被麦基老师的精彩演讲逗得哄堂大笑，我却只能带着同声翻译耳机，听着不标准又没激情的翻译昏昏欲睡。下午茶歇时刻，很多同学上台跟麦基交流提问，而我只能望洋兴叹，连背包里的《Story》都不敢拿出来让老师签名。

就连读小说也有障碍，有一些外国名著的译本，阅读起来能明显感觉到翻译得不得劲，不是意思不对，而是完全没有语感。看到其他写作同行狂赞，又不知是不是自己太没见识，只好沉默。主动放弃了许多原本非常优秀的作品，最后还得自我安慰一番——这些所谓的大师没准只是过誉了呢。谁都知道这样想有多傻。

前段时间，韩国导演李沧东的电影《燃烧》在戛纳电影节评分破纪录，我超级想看，和几位影迷朋友到处打听这部电影何时会在国内上映。有经验的朋友说，这种电影就算在内地上映也会被大剪，还不如组团去香港看。大家一致赞成。

去香港倒是不难，但按照我之前几次赴港看电影的经验，字幕是粤语，配音是英语，两个我都不懂，对白只能靠猜。于是，我又再次萌生了退意。

我把想法告诉了唐唐，原本是想让他也放弃，结果他完全不吃我这套，反而让我赶紧去学英语。我说那得学到什么时候去呀，算了吧，反正等电影上映以后也能下载到中文字幕版的。唐唐却说：如果你这次算了，你以后也只能一直算了。

以前我们年纪小，视野也狭窄，可以不计成本地任性，像阿Q似的自以为蜗居在小小世界里就很好，但现在，你的世界只会越来越大，英语是必备技能，你越晚起步，就越会错过许多本来可以更精彩的人生。别把自己的局限性当成洒脱，也别用“算了”当作与自己和解的借口，那不叫和解，只是缴械。

唐唐说的道理并不深刻，只是我一直都故意忽略了。回想起来，我总是仗着小聪明去欺骗自己安慰自己，可是这些伎俩并不能瞒过生活。得到和失去，可以靠一句“算了”就当作无事发生，但那些原本可以更丰富多彩的世界，你却实实在在错过了，实在太不划算了。

无瑕疵的“真”

早晨刷到一条微博，说在日本街头看广告画上的年轻模特，男男女女都特别生动，细看过去，或微胖，或龅牙，或大小眼，虽然五官不算完美，却气色“感人”，有不修饰的真诚。反观国内许多广告里的明星，妆容精致到分毫不差，一粒暗斑都看不到，却是有些俗气了。

她看到的也许只是个例，但没来由的，我想起《波斯人信札》中的一段话：“神往往不具有完美无缺的品质，因为这样反而会使他变得不完美；为他设限的从来只是他自己，因为他本身就是他的必要性。”

要怎么理解孟德斯鸠的这段话呢？完美本身就是一个大缺陷。古希腊众神里，每一位都有自己的性格缺陷，连最追求完美的雅典娜都有争强好胜的小心眼，但这无碍他们成为神。但假如失去了这些缺陷，他们就成了千篇一律的青铜雕塑。

曾几何时，我们的世界拥有很多有瑕疵的“真”：有摔吉他的谢霆锋，有写歌骂狗仔的周杰伦，有不搭理记者的王靖雯……但时至今日，大众对公众人物的要求已经上升到一种近乎苛刻的地步，他们的事业、情感、生活都像落在一个透明房间里，被审视、被要求，哪怕有一点点不恰当的举动和言论，就会面临口诛笔伐。

于是，世界渐渐变成了只能存在一种“真”——无瑕疵的真。每一个被捧上神坛的人都是完美模范，从事业到生活到情感，不可以有一丁点错误。如此楷模，固然值得钦佩，但不用想就知道，更多的人只是在假装完美。总有上了年纪的人在说，比起十几年前，当代的偶像越来越无聊了。其实很简单，无非是大众只接受这一款，于是他们只能舍弃其他款。

曾看到有人在朋友圈问：“今天还有没有年轻时的韩寒那样的叛逆icon？”我想了很久，确实想不出合适的人选。叛逆似乎已经是一种被遗弃的旧日精神——想要勇敢去爱？可以，但你只能勇敢一次，再爱上别人你绝对是人品有问题；想要努力追梦？可以，但你只能一无所有地追梦，赚了钱就是对梦想的背叛。

当所有人对你的人生拥有发言权，你只能无限压缩自己有瑕疵的不好看的那一面，别说为了改变这世界去叛逆了，你连原始欲望都不配有。

春夏在《奇遇人生》里说了一些感性的话，在弹幕里有人吐槽：“她怎么这么爱飙金句？她怎么做到每一两句话就说一个大道理的？”她和我聊天时暴怒道：“我聊了六七天，剪辑成这样的好吗？精华，懂吗！”我爆笑说：“你反驳啊。”她又㞞。

没办法不㞞，真反驳了怕又要被说玻璃心爱计较，不能容忍网友评论了。《邻人之妻》的作者盖伊·特立斯在自序中评价美国人，说他们向来两头都要，“清教徒的自律和自由主义的开放，社会就在这样两种价值观中曲折上升……”这种状况在当下的中国也正流行，既要求公众人物有清教徒的自律，要有无瑕疵的表现，同时又在不断追问，我们能否获得更多自由。

前段时间，韩国的国民偶像李英爱去上一个综艺节目，很多粉丝表示疑惑：“你是国民偶像啊，为什么要上综艺啊！不觉得这样会影响自己的形象吗？”她回答：“只想活得有趣一点。”嗯，这样坦率和自信的回答，涌现着别样的魅力。很多人所谓的“有趣”是什么呢？是别人眼中显得有趣，而不是让自己快乐。

先前曾在微博上看到一位网友谈及几位日本女艺人，总结得鞭辟入里：“新垣（结衣）老师在各大颁奖礼上的假笑是最动人的地方，就如同长泽雅美的永不上进、上野树里的怨气脸和石原里美公开的功利心一样。”粗读上去，说到的似乎都是缺点，可是这却是她们最迷人的特质，如果没有这些缺点，她们只是泯然于演艺圈的美丽皮囊吧。

对完美的执念，有时会让我们离“完美”的状态越来越远。你只要一种真的，就会迎来许多种假的。因为世间万物皆为真实。完美是真实，瑕疵也是。

每个人都向往优秀，那些部分可以成就你，然而，缺失的部分、有瑕疵的部分却在不断“成为”你。面对那些与生俱来的缺陷，要接受它也一样是真的，是自己的一部分。你本身，就是你的必要性。

今天不要反问我

在言论自由的互联网环境下，反问句已经成为鉴别讨厌鬼的一种标准。

如何理解言论自由呢？你喜欢黑猫，我喜欢黄狗，大家各有所爱各抒己见，这是自由的一部分。进一步讲，就算你讨厌我的黄狗，说几句黄狗的不是，甚至捎带骂上了我，这种方式虽然不太友好，但这也是自由的一部分。

人的心思和境遇有千万种形态，意见不统一是常情常态。单拿幸福这件事来说，有人的幸福是贪欢一晌，是青春放浪迷诗酒，是千金散尽还复来，有人的幸福则是闲暇悠然，是方宅十余亩，草屋八九间。谁都可以说自己更幸福，别人那是瞎混，因为个人喜好总归是主观的。

用最直白的话说，有人不喜欢，甚至讨厌我喜欢的事，我都可以接受。直接Diss并不可怕，就算难分对错，也敬对方能有一套说服自己的逻辑，但要我去容忍一句暗戳戳的反问，很难。

一大早，你心血来潮去晨跑，跑完开开心心发个微博，有人在下面留言："这种事也值得发？"且不说礼貌不礼貌的问题，退一步讲，就算觉得不值得发，说这种日常没意思，都能理解，可以假装没看到。但这无形中加重语气的反问句之中，那种强迫别人去注意、去回应他的心思，实在让人不堪忍受。

还有一次，我在小号发牢骚，说写不出小说实在太崩溃了，还是去喝咖啡吧。有人评论道："你以为喝一杯咖啡就能写出小说了？" 说真的，我不觉得他带有恶意和攻击性，但还是挺让我不舒服的，我下意识地在内心怒吼，我自己难道不晓得喝咖啡不管用吗？我就是想喝怎么了？刷个日常都得为此而分心，让我觉得人间特别不美好。

反问，是评论区的一颗毒瘤。

互联网评论中最著名的一句反问句式是"难道只有我一个人觉得……"你夸朋友好看，他们回"难道只有我一个人觉得不好看？"你说电影感人，他们回"难道只有我一个人哭不出来？"

我们来简要分析一下这句话背后的心理状态。

首先，这样的发言是持否定态度的，但他没有选择直抒胸臆的表达，不直接说“我认为不好，我认为是错的”，而是用反问的语气，意图站在高处，显示出一种众人皆醉我独醒的心态。或许他根本没有自己的逻辑，只是为了反对而反对。为什么这么说呢？因为表达反对很容易，但反对的原因却很多，如果没有清楚的逻辑性和语言组织能力支撑，很难将自己的意见说清楚。只会一味反问的人，说白了就是词穷。

当然，如果只是这一点毛病，那还好说，态度不好没关系，你可以反对，可以毫无观点和逻辑，没啥大不了的，我也可以选择忽略，但为了印证自己反对的正确性，没理由的煽动其他人，就显得非常不地道了。

这就是反问句的第二个特征：强烈的煽动性。与其说反问是为了加强语气加深印象，倒不如说为了在一个公开环境中，唤起更多人的认同。“难道只有我一个”这种句式，就好像明明我们可以一对一探讨问题，你不抛出自己的观点直接反对，反而忽然开始煽动旁边的观众，似乎赢得观众的赞同你就赢了。在咄咄逼人的反问语态中，其实更透露出了一种不自信，这里我只能送一个字给他们——尿。

最后，反问句让人厌恶的原因还带着一种“我可不是在说你，我只是说自己的感受”的暗示。说到底，既然你主动对人反问，就自然会在对方的心里形成反馈。你不考虑对方的感受，随口就说出让对方感到不舒服的话，不仅没营养，而且没教养。

以前我经常与陌生人讨论，一件事的是非对错，说服和被说服，这是用语言和阅历博弈的乐趣，即便最后没有结果，聊到最后变成撕，撕到最后还是谁也不服谁，那也挺好，图一个畅快。

刚学会上网那会，我喜欢泡在各种各样的论坛里，那时候互联网的氛围还没那么娱乐化，也没有那么多短小精悍的段子，持着不同意见的人想要说服对方，一定是洋洋洒洒发长帖反驳。那时的我作为看客，不仅看得到热闹，也领略到了实实在在的语言魅力。

今天，互联网整体娱乐化之后，我们在文字中的情绪逐渐大于表达本身。我们善良爱笑，重视自我，遇见喜欢不喜欢的事物，我们不会再认真去讨论和辩驳，而是选择最简单的方式——忽视。毕竟，那些心灵鸡汤和流行语早在十年前就被细致地整理出来，让我们不必再费太多心思大书特书，这是时代发展的必然。可是，当我们面对一个只有情绪的世界时，会变得更加没有耐心去理解这个世界，去体谅旁人。

反问句当行其道的时代，也是文字变得越来越缺乏内涵的时代。我们只会单一地辨认是非，却从不去主动了解个中曲直。一个公众人物做了件伤风败俗的事，全网舆论争先恐后地碾压，代表着一种政治正确。但除了保持这种浮躁的“正确”

之外，我们很少因为这种事而产生更多的思考。人和人之间的爱、欲望、契约关系，以及思考问题的复杂性和多样性，鲜少人说。我们只看到漫山遍野的情绪，问为什么批判，说因为他们做错了，再问他们为什么会错？还是说因为他们做错了。

说到底，反问所表达的不是观点，而是态度。前几年我经常看到路边的广告牌，很多品牌标榜的都是态度，做有态度的人，过有态度的人生。有态度没错，但更要想清楚态度背后那些支撑自己的逻辑。对一个事物的喜恶，最容易表达，也都可以被称作态度。我喜欢西红柿鸡蛋面，你喜欢担担面，他喜欢麻辣小龙虾，这都是态度，可这没什么可自豪的。

奉劝那些爱用反问句的朋友，傲慢的态度并不能装饰大脑，你抖个机灵并没有多开心，我看到你耍宝也感觉不快乐，大家何必互相伤害？

善良的“界限”

早上出门丢垃圾的时候，女友让我把易拉罐和塑料瓶分拣出来，我问她为什么，她说这样做的话，那些拾荒的人就不至于弄脏手。她的本意是善良的，我欣然照办。拎着分拣好的两袋垃圾出门，却发现小区的垃圾桶上摆了一排易拉罐，想要掀开桶盖，只能先把它们取下来，再丢垃圾进去。

可想而知，这些人也抱着和我女友一样的想法，然而拾荒的人是方便了，却给丢垃圾的人造成了小小的麻烦。看看垃圾桶旁随处丢弃的塑料袋就知道，都是其他人懒得收拾桶盖上的易拉罐，就随手堆放在了一边。结果垃圾越堆越多，行人都掩鼻绕道而行。

发生这种情况该怪谁？是将易拉罐放在桶盖上的“好心人”，还是因为嫌麻烦而将垃圾堆放在路边的人呢？

我不由得想起读书时弟弟养的狗。狗是流浪狗，是他在路边捡到的，长得乖巧，但是尾巴断了。弟弟是个善良的小孩，二话不说抱回家里养，还在院子里精心搭了一个小窝。那是暑假期间，我也跟带着养。等到暑假结束，我和弟弟都回学校去了，这狗就交给了我爸妈。

从此麻烦就接踵而来。狗越长越大，每天要出去遛两次。有一次爸爸不在家，就让妈妈去遛，结果刚出小区，狗就开始追着一辆路过的汽车狂奔，妈妈用力拽着狗绳，反而被拖着摔了个大跟头，连伤带吓，住了大半个月的院。最后，我只好让爸妈把狗送给了朋友。我当然相信弟弟的初衷是满满的善意，但因为后力不继，反而给家人带来了噩梦。

通过这两件事我发现，善良是应该有界限的。你不能只用一句话一个行为去体现自己的良善，却因为这肤浅的善心，给其他人带来麻烦。我经常遇见这样的人，朋友家孩子小，为了预防龋齿一般不给吃糖，结果有一位亲戚看不得小孩楚楚可怜的模样，每次来都偷偷塞糖给小孩，被发现了还振振有词说，小孩吃个糖有啥大不了的？搞得朋友无言以对。说你存坏心吧，你没有，你确实是心疼孩子，但说你是个好人吧，你做的事可真让人不省心。

所谓善良的界限，不是一厢情愿地无端给予，而是在对方需要时的小小援手。它不仅是一个温柔的冲动，而是与责任感密切相关。收养宠物时你要考虑有没有能力照顾它一生，关爱小朋友时你要在意自己的行为是否合理。否则你的这种善良，就像给一个即将淹死的人以金条，赠一个需要面包的人以真理，慈悲浮于表面，实则尽是不义。更可气的是那些所谓善意的玩笑和告诫，对方不爱听，你就只善良了自己。

这种“善良”，与分不清局势大有关系。

你跟姑娘谈恋爱，姑娘说想吃绿豆冰，你说不行，天气太凉，街边的绿豆冰不卫生；姑娘说想去夜跑，你说不行，晚上雾霾依然存在，并且大街上还不安全；姑娘说想穷游，你说不行，到处都是战乱瘟疫恐怖袭击，航班到天上还会掉下来。到最后，姑娘只想自己一个人静静。

记得以前上班的时候，我公司的前台是一个雷厉风行的女孩，做事恪尽职守，一切为公司的利益考虑。因为工作性质，我们经常打印文件，她认为太浪费纸张，所以将废弃的文件翻过来塞在打印机里，这样就可以完全利用。不仅如此，她还为了省电，关掉空闲会议室的空调，甚至为了防止别人偷开空调，将遥控器锁在自己的抽屉里。

结果有一天，一位重要客户来访，恰逢她出门办事，同事死活找不到空调遥控器，会议室热得像蒸笼。这也罢了，策划总监打印方案给客户参考，客户看到一半，忽然发现背面竟然印着竞品公司的提案计划，脸色立刻变得很差，虽然当场什么都没说，但之后却再也杳无音信。一个小小的失误，却白白浪费了一个项目组大半个月的公关。

发生这种事故，连累了那位打印文件的同事引咎辞职，但真正的罪魁祸首是这位同事吗？又或者是前台的女孩？只能说，是那一颗分不清局势，又想兼顾巨细的好心。

我一位姓吴的女同事，天生热心肠，无论谁遇到麻烦，她都一马当先，满腔热忱，同事们给她取了个绰号叫“吴答应”。

老板在外应酬，喝了酒，半夜打电话给吴答应，她二话不说打车出门，做代驾送老板回家，完事再一个人可怜兮兮地打车回来；客户去外地拍片，把重要文件忘在了家，也打电话给她，她赶着末班飞机跑了趟西安，第二天清晨坐头一班飞机再回来。

有员工敬业至此，老板可以欣慰了。但问题也正出在这儿，吴答应万事答应，同事们忙不过来的、不愿做的工作，她也一样包打天下。然而在这里头，有许多并不在她的能力范围之内。

力不能逮，自然做得不好，老板怪罪下来，她一脸委屈地说，我只是帮忙而已啊。被帮的人一听也不乐意了，热心肠也要看情况，你帮归帮，别净帮倒忙，到头来你是做了好人，责任不在你身上，害得我白白被老板骂。留下她梨花带雨地哭诉，明明我是好心，为何所有人都怪我。

造成这种难堪局面的原因有两个，一是吴答应的滥好心，二是她不懂拒绝。

不懂拒绝是现代人的通病，因为相比其他，拒绝所造成的伤害是更加直接的。正因如此，我们往往喜欢用一个看起来不那么生硬的方式去解决问题。前一秒刚收到客户发来的资料，下一秒收到老板短信说明早要交方案，你说好，于是通宵达旦地熬夜作业，最终交出了一个不算完善的作品。明明做好去海边旅行的计划，朋友说要去看沙漠，你说好，于是在不喜欢的旅途中疲于奔命，发尽牢骚。同事没时间处理自己的工作，跟你发牢骚，请你帮忙，你说好，于是忽略自己的职能，耗费精力在专业外的工作，结果两头得罪，吃力又不讨好。

最要命的是感情戏，收到不怎么喜欢的女生表白，想委婉拒绝却语气含糊，态度暧昧，不经大脑答允她明晚的饭局、后天的电影和下个月的同学聚会。一拖再拖，直到要见对方家长这最后一步才终于坦白，啊呀呀，你没明白我的意思，我其实不喜欢你。

这样的你，被老板怪罪，被朋友谴责，被女孩怒骂，又能怪谁呢?

人是群居动物，在人际关系的构成中，每一个个体的行为都将对这个生态圈起到微妙的作用。起初，像“吴答应”这样的热心人在团队中更受欢迎，因为他们和蔼可亲、急公好义。

但时间久了，一味地好心却只会让其他人产生依赖心理，进而导致整个团队缺乏责任感，无力进步。因此，越是成熟的团队，越需要各司其职，环环相扣。

同理，在与朋友的交际中，应当只给予力所能及的帮助，如果任何事都不懂拒绝，甚至违背自己的内心，即使一时得以解决，却会在往后彼此的心中埋下芥蒂，总有一天会变成无法抹去的裂痕。

教科书教会我们好心的义务，生活却在说，我们同样有拒绝的责任。

别让热心人的顽症作怪，拒绝不会让你错失真正的朋友和机会，一颗泛滥成灾的好心亦不能代表你是一个值得交往的人。

别忘了，姑娘们在拒绝你时通常会这样说：你呀，其实是一个好人呢。

我过年为什么不出门交际？

过年回家，我整天待在家里写稿。我妈担心我身体，总是赶我出门，让我多晒晒太阳，找家乡的同学玩一玩。我不想去，于是找了一堆借口。我妈很生气地说，你跟家乡的同学都那么疏远，以后你要是办婚礼，连一个伴郎都找不着。我说那最好了，我还乐得不用应酬。

其实话也只是说说，我不是一个排斥交际的人，但每次一回到家乡，我就窝在房间里谁都喊不出来。有一年有个不太熟的同学结婚，打电话叫我，我把份子钱发给了他，说实在有事去不了。他愣是不依，继续轰炸我家座机。我爸忍不了了，给我臭骂一通，最后说，别解释，你现在就给我滚去。

我只好去了。到了现场，一帮小学同学坐到一起叙旧，因为我早年就去外地求学，他们的话题我都一知半解，只好干坐在那里玩手机。过了不久，他们便聊起了工作。有几个同学问我在北京做什么，每个月拿多少工资？我如实告诉了他们，他们都很惊讶，问我怎么能拿那么多。其实我的收入搁在大城市也不多，只是相对于家乡同学的收入就很可观了。

这时一个同学说，人家爸爸是当官的，当然能给他安排个好工作。我听了心中好气又好笑，心想我爸爸只不过在这小城镇里任个公职，难道还能把我安排到北京去？但他们的表情却让我无从辩驳。直到后来我开玩笑说，我那破公司就是个私营企业，没准过几天就倒闭了，拿不了几天高薪。他们这才信服。

他们言不由衷的表情让我想起两件小事。

高中时，我去参加一个作文比赛。头一次坐飞机，没经验，晚上的航班我们正午就赶到了机场，我爹有公事要办，就将我丢到住在附近的舅舅家。记得那天舅舅不在，舅妈跟我闲聊，得知我要去上海比赛，她笑着说，是不是交了钱就能去的那种比赛？我说，怎么可能，不要钱的。她斩钉截铁地说："肯定是你爸交了钱，没有告诉你。"

她的表情语气跟我那帮同学一模一样，让我很郁闷。得到这次比赛的机会，对我而言并不容易，为了写稿，我放弃了许多玩耍的时间，作品寄出后，又翘首期盼了三个多月才收到的复赛通知。而舅妈却将这个结果归结于那种具有欺诈性质的比赛，在她眼里，我去参加比赛，无非是花钱买来的一个虚名。

另一件事是我爹告诉我的。我在杂志上发表第一篇文章时，跟几个朋友挤在东三环附近的一个地下室里。杂志社寄样刊来，问我地址，我不好意思说住地下室，就给了我爹单位的地址。收到样刊后，我爹很高兴，拿着杂志跟同事炫耀。有个同事问他："这杂志不像咱们这儿的，是不是盗版？登这么一篇文章得花多少钱？"气得我爹再也没理他。

我在广州有一个朋友，跟我一样出生在小城镇，她相貌并不出彩，但个头很高，起初在一个摄影工作室做助理，后来被一位摄影师选作了模特，她凭空有那种大模的气质，拍出的照片很有感觉。再后来，她的作品多了，在业内也小有名气，应邀去上海专门给大牌服装拍照，赚了不少钱。过年前我见了她一面，随口问她回不回家，她摇摇头说，我把爸妈接到广州过年，我家的亲戚都不相信站着拍几张照片就能赚钱，他们觉得我赚钱，是在外面被人包养了，我不想回去听那些风言风语，分辨他们的眼色。

我相信有许多像我一样，出生在小城镇却外出工作的人。世人皆知北上广的生活压力大，不仅环境差，竞争还残酷，可是只要稍有能力混得下去的人，就很少会选择回家。为什么？我觉得是因为大城市至少相对公正。在我的家乡，许多事不走关系是办不成的。拼财力、拼背景、拼人脉，如果你的这些外在条件不够强势，却做出一件周围人办不到的事，他们就会以为你没有守规则。

我们都在课本里学过：“不患寡而患不均。”大家可以一起穷，却不容许不公平，尤其见不得和自己一样没背景的人突然成功起来。他们的逻辑是，既然大家都一样，你要是没犯规，凭什么比我过得好？所以你一定是歪门邪道。

大过年的，我不愿意出门交际，不是我性格孤僻，而是我觉得这使人徒增烦恼。成年人才拥有选择权，儿时的社交圈大都是被迫选择的，必定有许多跟自己格格不入的地方。如果只是一起喝酒聊天扯淡，我也愿意敞开了聊聊往昔的混蛋岁月，可是谁愿意一见面就得夹起尾巴，小心翼翼让自己处在他们的规矩之内呢？

我不是成功者，更不是圣人，我也知道，没准大家都是逢场作戏，只是大过年的，我何必让自己扫兴呢？关于过年，我一位朋友说了句很对的话：“免于拜年真富贵，不用出门小神仙。”祝你只需待在喜欢和被喜欢的世界里，一往无前。

认识的人越多，越喜欢不熟

我是一个不太擅长聊天的人，但我喜欢聊天。

这里说的聊天，不是扯段子唠家常，而是跟一个人彼此尊重，专注地、就事论事地交谈。谈什么话题都无妨，但要言之有物，彼此既能说出自己的观点，又持着适可而止的优雅，不为了压倒对手去雄辩，也不为了人情世故去附和。

听着简单，实则总是遇见障碍。我以为这当中最大的障碍是，太熟。太熟是没办法聊天的。在那些整天和我混在一起的损友们面前，我不知道如何开始聊天。你聊最近看过的一本书，或者一件令你感触颇深的小事，他们会以一种嘲弄的口吻说："你怎么这么装。来，喝酒。""别扯了，矯情的最终目的还不是为了泡妞。""有空谈这些，还不如想想怎么赚钱。"

话题悬在半空中，很尴尬。

其实没什么，只是他们跟你太熟了，熟到清楚地知道你既缺钱又缺爱，所以你谈的一切都只是瞎扯，抛开女人去谈爱情你就是矫情，抛开金钱谈梦想你就是装。你得跟他们一样现实。他们不明白，谁都会有一个瞬间，真不愿想前程，只想聊会天。

在多年不见却知根知底的发小们面前，我不知道如何结束聊天。你聊时下的新鲜事，他们也许漠不关心，也许一无所知。诚恳者会坦诚相告，也有人借题发挥。

"你们大城市里的人啊，未必比我们快乐。"

你聊共同经历的往事，他们又试图驾驭你。

"三岁看大，七岁看老。我们从小一起长大，我算这世上最了解你的人了吧。"

"你以前不是这个样子，我觉得你现在活得辛苦。"

反驳吗？自然也无从反驳。他们跟你太熟了，熟到能从你儿时暗恋的女生、做的糗事、说的谎话，斩钉截铁地解读出你的喜好和人生。

最后，你只能敷衍几句，暗自确定以后决不参加类似聚会。

类似的例子，在熟人世界里俯拾皆是，不胜枚举。渐渐地我发现，唯有尽量保持不熟，才能在某一个共同点上达成亲密。学问、信仰、性，都是这样。

当你对某个人一无所知的时候，会产生一种自带尊重的距离感。出于礼貌也好，探索欲也好，你会不由自主地倾听他说的每一句话，由大脑做出评估——倘若对方和你不在同一水平也就罢了，如若不然，你会比之前更加专注，试图去理解对方。

当你在最初遇见喜欢的人时，相距半米就会闻到她身体的香味，惹得你心神荡漾，胡思乱想，但相恋多年之后，这种程度的亲密却很少能体会到，因为你们太熟，你不仅知道她用了什么牌子的洗发水，还知道她来了大姨妈。

简单说，当人与人一旦熟起来，这些单纯的景仰恋物就统统变成了人际关系学和性格解析。

我们就是这样一群人啊，对待熟人就贱得满地打滚，贴心话一句不听，反击尤其凶猛；对待生人就笨得毕恭毕敬，被一句烂话洗脑，反复思忖不淡定。不仅如此，我们在不熟的人面前更加有耐性，警觉敏感，保持着适度的距离和优雅。

而这偏偏是良性社交中最需要具备的特性。

我曾有一段时间厌倦了熟人们整日在微信里嘻嘻哈哈，喜欢刷一个小众的社交软件，这里面有一个功能，可以让你的坐标任意定位在这世界上任何一个角落，然后跟那个坐标附近的人聊天。

一次我胡乱定位在太平洋一个小岛上，结果看到附近竟然有一个中国人。我问他在那里做什么？他说他是威斯康星大学的生物学专业研究生，在那里观察海鸟，还拍照片给我看。我们聊了一晚上，我听他讲了许多奇奇怪怪野生动物的故事，他因为从小在台湾长大，没来过内地，也好奇心颇强地追问了我许多内地的文化。

那次之后，我们从陌生人变成了半熟不熟的聊天伙伴。尽管很多时候我根本不会想起他的存在，但每当有聊天的欲望，却会第一时间想到他。似乎是一种默契，我们根本不关心对方的身份年龄背景，只是单纯地为了某件事去交谈，发表各自的看法。有时聊着聊着，他会说，哎呀，海鸥把粪便拉到了我手机上。我们就大笑一番。也有时，我看到他发的状态说早晨五点要准时起床，一看时差差不多快了，顺手喊了他一声，他会非常认真地回复来感谢。

客观地说，这个半熟不熟的人在我心中的位置甚至不及一般的朋友，但偏偏只有和他聊天的时候，我才能毫无顾忌地将所有烦恼和问题倾泻而出。那一刻，我不可思议地发现，我竟然可以跟一个陌生人交谈这么久。

相同的兴趣和生活背景，可以让人们彼此了解得更加清晰，我们的生活中也从不缺少熟悉的人彼此引为知己的佳话，但对我而言，唯有跟不熟的人才能建立起这种纯粹的默契，方能释放百分百的探索欲和热情。

所以我说，我喜欢不熟，你为我做的任何小事都换得来感激，我眼中的你永远有些傲气。

每个人心中的自己都有一万种样貌，但人们眼中的你却只有一个。所谓熟人的社交，你的形态已经固化为一面，万变不离其宗，但在不熟的人眼里，彼此却都像变幻莫测的风景，不由得你不为之神往。

我有个朋友，绰号叫通往世界的桥梁。

他的神奇之处在于，我在任何一个人的朋友圈下面都能看到他的点赞和评论，无论那是坐拥千万粉丝的网红，还是每天转发学生会活动的小读者，仿佛全世界都是他的熟人。

一般这样性格的人，往往古道热肠。有一次他在一个微信群里看到某个熟人在大讲特讲另一位熟人的坏话，就私下告诉了后者，让后者注意言行。本是好意，结果后者二话不说去找前者理论，双方大吵一场。最后前者得知原来是我的朋友在其中作祟，立刻将他拉黑。我朋友得知此事，又怒又恼，一气之下也将后者拉黑。最终的结局，两个人都与他势如水火。

何苦呢？认识一群不分亲疏的熟人，实不如陌路。

《神雕侠侣》中，金轮法王挟持黄蓉郭芙等路遇小龙女和杨过，法王担心二人出手相救，就说：今日之事与你二人无关，何不各走各路。小龙女说：好。然后真的就走了。看到这里忍不住点赞，跟不熟的人从不客套伪善，做得实在太妙。

跟不熟的人社交真的太棒了，他们既不会令你感到乏味，又不会让你陷入困扰。你可以拥有相敬如宾的对等交谈，也大可以洒脱地一走了之。还有什么更好的理由，让我们必须熟悉呢?

如果你像我一样爱自己，去试着跟不熟的人相处吧。

如果你像我一样爱生活，去尽量保持不熟的关系吧。

有一天你会发现，维持社交关系里的熟悉是一种负担，而那些跟你彻夜长谈的陌生人，却如此亲密。

周芷若比赵敏差哪了？

周芷若和赵敏这两位在金庸小说里恐怕是被拿去比较最多的女子，毕竟只有这两位的较量才真正称得上“蚊子血和朱砂痣”“白米粒和明月光”，失去哪一位都教人不太舍得。而诸如“任盈盈和小师妹”“袁紫衣和程灵素”“王语嫣和木婉清钟灵”等，要么是选项之一心有所属，要么是自己并不太喜欢，再要么突然人品爆发改单选为多选，最后一并收入账中。这么一来，可比性就弱了。

但周芷若和赵敏则不同，无论她们的境遇如何，始终都对主角情有独钟，就算恨也是因爱生恨。而且两人的样貌智计，以及在主角心目中的地位，都是不分伯仲。所以，尽管金庸老爷子在《倚天屠龙记》的后记里说，“我自己心中，最爱小昭。”可还是无法掩盖这两大山头的惊艳绝伦，拥趸众多。

严格来说，偏爱赵敏的人会更多一些，因为周芷若在《倚天屠龙记》的后期已经逐渐黑化，往日那个单纯温柔、善解人意的小姑娘，变成了一个令人闻风变色的女魔头，大家都不太能接受。但一码归一码，回头想想赵敏，其实她也并非善茬，说到品性，赵敏和周芷若同样的工于心计，同样的轻视人命，周芷若在最后杀人陷害给赵敏，但赵敏在之前将殷梨亭全身打残，毒翻武林囚禁名宿挨个切指头，又哪里不狠毒了？说到底，我们热衷于看一个坏人浪子回头，却无法接受一个单纯的姑娘被时代变坏，哪怕这一切，都是为了一个他。

我们潜意识里总在渴望，塞翁失马焉知非福，事情总会慢慢变好的。可是却很少去在乎，那些原本好的，善良的，可爱的，为什么会变坏。

周芷若这样一个生性温柔、父母双亡的渔家女，被张三丰送进峨眉派后，在师门中无依无靠，她是怎样一步步成为灭绝师太的接班人的呢？从她师姐丁敏君针锋相对的态度上，以及灭绝师太掌毙纪晓芙的杀伐果断上，足见这师门绝不是好混的。在这样残酷的环境中生存，如果不把心事埋起来，做事留一手，而是处处都像赵敏一样毫无保留，她不过就是第二个纪晓芙。

反观赵敏呢？她出身优越，是天下兵马大元帅汝南王的爱女，身边的顶级高手玄冥二老也得对她毕恭毕敬，即便她决定跟随张无忌，与父兄断绝关系。可父亲仍然对她溺爱有加，临走再三回头，追上去问，“敏敏，你的伤势不碍吗？身上带钱了吗？”还让她骑自己的马逃亡，看到这里让人忍不住感动得流泪。在这种溺爱下长大的赵敏，她聪明却不阴险，狡猾而又毫无保留，来自家庭的温暖切切实实让她成为一个敢爱敢恨，敢孤注一掷的人。

如果她像周芷若般，命运就像蝼蚁一样脆弱，她还敢这么直率吗？我相信她不敢。

“出身决定命运”，这句话一直被诟病为宿命论，因为很多成功人士反复游说，自己小时候家庭条件很差，完全凭借运气和自己的努力一步步走到今天。但我想说，这里所谓“出身”，不单指物质条件，而在于从小生活的氛围，家庭的温馨和睦，伙伴之间的志趣相投，还有所谓的榜样效应，都是“出身”的一部分。换句话说，你的出身不是指你爸爸是不是首富，而是你这一路走来读过的书，认识的人，见过的世面。

前段时间看一个电视剧，讲几个女生的都市生活。出身好的，爱情事业双丰收，最大的烦恼不过就是小区流浪猫的归宿问题。出身差的，再怎么努力都是苟延残喘，狼狈得像个笑话。明明是住在同一层楼的邻居，却阵营明确，有钱人跟有钱人一伙，穷人们则抱团取暖。这再次引发了观众对“宿命论”的热议，觉得编剧太不地道，凭什么有钱人就永远高高在上指手画脚，穷人就一定愚蠢到事事拎不清，被渣男骗又撞上天灾人祸。穷富之间，就不能有真挚朴实的情感吗？为什么非得划出一道隐形的鸿沟。

简单说，这道鸿沟并不是编剧和作者划下的。

我曾开过一间饭店，请来一位中年女服务员，她身体上有点缺陷，是个驼背。她做事吃苦耐劳，非常用心，不比任何人差，我对她和所有员工一样一视同仁。有一次，她因为做事出了点问题，我指责了她，她忽然大哭，说我们所有人都在歧视她。我当时很诧异，因为这根本是无稽之谈，任何员工犯错，我都会指责出来。回家后我忽然想通了，她一直因为这个缺陷而自卑，当别人针对她的时候，她首先想到的不是自己的错误，而是自己的缺陷。她自己在歧视自己。

缺陷的身体决定了她的性格，不爱说话，不爱笑，喜欢默默做自己的事，受到任何不公正的待遇，不愿意辩解，只会联想到是因为自己的缺陷。而这样的性格注定了她始终要畏前惧后，停缩不前，与所谓的“健全人”之间，划开一道分明的界限。

说回周芷若和赵敏，在周芷若的眼里，张无忌明显是开挂的男主角，刚认识时还是一起过家家的小伙伴，每见一次面他就跳一级，她还是峨眉派默默无闻的小丫头，对方已经是绝技在手的大侠客，她当上了灭绝师太的钦定接班人，对方已经是掌管了整个明教的大教主，身边莺莺燕燕光看得见的情敌就有仨。

这种情况下，她如果再不多点心眼，再跟不上对方的脚步，初恋情人分分钟被挖墙脚。别扯什么真爱不分等级，她连人身自由都没有，成天被老尼姑扣在身旁，而这时候，张无忌和赵敏正在大都的小酒楼对酒调情呢。

她显然已经看明白，地位如此云泥之别，她此生是绝不可能跟张无忌走到一起了。她只有更加努力，去改变自己的地位，才能去跟张大教主对上话。残酷的环境，加上熬人的心志，让周芷若不得不选择阴谋家的道路。这时候你问周芷若为什么要变坏，这个问题就很滑稽，她不这样做还能怎么做？你说非他不行吗？对，非他不行。

同样是此志不渝的爱，赵敏让人为之称道的是她为了张无忌抛下了一切，父亲兄长，荣华富贵，不过是过眼烟云。这是她这个角色设定的讨巧之处，因为轻易拥有过，所以没那么在乎。在这些不管不顾的背后，她的过去完全可以被原谅，读者觉得她不过就是一个被宠坏爱胡闹的小姑娘。

而周呢，她跟张无忌赵敏之间的鸿沟在于，她太在乎，她的一切得来是如此不易，令她根本不敢丢下所有去跟爱人浪迹天涯，她不敢胡闹，不敢甩手就走，她没有信心对方是爱她的。如果她放下一切，对方有天不喜欢她了，那她就失去了全部的依靠。所以，最后张无忌是怎么看待两个人呢？赵敏是敢爱敢恨的女子，周芷若成了心机深沉的怪人。

前段时间看到一条朋友圈，朋友说，觉得郝思嘉比简·爱可爱多了。我在下面回复，因为郝思嘉是赵敏，简·爱是周芷若。她们同样是为爱和自我无比执着的美丽女子，但前者的前半生千金小姐，作天作地，生命里只有爱情，后者呢，身为孤儿受尽凌辱虐待，想要的是先生存，再爱情。我相信，出身截然不同的她们，眼中的幸福也是不同的。身为旁观者，我们只不过在羡慕那些无挂无碍、毫无负担的幸福啊。

第三章

徒然的事

绝境

我擅长一种将自己推入绝境的手段，以期聪明的人将我当成笑话，不再动脑筋在欺侮我这件事上。比方说在宾朋满座的宴会上，一个自以为幽默的朋友开始针对我，描述我在多年前干下的一桩蠢事，我会配合地发出“嘿嘿”的蠢笑，并且纠正他：“事实不止如此，我当初可比这要愚蠢得多啦。”一直到大家满不在乎地笑起来，我才如释重负。相对于被聪明人惦记，被那些好事而傲慢的人轻视，是最容易消化的挫折了。

既然我是如此软弱的人，当我在同样的场合遇见你，我当然无法如实袒露心扉：你好，虽然我们是第一次见面，但我明白，自己已爱上你很久很久了。

我不知该用什么词去形容你，你是这样的人：样子不美也不丑，在人群中不占据焦点的位置，也不主动附和旁人，但如果有人问你一个问题，你会不假思索地说出一个答案，哪怕牛头不对马嘴。至于被你吸引的原因，因为相处过于短暂，我只能说说那种感觉，它遥远、模糊，却丰沛饱满，就像已经存在了很久很久。

有多久呢？也许在我出生的时候，也许更早。在橡树覆盖大地的漫长冬季，凛冽的风吹醒了梅花叶片下的一只无辜的蛹，海水在连绵的高峰中徘徊，有从未经后人命名的物种在打湿的岩缝中探出头，决定这个不会被记载的清晨，做一只陆地动物。要我说的话，爱上你的源头，比那样的决定更加慎重，比它目之所及的一切要更加久远。

于是，尽管我就坐在你的身边，却只能将威士忌里的冰球晃到一半又一半。终于，我听到朋友喊了你的名字，两个字，我如饥似渴地记下来，暗自挑选那些谐音字中最特别的那个。你有什么特别的？如果实在要说，大概就是你摆弄头发时的香味，像在最热的一天无意间闯入的那片果园。我想，我可能在梦里见过你——那人有纤细的肩线，不明所以的笑容，与你别无二致。我在梦里从来不敢看她，但此刻我确信，那一定是你。

唉，我该如何告诉你这些呢？我做不到。我离你近在咫尺，却胆怯得一句话也说不出来。此前，我甚至想好了要用《破碎故事之心》或者《遇见百分百女孩》作为开场白，但经过一番自我审视，我只得出自己根本配不上你的结论。如果此时那个自以为是的朋友留意到我就好了，开上我几个蠢玩笑，我心里反倒会舒服点。时间一晃就到了十点三刻，你终究要离开了。我凭空对着你的背影挥了挥手，随即听到门廊尽头“咔嚓”得一声响，从此我再也没有见过你。

我一定会想念你，但只限于我决定开始想念的时刻。人不会将大部分时间用于“想念”这种没有生产力的事，所幸我是一个靠写字谋生的人，我可以在工作时想念你。当我决定开始想念，自然而然地，我也只得去面对遗憾和后悔：我为什么没有和你说一句话呢？

想要找到你并非难事，我可以通过朋友问到你的住址或者电话号码，然后像寻常友人那样，路过约你到楼下的咖啡馆坐坐。但我明白，处心积虑去做一件事，气氛会比上次更糟，想要顺顺畅畅地说一说话，除非我不再爱你了。

煎熬的时间里，我开始写诗，一些无辜的词语在我的操纵下，变得心怀鬼胎。我贼心不死，将蹩脚诗给一个与你相熟的朋友欣赏。他称赞是好诗，但我晓得他只是敷衍，因为明明字里行间都写满了你的名字，他却没有读出来。我问他，如果忘不掉一个女人，应该做点什么？他说出来的都是一些看上去为我好的办法，然而我问的并不是如何忘掉一个女人。

我和他就这个问题争论了很久，最终他放弃了，说我三十岁了怎么还像个男孩。是吧，爱情会让人变年轻。有一种说法，人类之所以有别于其他灵长类动物，体毛如此稀少，是因为人其实一直在以幼体的形态活着。自然界动物在幼年时期精力旺盛，有好奇心，善于思考和学习，一旦进入成年就开始无精打采，只剩进食和交配的欲望。原始人发现了这一点，为了让大脑始终维持高度活跃，他们无限延长了幼体形态。

与此同时，爱情横空出世，它本质上是一种干扰素，用以阻断原始性冲动，减少交配的几率。换句话说，爱情出现的意义在于，阻止人们以本能的方式在一起。这个理论让我们的错过显得有些悲壮，或许很久以后，我仍会记起这种遗憾的心情，随之而来的是恼羞成怒，忍不住对曾经的矫揉造作进行一番批判。如果是那样，我情愿再制造一次失控的重逢，场景应该放在充斥着节日气氛的商场里，在你无意间提到过的那个黄昏。

天光依然很亮了，暑气已散，商场一层的三家咖啡馆生意好得令人眼红，摆在外头的桌椅也坐满了人。地铁口的空地变成一片喧哗的海，我沿途找歇脚的地方，一直找到双腿不听使唤，说巧不巧，刚好看到你独自在喝咖啡。

我走上前说："嘿，好久不见。"你看了看我，露出疑惑的表情，但我不会退缩，反而一屁股坐在了你对面的位子上，继续说："虽然你不记得我了，但有一个故事我必须当面讲给你听。”

“什么故事？”你应该这样问我。

“我读中学的时候，有一次得罪了学校里的坏孩子，被几个人追着打。还好我溜得快，一口气逃到了附近的山上，但他们仍旧紧追不舍。因为始终捉我不到，他们的怒气更炽，甚至有人从书包里拿出了武器——一截被锯断的暖气管。我不敢在山路上停留，一头扎进了林子里，鞋子跑丢一只，踩了满脚的牛粪，但终究没跑出多远就被包抄了。他们将我堵在一个水洼里，我心想，这下糟糕了，搞不好连小命都要赔到这里了。”

“然后呢？”

“我浑身湿透，心里很害怕，两条腿更是战栗不已，但我仍故作镇定地恐吓他们：‘我叔叔家就在附近。他当过炮兵，马上就来。’他们自然不信，不停用泥巴砸向我，还有人脱掉鞋裤要来捉我。于是，我用尽力气向远处喊道：‘叔——叔——’这时，我的眼前出现茸毛一样的细雾，不知是泥巴溅起的水花，还是天空飘起了小雨，我看到一道彩虹就在我的脚下。再抬起头，那些坏孩子一瞬间都消失了。不远处的山道上，一片移动的灰蒙蒙的云。我在水里捞起眼镜，看到上百个威武的大汉正朝山下走来，浩荡得像一支军队。”

“你叔叔真的来了？”

“当然不是，我没有叔叔。是山上的林场下班了，伐木工人们集体下山吃饭，他们无意间救了我。”

“还真侥幸。不过，你为什么一定要给我讲这个故事？我们并不认得。”

“这么说也没错，我确实曾搞砸过一次，令你完全记不得我们其实见过面——那次坐得比现在还要近。那天之后，我做梦都在想，我应该以怎样的方式找回你，但始终没想到。于是我做了一个决定，当我再次遇见你，我一定不能再给自己留下任何可笑的指望。我想试一试，是不是每次陷入绝境的时候，都会有彩虹出现。”

“绝境？”

“我爱你。”

如果可以分配爱情

假设在某个世界里，爱情的匹配度是百分之百，每个人从出生之日起就知道，自己迟早会在某个时间爱上一个人，与之度过一生。命中注定，你再也不用担心自己会孤独终老了。然而，这个世界的残酷在于，除了与你匹配的那个人，你对任何人都毫无感觉，哪怕颜值巅峰时刻的莱昂纳多站在你面前，你也没有任何想要爱慕的念头。除此之外，你还不知道属于你的那位恋人姓甚名谁，年龄几何，长着什么模样，是什么性格，何时会到来，你们会以怎样的方式相遇。你只晓得一件事——当你遇到他的那一秒起，你这辈子就完蛋了。

那么你会怎么办？是满心期待还是步步为营，是勇敢面对还是选择逃避？换个方式问，你认为上帝是在做一件好事还是一件坏事？

别急着做出判断，我们先说点别的。著名的心理学家荣格在他的著作《无意识心理学研究》中提出：“人类的大多数选择是命中注定的，从出生之日起就已经开始埋下种子，这当中也包括爱情。”即是说，从第一次睁开眼睛起，我们就已经学会了做决定，一切基于眼前这个世界的形态。你的出生，决定了大部分情况下的你将如何面对世界，会做怎样的选择。

婴儿会做选择吗？当然。尽管他们的大脑对美丑、善恶乃至性取向都毫无概念，但直至突然有一天，他们对目之所及的世界产生了反应：“绿色看上去更舒适，浑厚的嗓音让人感到安全，那个孩子与我更加融洽。”从此，他们开始有选择地将人生列车驶向不同的方向。

说回爱情。人们对爱的感知大致相当，当得知拥有某种相貌、性情，或者其他特质的人会让我们产生与众不同的愉悦感、安全感，我们便明白，这就是爱的感觉。

我读书时经历过一场告白的惨败，在拒绝我之后，她说：“我只喜欢牙齿有点乱，很会打架的男生。”我以为这是在替我找台阶下，毕竟这样的理由有点奇怪，但她又说了下去。

她的父母管教严苛，导致她整个童年几乎没有玩伴。有一次她趴在窗边刷题，听见院里有人吵嚷，她好奇地擦开玻璃上的雾气，正巧看到一个男孩被一群人围着打架。那男孩虽然势单力薄，但身手特别厉害，反倒将对手打得奔逃四散。打完架，他还冲她昂了昂脑袋，粲然一笑，露出一对歪歪的虎牙。他早就发现了她。

那是她第一次对男孩子的世界产生兴趣。他们为什么一定要打架呢？他们怎么敢用手拿着二踢脚点燃？他们为什么可以满不在乎地将寒假作业撕掉，对老师的批评不屑一顾呢？在她懵懂的心灵中，男生就应该是这个样子吧。

“后来呢？你们在一起了吗？”我问她。

“当然没。后来我搬家了，到现在我连他叫什么都不知道。”

“所以，你现在是在等他出现吗？”

“怎么可能。你当是拍偶像剧吗？不过，就是从那一刻起，我开始觉得这一类男生才够爷们儿，特招人喜欢。我的初恋就是这种类型，之后喜欢过的男生也都是这个类型。但你知道，人越长大，这样幼稚的男生就越难遇到了，成年人谁还打架呀。”

奇怪的是，听完她的故事，我忽然觉得，她的要求变得没那么特别了。谁不是从那个年纪过来的呢？第一眼喜欢上的人，成就了我们对某一类人的偏爱。无论过了多久再看，喜欢的类型都不会发生特别大的改变，只因为那就是我们对于“喜欢”的定义。站在这个角度，爱情难道不正是从一开始就注定好的吗？

《恶作剧之吻》里，即使江直树再怎么样刀子嘴豆腐心，最后都还是会爱上笨拙的袁湘琴；《我可能不会爱你》里面的程又青在几个男人之间兜兜转转了几圈之后还是看到了李大仁；《一个陌生女人的来信》里，即使她明明知道作家花心又轻浮，也还是义无反顾地爱了他一生。

人们总在说爱情的道理，但爱情来的时候，根本不讲道理。

也许从来不是我们在选择命运，而是命运在指引我们。你以为你的审美与众不同，你以为你的爱得天独厚，其实都错了，人类的美学和情感都建立在你对世界的定义里，建立在你的基因里。

我们讨厌指甲划过黑板的声音，觉得又刺耳又心慌，但这声音其实并不会对我们造成实质性的伤害。为何我们如此反感这种声音呢？也许在远古时代，那就是猛兽用指甲划门的声音，当初人类作为猎物时的那份恐惧，始终埋藏在我们的基因里，陪伴我们到现在。我们对鲜花有莫名的好感，也许就是因为鲜花盛开代表即将有果实，有果实就不会饿肚子。这又何尝不是埋藏在基因里的一种暗示呢？

总听到很多人说，如果重返十八岁，我会做出如何不一样的选择。其实除非你出生的那个世界与之前截然不同，否则你还是会走一样的路，还是会爱上一样的人。因为这些选择从你第一次对世界下定义的时候，就已经有了答案。它让我们爱上的人，或多或少都有一些相似的样子，也让我们在遇到那个人的时候，心里响起那个期盼已久的声音：啊，找到了。

那些没说出口的喜欢

我们是不善交心的一类人，没什么了不得的原因，只不过怕辜负、怕轻慢，怕用心良苦得不到回应。任你栽松酿酒、扫雪烹茶，心怀十年如一日的期待，只等来一个敲门问路的人。

因为难以言说，所以心怀深壑，也许这是东方人固有的习性。在喜欢的人面前，羞于表达，怯于表达。也正因此，那些缠绵悱恻的情歌，总能让残缺的我们产生共鸣。

电影《一代宗师》里，叶问在多年后重逢宫二，什么都不聊，只有一个请求，想看她再打一遍六十四手。可宫二小姐却说："这六十四手，我已经忘了。"这似乎是王家卫刻意设置的一个题目，逼着观众发问：叶问为什么会这样问？宫二为什么要这样答？

很显然，这番对话绝不只是对一门武术的向往和传承。

众所周知，叶问和宫二对彼此心中有情，但都是隐忍难诉的情。叶问不说我喜欢你，却只问你要六十四手，这里有“比起情分，更痴武学”的魄，有“难避世俗，不忍说透”的虚，又有“勿论过往，念念不忘”的定，但万变不离其宗，这其实是东方男性的内敛和自尊。

他不是个不擅表达的男人。他给她写信：“叶底藏花一度，梦里踏雪几回”，精巧对仗，暗藏情愫，这还不擅表达吗？叶问是不忍，他一开口，这关系就破了俗了。宫二对他有情，他知道，但他却无法确定宫二爱他什么，万一她要是爱他像幅画，他怎么甘愿自毁，明说忘记发妻，不记国仇，脱离众生？

所以，他说不出口。

听完叶问虚虚实实的话，宫二却淡定如初，直接挑明了说：“我心里是有过你的，但这六十四手，我已经忘了。”将你的扣子还回去，我终归还是高你一筹的。这也不是不爱，而是东方女人的感性和操节。

王家卫用这样简简单单却意味深长的两句话，掩盖了他们内心含蓄却汹涌到极致的感情。克制之下，才有激流，才能让观众思索片刻后恍然大悟，这感情真是妙不可言。

据说夏目漱石当英文老师时，要求学生翻译一篇短文，有学生将男女主角散步时，男主角情不自禁说出的那句“I love

you”翻译成“我爱你”。夏目漱石说：“太直白啦。只要说‘今晚月色很美’就够啦。”

一开始读到这段轶事时，被这句“今晚月色很美”惊艳了很久，既不失含蓄，又有“和你在一起时的月亮比较美”的隐意。充沛的情感被巧妙夹杂在看似信手拈来的言语当中，令人仿佛望见月色下甜蜜的两个年轻人正有说有笑，向你缓缓走来。

看到这里也许有人会说，既然含蓄的表达这么美，我们干吗不去学起来?

可别犯糊涂了。

程英再次见到杨过时，写下“既见君子，云胡不喜”，意思是既然见到了喜欢的人，还有啥不高兴的? 这捉迷藏似的八个字，已算得上是她最大胆的告白了。书上说她知书达理，严于克己，顾大局识大体，但比起招人恨的郭芙、至情至性的郭襄，甚至性烈如火的陆无双和为情献身的公孙绿萼，程英恐怕是杨过最少挂念的人了。这并非是说她在杨过心中的分量不够重，而是像她这样懂事聪明、万事妥帖的姑娘，根本无须多作挂念。

再看陈家洛，第一次遇见霍青桐时，两人就心生爱慕，霍青桐连贴身匕首都赠给了他。但当他误会霍青桐跟女扮男装的李沅芷是情侣时，连问都不问一声就想成人之美。含蓄嘛，内敛嘛，结果呢？误会之上继续误会，最终遭遇亲姐妹同争一男的尴尬局面，险些间接害死霍青桐。

矜持不分男女，那些没说出口的喜欢，有的是成人之美，有的为赌一口气，更有的全然就是自己太作。同样的剧情上演过不知多少遍，让人一旦回顾便徒生遗憾，心如刀割，生出一股壮士扼腕的意味。

美是自然美，但搁在现实中，谁也不想这样的悲剧降临在自己身上吧。

含蓄是感情的慢性杀手。事到如今，必须承认。

在我们的传统文化中，含蓄是一种趋近于完美的品德。许多话一说明白，就立刻没有了本来的意味。一个人明明做了件壮举，如果不够含蓄，就是虚伪浮夸，收获的反馈和评价往往还不如一个普通人。

刮骨疗毒的同时不皱眉头才是硬汉，奉献一切之后还要默默承受才是暖男；捐出一大半身家做善事，日行一善拒不留名，还不写进日记里，这才叫慈善；拼尽全力做大事讨好她，然后风轻云淡地说小意思，这是顺手的事，这才叫男人。

所以，我们为什么喜欢含蓄呢？因为这是完人们的品德。

可这世上有几个人能做到完美至臻？尤其在感情里，越是“连分手都迁就你”的人，越很少有好结果，大都顶着“你是个好人”的大帽子，做着备胎的事。反而越是感情幸福的人，你越看不到他们对彼此的隐忍和保留。

很多人说“秀恩爱死得快”，无非是经常秀恩爱的人，分手时更加让人记忆深刻，但难道不秀恩爱的人就一定会天长地久吗？相反，我认为感情偶尔是需要秀出来的，因为只有这样，才能让对方明白你对他的了解，对他爱的方式的赞许。

我认识一位女作家，是个不善言辞的人，恋爱也非常低调。她与男友相恋多年，自觉到了结婚的年纪，希望对方可以主动求婚。但对方迟迟不提，她也不便开口，否则岂不像是逼婚？

直到有天她回到家，看到冰箱里男友煮好的饭菜，一时灵感降临，将两人相处的日常琐事，写成了一篇文章。男友读毕，连夜带着钻戒赶到她家告白，流着泪说：“之前一直不敢求婚，怕被拒绝，因为无论我怎么表现，你都很冷淡。我总以为，你没那么爱我。”

爱情里没有天才，情商再高的人也不一定能识破你深藏心中不说的秘密。就像她的那篇文章，写的不过是些小事，但即便是这平凡的温馨，如果从来不说，谁又能百分百洞悉彼此的心事？喜欢，就勇敢说出来，让对方清楚地了解这份心意，可以断定此时此刻的你，是多么地爱他。

无意瞥见的招牌上
总有你姓名

“恋爱是一种怎样的感觉呢？”没想到，这句话是她问的。

怎么看，她都不像没有谈过恋爱的样子。所以我的第一反应是：“她不是在逗我吧？”

聊过几句之后，我才知道，她是个恋爱无用论者。

读书时在女校，未能品尝爱情的滋味。工作后，尽管身边常有殷勤的异性出没，但她一概置之不理。

对于恋爱，她不屑一顾，“只有自己才能对自己好，别把命运赌在男人上”。“如果有一天，遇见条件合适的，嫁掉就好了”。“等到退休也许会试一下，没结果的恋爱纯属浪费时间”。

乍一听她这些金句，觉得好有道理，但细想又觉得浑然不是滋味。在她的认知里，恋爱好像是一种条件置换的游戏，而婚姻则是游戏的结局。在你来我往的交战中，适配性排在第一位。

身边抱有这样想法的人可不少。成人的恋爱观，永远将自我保护放在显要地位，因为曾经受过伤，吃过苦，所以宁可交上存折，也不敢轻易将真心交付。真心是什么？是全无保留地将自己打开，告诉对方我的耻辱和自卑，嫉妒心和担惊受怕。这太可怕了，我们还是只谈性和金钱吧。

这种恋爱里的价值观，在我们的影视剧里也可窥其一二：男人对女人好，就是花钱，给她买想要的一切；女人对男人好，就是容忍他的贫穷弱小，相信他的升值潜力。道理看上去都挺对，但场场戏都像是在做交易，哪有一点恋爱的感觉？

恋爱的感觉是什么？

是汪曾祺笔下的《水果店》。江阴有几家水果店，其中有一家，一进门总会闻到一阵浓浓的果香，“香透肺腑，令人欲醉”。之后去过很多地方，走进过很多水果店，都没有这样的香味。“这家水果店的香味使我常常想起，永远不忘。那年我正在恋爱，初恋。”

寥寥几笔，却足以令人立刻体会到那种扑面而来的恋爱感。初恋时的水果店，有一种只有自己才能闻得到的香味。

恋爱时的我们，谁又没有这种细入毫芒的洞察力呢？她在食堂里最常点的菜，耳机里最常听的歌，甚至写作业用的原子笔牌子，一点一滴组成了那时的我们窥探到的爱情的样子。

这就是恋爱的感觉。

有一次，我刚陷入一场热恋，连续几天开车上下班，总觉得在路边看到了她的名字。我感到非常奇怪，直到有一天，我特意将车子开得很慢，留意着路旁的店铺。我看到有两家相邻的铺子，招牌上分别有她名字里的一个字——原来我脑海里的名字是这样拼凑而来的。

未知是否中意你，只是遗憾好天气。无意瞥见的招牌上，总有你姓名。

不必讶异，恋爱时的你也是这样子。电影剧情让你想起她，书里的故事让你想起她，甚至读新闻时看到毫无关联的女明星，做了一个她曾经做过的鬼脸，你也会说：“天，好像她。”

曾读过一本言情小说，剧情已浑然忘光，只记得里头一句话：“恋爱时的人，眼球构造奇特，与对方相关的小小墨点都会放大一千倍，但与他无关的浩瀚巨峰却会视而不见。”

恋爱不应该是这样吗？万里迢迢追踪恋人的气味，嗅觉视觉都被放大了无数倍，因为她一句早安而欢呼雀跃，因为她两分钟不回消息就陷入绝望。喜怒哀乐，随她摇摆，虽然没有一个人时安全，但却可以获得几万倍的快乐。

从什么时候起，我们变得不在乎这些了呢？微博上朋友圈里，到处都在说“不要将一切交付于他人”“爱的一百一千种条件”，道理都没错，但那只是在教你爱自己，却不是教你谈恋爱。

许多人说，恋爱的最终目的是婚姻，是结果，是生活。对，也不对。有结果的恋爱当然最好，但如果因为一场恋爱只看目的地，却错过本该属于你的好风景，那才是因小失大。换句话说，如果恋爱只是为了柴米油盐的生活，谁又能忍受到白头偕老呢?

我常想，人在每个阶段都会有爱情，为什么偏偏年轻的时候，我们对爱情特别在意。也许正是因为没有那么多条件，也不需要过分的安全感。我的世界里只有你，你就是我的世界。我们的每一个交集，都像爱情小说，我们的每一次对视，都像童话故事。等到长大了，我们开始在乎结果，希望拥有更完美的结局，就像希望自己持有的是一支稳赚不赔的股票。可是，这不叫恋爱啊。

好好去谈一场恋爱吧，不是叫你受尽委屈，沽空一切，而是细心感受恋爱中的一枝一叶，享用恋爱带给你高于一切的快乐，体会因为某个人，你能一跳三尺，彻夜不眠，每天洗头，浑身G点，终日陷入童话的感受。

那种感觉真的很好。

只想被你笨拙地捕捉

约朋友去看场电影，一开始他拒绝，说这部电影在国外有经典原版，不想再花时间看一个复制品，况且百分百无法超越前作。但因为票已经买好，在我的强迫下，他还是妥协了。

电影开场前我还饶有兴致，但随着剧情的展开，很快我就兴奋不起来了，因为他开始不断跟我耳语解析这部电影，每一个暗藏的剧情都被他挖了出来，一番高谈阔论。虽然他吐槽得都挺对，但严重干扰了我的观影体验。

我批判他：“看电影就不能乐一乐就完吗？”

他倒一脸无奈地喊冤：“我也想，但没办法啊。我专业就是拍电影，在我眼里，角色都是为了剧情服务的道具，哪埋了笑点，啥时要煽情，我一眼就发现了，你让我怎么乐？就像春晚里那些烂小品，你不仅笑不出来，反倒觉得大过年的这些演员还得出来哄别人开心，怪辛酸的。”

我说：“你看电影不图乐子图什么？”

他振振有词地说：“我当然有乐子。我的乐子就是数梗、数泪点、数背景乐、数镜头。一部电影是喜剧还是悲剧不打紧，这是你们普通观众要了解的事儿，而我只负责了解它做得到底牛不牛。”

他的话让我想起多年前曾有过一次相似的对话。那次是和一位知名的制片人前辈吃饭，席间我们聊起电影。

他问我：“你觉得商业电影的特质是什么？”

我回答：“刺激。”

他又问：“什么才是刺激？”

我虽然看过不少电影，但却无法准确地描述。他见我迟疑，笑着为我解惑：

“在商业电影中，刺激是可以被量化的。如果我想让你哭，拉高背景音乐，增加闪回片段，让画面里的角色情绪化，比如流泪或咆哮，说一口煽情的台词，你就会情不自禁地跟着鼻头泛酸。当然，你并非被感动了，这只是你的生理反应。很多人认为商业电影缺乏内涵，就是因为过多使用这种可以量化的刺激，这就是它真正的特质。”

不得不说，年轻时的我曾一度被他所描述的这种方法论折服，认为世界上的一切事物，哪怕人眼看不见的东西，都可以被量化。曾几何时，想知道一个广告的效果，需要耗费大量人力去做市场调查，令人捉摸不透，而自从网络时代到来，有了可以量化的数据，广告公司就可以轻易查询出广告的到达率。

放眼身边，考分是量化，体检是量化，电影票房也是量化，就连没人能说明白的爱情，依然可以量化。医学证明，当有人向你告白而你恰好也喜欢她，这时的你呼吸急促，面色通红，四肢颤抖，心跳加快，是因为在你大脑中，某一种物质正在迅速分泌，它分泌得越多，你的感受就越强烈。

心理学家荣格也声称，人脑对某一类人的喜欢程度是天生注定，是自出生之日起就嵌在我们体内的遗传因素。人类借此形成对异性的原始印象，而你的选择只不过是对这种原始印象积极或消极的反应。

照这么说，如若能通晓感情的标准和来源，研究出令其增强或减弱的方法，人类早就可以脱离爱情这片苦海。

但，这是我们想要的吗？

当你面前有一个前凸后翘的人间尤物眼巴巴等着与你发生点爱情，这时来了一位不解风情的科学家说："我给你来两针，保证能让你产生比前者多数倍的快感。"你愿意吗？你是不是傻啊。

年初的时候，我收到过一封读者来信，说自己的未婚夫在婚礼前一天上了她闺蜜的床，问我怎么办？我只回了五个字：

“你还等什么？”过了几个月，她又发信来，说他们已经结婚了。我感到意外的同时，又有点鄙夷，回复她：“这都咽得下去？”她有点不好意思，但最后跟我说：“其实你说的我都懂，我也知道江山易改本性难移，可是我实在太爱他了，他离开我一秒钟我都不舍得。我问过自己，就算他继续做错事，我能不能承受，最后我决定相信自己的选择。”

看完来信，我无话可说。你要说她可怜之人必有可恨之处也行，感情这样的小事，每个旁观者都十足理性，各有各的理论，却只有她才是自己的当事人，只有她才能身临其境地感受这份情感带来的快乐与苦楚孰多孰少。

我们都听过太多感情世界里的方法论，什么选个灵魂高贵的人做伴侣，什么对的人你永远不会失去他，什么陪伴才是最长情的告白，每一条都像真理一样攻守兼备，繁复程度超过三十六计，但作为一个成年人，真当面临感情问题时，这些方法论毫无用处。

曾经看过一篇短文叫《你怎么现在才来？》，文中女主角决定心无旁骛地去追求一位男士，闺蜜劝她，“你怎么可以先约他？这样你不是一开始就处于劣势？”她回答道：“你也许不相信，但当我看到他，突然间我对所有的游戏感到厌倦。那些游戏就像大富翁，不论输赢最后都是假钱。我玩大富翁盖了多少旅馆，周六夜里身旁一定有伴，但是周日清晨醒来，他们都穿好袜子说要赶去加班。”

我知道你看得透彻，晓得进进退退的方法，看得懂生活中多多少少的瑕疵，但我不知道你会不会也曾有过这样一个瞬间，突然想忘记前半生所精通的所有法门，任你能飞天遁地踏雪无痕，只想做个乖巧的猎物，被那个人笨拙地捕捉。

别再提你的方法论，别再辩驳你所谓的“感情经营”和“三十六计”，这世上没几个人是傻子，包括那些正在无知大笑、愚昧受伤的人。

正如《摩登家庭》里那句经典台词说的，“人性最美妙的时分是在为对方做出15%改变的时候”，就像她在人前说错了典故的出处，而一向渊博的他沉默了三秒，说真棒；就像他开车错过了一个路口，而赶着打卡的她说别着急；就像我们陪着家人看无趣的春晚，抢零星的红包。他们寻找的不是方法论，不为求一个结果，他们只是在享受看电影时无知的乐趣，拥抱时片刻的温存，回忆时瞬间的青春，还有不需要原因只顾全力以赴的爱。

与这些相比，你掌握的方法，一点也不高级。

你一定走了很远的路

周末在家重温《康熙来了》，一群妈妈在谈论孩子，其中有位妈妈说，有一天进门，正巧看到两岁女儿在笨手笨脚地穿袜子，她从未教过她，想到女儿小小身影，不知在哪个角落默默学习穿袜子的模样，不由感动到泪洒当场。人的泪点长在想象力上，走了很远的路没什么，但一想到来时的艰辛，就很容易哭。

还是很敢爱的年纪，我和她都很穷，过情人节囊中羞涩，我们互相勉励，这哪里是情人的节日，分明是商家的节日。那天回到家里，我正坐在书桌前工作，她忽然凑过来说："你翻翻抽屉。"我打开桌前的抽屉，里面塞满了奇奇怪怪种类不同的饮料。

我有收集奇怪饮料的癖好，虽然价格不贵，却没想象中的那么容易，有的只能在网上代购，有的只有特定的超市售卖。

想到她拎着并不充盈的钱袋，瞒着我四处奔波，想为我准备一个略显正式的礼物，就忍不住从心底感动。

大部分时候，感动并非来源于某一个瞬间，更来源于人脑对于发生这起行为之前的联想。举例而言，倘若我说“别急，你总会等到某个人”，你心中未必有什么感觉，但现在告诉你，就在不远的地方有一个这样的人正在寻找你，坐地铁时梦见陪你回家，用餐时猜着你的口味。当朋友们问他：怎么不恋爱呢？他略显尴尬地掩饰，说一个人也挺好。人人都觉得他酒品好，只有他知道，不敢喝多是因为没人送他回家。

这样一个他，正跌跌撞撞地一路向你赶来，历尽坎坷，尝遍孤独。你的感受会截然不同。当你们相遇的那一刻，场面一定会感动。成年人的敏感，在结果面前势必会联想发生的过程，因而产生更丰富的情绪，这也许是他们比较不快乐的原因。

与多年好友一同唏嘘人生际遇，他想起分手多年的女友，一脸怅然道：“如果当时能稍微懂点事，男人点，也许此刻陪着她的便是我了。”我正不知如何安慰，他接着说，“每次想到现在的她有可能过得不好，有可能找到一个像当时的我那样不懂事的男人，我就很难过。”

他口中的前女友我也认识，她早已结婚生子，丈夫确实没有如今的他这般富有。我曾去拜访过她，那时她刚怀孕四个月，聊天时无可避免地谈到了前任。她承认他事业做得不错，但并不是适合她的男人。说这话时，她言辞诚恳，神态幸福，我觉得是真心话。

当然，好友的感慨未必虚伪，只是那句“有可能”，是他的脑补。“有可能”是人类感性的源泉，在许多情况下，正是这种脑补，让我们丧失了准确的判断力。

有一年，我去西藏出差，住在一间小型民宿。半夜听见屋外一阵喧哗，我实在太困也没开门看，清晨起床才得知，昨晚闯进来一个小偷，被守夜保安当场抓获，但天亮又给跑了，还顺走了保安的手机。

怎么都逮住了还让人给跑了？我问保安原因。大哥说，那贼一看就是新手，看穿着像是来西藏徒步的，被逼急了才铤而走险。被抓以后问他话，怎么也不交代。最后，他看着小偷被磨烂的登山靴说：“你一定走了很远的路吧。”只是这么一句简单的话，小偷忽然痛哭失声，将自己的来历全部告诉了保安大哥。

保安也是个善良人，说现在太晚了，天亮我陪你去派出所自首。小偷点点头，就蜷在保安室的沙发上睡了。没想到天还没亮，小偷趁大哥没醒，破门而出，还拿走了他搁在桌上的手机。

我相信在听到那句话的一瞬间，他并非惺惺作态，他的内心切实被击中过。也许他这一路真的吃了很多苦头，逼不得已才走上犯罪的道路。这样一句话，哪是在问他，明明是将他经历的一切从头到尾像电影般重播了一遍，而他自然也不是被保安大哥的关心感动，他是为自己感动。

脑补让我们局部失明，也让我们笃信有最好的感情存在。

金庸在《倚天屠龙记》中从未提及张三丰的感情，直到他在临危之际，从怀中掏出一对铁铸罗汉交给俞岱岩说，这是郭襄郭女侠百年前赠予我，望你日后送还少林。这一百年间，在他的内心发生过如何变化，他对郭襄的情感是友情还是爱情，是否有过波澜壮阔，是否曾经黯然神伤，为何会将她随手一赠的物品珍视百年，我们全无得知，但只这一句话，却足以让我们浮想联翩，不忍细思。

我们时常追问，最令人心动的情感是什么？

自然不是玫瑰花，不是钻戒，不是一打开后备厢，满眼飘散的气球，这些都只是表象，真正令人心动的是我们对此无尽的联想，就像穷人的慷慨、庸人的热血，就像年少者的担当、多情者的忠贞，还有那个坏人为你低声的祈祷。

就像故事从来没说过，但我知道，你一定走了很远的路、吃过很多的苦才来到他面前吧，不然的话，他只不过多看了你一眼，你怎么眼眶就红了。我还知道，你也一定跟着她走了很久吧，不然的话，她在角落里黯然一笑，你怎么心就碎了。

但愿你今后都好，能鼓起勇气做一个不那么容易被感动的人，因为越敏感的人，来得路上就越苦楚，而这些，回想你一路是怎样走过来的，你一定都知道。

所谓情商高，并非技高一筹

情商是人尽皆谈的虚幻之物。

有人谓之得体，左右逢源，罩得住场子；有人许其犀利，角度精妙，令人哑巴吃黄连；亦有人称情商是大智慧，不听不闻不问，城府深邃如羽化仙人。总而言之，逃不开圆滑、刻薄与薄情的范畴。

对此，我不同意。顾及所有人的体面而衍生出的情商，不够真诚；为了辩论而展示出的技高一筹，也未免幼稚可笑。虽然自问不算情商高的人，但面对以上两种人，我心里大概都不会称赞。

我以为的情商，与言语无关。它像鸟的叫声一样自由而婉转，是林间路上眉头紧蹙的间隙，忽然意识到的满园春色。换言之，情商是不动声色的温柔感知。在有情商的人面前，不应该存在输家。

我们来在《红楼梦》里找情商。《红楼梦》第三十四回，有一个段落，说宝玉差晴雯送帕子给黛玉，黛玉见是旧帕，最初奇怪，思忖一时，忽然大为感动。原著中是这样写的：“黛玉体贴出手帕子的意思来，不觉神痴心醉。”

不过一块旧帕子，何至于引得她大发诗兴，连做三首诗出来？有许多人尝试去拆解这里的深意。有人认为，旧帕是用过的贴身物件，宝玉送出，视为亲近；也有人认为，旧帕暗喻念旧，黛玉为旧，宝钗为新，相较之下黛玉自然高兴。

我没读出那么深刻的隐情，只觉得这一段若真是暗喻，那可真太迂回了。再读，我却读出了宝玉的情商。从这往前翻上四回，一看便知，原来这帕子呀，是黛玉摔给宝玉的。宝玉不是来送帕，是还帕。这就值得玩味了，且不提世人揣测的明喻暗喻，宝玉这个举动，有一层意思是最明白不过的，就是“我还你东西来啦”。

听起来像是废话，但这当中隐含的信息可不少：如果黛玉此时不生气了，想得通透，念得旧情，其中深意自然了然于心；但如果黛玉仍在生气，就当我啥也没说，只是来还这方旧帕。这么一个看似平淡无奇的举动，不明里示弱，也不刻意暗示，但无论你正着想，反着想，都是对的，这就是高情商的厉害之处。

众所周知，情侣之间的争吵最纠结的不是双方都不肯认输，而是认错的那一方明明白白地告诉对方："我错啦。"下一秒对方就会开始追问："你怎么错了？你错在哪了？"认错的人心想，我都已经服软了，给你台阶下了，你怎么还这般得理不饶人，于是又揭竿而起，继续开战。

这时候身为当事人就要想想，你给的究竟是下坡的台阶，还是上马的凳子？按照常理，示弱是寻求和平的一种表现，但你的示弱，不仅不能带来和平，反而会让对方觉得自己占据了话语权，引发更深层的冲突。这是为什么？

原因很简单，在争论的瞬间，没多余时间自我反省的情况下，作为辩者，势必要乘胜追击，打压对手，这是人之常情。示弱不难，难的是你的示弱要取得怎样的结果，是仅仅为了平息这场战争，还是想要从根源消除芥蒂。

所以，遇见这种情况，最好的解决方法不是示弱，而是引导对方自己想明白。恋爱里有许多对错根本不重要，重要的是芥蒂的源头，如果源头是因为不爱，那没话说，早点放弃为妙;但如果源头是因为摩擦而产生的计较，那从这计较入手，一定没错。

你怪他沉迷游戏不陪你，那是因为在他眼里，游戏比恋爱更有趣，或者说更容易获得快感；你嫌她跟其他异性暧昧不清，那是因为在她心里，情感得不到满足，安全感得不到支撑。换言之，你们争吵的重点不是让他删游戏，让她拉黑所有异性，而是在根源上解决，让恋爱变成他最感兴趣的事，让你变成最懂得欣赏她、最能照顾她的人。

当然，这些充其量只能算情商的表皮。所谓的高情商，不仅要有一眼看穿根源的洞察力，也要有洞悉彼此所想，拿捏彼此所愿的巧心。

金庸的小说里高情商的前三名，一定有任盈盈的位置。说到任大小姐的情商，那些聪明伶俐的女主角们都要靠边站。所有人都知道，令狐冲心里有个念兹在兹的小师妹，哪怕后者和小林子结了婚，任盈盈想要在她和令狐冲中间插上一道，也是天大难题。

但任大小姐在根源上想得很清楚，我喜欢令狐冲什么？对，喜欢他浪迹江湖不拘一格的自由豪情。如果把令狐冲留在身边，如果用强势的态度让令狐冲远离小师妹，以圣姑的能力不是无法做到，但，那就不再是一个浪子令狐冲了。所以我喜欢他，就要给他自由。

放飞一只鸟容易，但让鸟归心却很难。少林寺一役，令狐冲为救任盈盈，被迫与岳不群比剑，任我行担心他顾念师门之恩故意相让，叫盈盈出去站队，且看任盈盈是怎么做的。

> 她轻轻嗯了一声，却不移动脚步。过了片刻，任我行见令狐冲不住后退，更是焦急，又向盈盈道："到前面去。"盈盈仍是不动，连"嗯"的那一声也不答应。她心中在想："我待你如何，你早已知道。你如以我为重，决意救我下山，你自会取胜。你如以师父为重，我便是拉住你衣袖哀哀求告，也是无用。我何必站到你的面前来提醒你？"深觉两情相悦，贵乎自然，倘要自己有所示意之后，令狐冲再为自己打算，那可无味之极了。

在任盈盈眼里，喜欢不是简简单单的占有，而是一种心意相通的默契。如果连这种小事还需要自己明明白白地站队，她任大小姐才不稀罕。

在对待令狐冲和小师妹的感情上，任盈盈也依然是高情商的表率。在嵩山封禅台，令狐冲见到小师妹要走，再三相问，失魂落魄，眉目间的感情呼之欲出，全是不舍不忍。试想，准男友如此失态，要是换了赵敏黄蓉这等伶俐女子遭遇此事，当面讥讽绝不能免，不偷偷设计整蛊一番小师妹已经算万幸了。可任盈盈呢?

令狐冲一惊，这才想起盈盈便在身边，自己对小师妹如此失魂落魄的模样，当然都给她瞧在眼里了，不由得脸上一阵发热。只见盈盈倚在封禅台的一角，似在打盹，心想："只盼她是睡着了才好。"但盈盈如此精细，怎会在这当儿睡着？令狐冲这么想，明知是自己欺骗自己，讪讪地想找几句话来跟她说，却又不知说什么好。

令狐冲知道，任盈盈在装睡。他也明白，此时恐怕也只有盈盈睡着了，什么都没看到，才是最好的局面。只有在这样的局面下，他不必解释，她也不必追问。避免了尴尬，一切仿佛没发生过，但这微不足道的举动，却足以让令狐冲万分感动了。

再到小说接近尾声处，林平之和岳灵珊被青城派追杀，令狐冲牵挂小师妹，想去护送，又顾忌到任盈盈，担心她心里不爽，于是陷入两难之中。

盈盈什么反应?

盈盈缓缓将头倚了过去，靠在他肩头上，说道："你心中既这样想，你我之间，又怎会生什么嫌隙？事不宜迟，咱们就追赶前去，别要为了避什么嫌疑，致贻终生之恨。"

话说出口很容易，但她难道就真不怕小师妹回头爱上大师哥吗？当然会怕，但她知道，挡是挡不住的，这情结一定要令狐冲自己解开，否则小师妹就算死了，也将永远是他心头的一颗朱砂痣。

果然，听了此言，令狐冲已经被套得死死的，心里全是感激。

> 她为了我，什么都肯做。她明知我牵记小师妹，便和我同去保护。这等红颜知己，令狐冲不知是前生几世修来？

写到这里，细想了想，整部《笑傲江湖》，任盈盈满满都是高情商，但也全因令狐冲是个心思细腻的聪明人，这才有了领悟温柔的机会。再高的情商，也得施展在旗鼓相当的人身上，否则只是牛嚼牡丹，不解风情罢了。

我们生活里经常遇见不够敏感的人，这些话拿去同他们讲，只会大煞风景。但是单纯将他们概括为情商低，其实并不公平。

大部分人并非情商低，他们只是不能或者不愿意站在更开阔的角度去想问题。在这样的人眼里的世界很小，只有很少事物是重要的，考高分、拿名次、谈薪水、论成败……他们的硬盘里无法容纳更多复杂性，过分专注于某一个重点，从而简化了全局。

因为过分专注，导致视野狭隘。与之辩论，尤其喜欢揪住一个痛点不放；与之恋爱，尤其热衷一件旧事的因果；与之生活，尤其喜欢沉浸在自我的感觉中，忽略掉别人的感受。

也许你想问，该如何与他们相处呢?

我没有更好的答案，但我知道：第一，切莫陷入情商高就是“五湖四海皆兄弟”的误区，那些令你难以忍耐的交往，不必坚持，早点舍弃；第二，情商这东西是因人而异的，与投契的人在一起，我们灵心慧性，与不投契的人相处，我们静观默察，木讷地像书呆子。所以，谈情商虽有无穷乐趣，却不可单纯以此估断某人的性情，也许那个令你感到低情商的人，只是看你不顺眼而已。

你需要的只是一次重逢

亦舒的小说里，我最喜欢《印度墨》和《电光幻影》。

两个故事各有不同，但都讲到一点，那就是结尾的重逢。亦舒可能很爱纽约，将最好看的结局都放在这里。

《印度墨》里，陈裕进在第五大道选订婚戒指时巧遇刘印子，此时她已是巨星，远远走过来一袭红衣，将裕进选好的钻戒套在手指上玩半天，又还给他。这一刻不言不语的一出相逢，却仿佛等待多时，嬉笑如常，却连他赠未婚妻的戒指都要抢先戴一戴，这女人的心思让人觉得精致又宏伟。

明明如此深爱的两人，却最终互相等待不起，一个要功成名就，另一个盼安稳人生。时间赠他们少年相遇，却吝于教他们长相厮守。然而这份爱却恒然不动，哪怕你已是别人的丈夫，我却定要折个弯，让你永远记得我。

《电光幻影》呢？荣三和将屋宅借给剧组拍戏，与女明星杨世琦建立了深厚的姐妹情谊，可距离杀青仅仅隔了三个月，还是在纽约，她兴奋地在酒店大堂喊住那位路过的摩登女郎，说“世琦，是我”。杨世琦摘下墨镜笑容满面地看着她，只当她是位影迷，浑然不记得面前的人是谁。

可叹吗？但世事便是如此，时间一久，视线偏移，当初再爱的人也记不得。就连荣三和通篇惦念不已、恨不能为其自残自虐的前男友易泰，两人偶遇，竟也认不出。她印象中的易泰，面容精致，温柔绅士，像极了某位男星，而见面那一刻，三和却发现他体态发福，袜头橡筋松落在脚踝上，如同路边闲汉。

重逢，是多么神妙的遭遇，既能教人在遥遥无期中惊鸿一瞥，留下永恒记忆，又能在须臾之间，打一个照面，将亲密往事忘得烟消云散，溃不成军。

《重庆森林》的第二个故事，王菲扮演的便利店女孩爱上了梁朝伟扮演的警察663，开始了她的单恋之旅。拿了前任留下的钥匙，偷偷去他的房间打扫、发呆、换床单，甚至洗衣服忘记关水龙头。但在663发现并向她表示好感提出约会的时候，女孩却害怕地逃去加州。

那个女孩就像少年时的我们，只经历过少少的恋爱、少少的惊鸿一瞥和黯然情伤，面对爱情时有一丝向往，又十分惧怕。正是这懵懵懂懂的时刻，令我们以为那是最珍贵的东西。

便利店少女用了一年的时间才鼓起勇气回来，给了663一张新的登机牌，也给了故事一个完美的ending。她是个聪明人，懂得用重逢筛去恋爱的青涩，但大多数怀春少女可不会这样。

一位女孩问我感情问题，说“对初恋情人难以忘怀，明知他是人渣，明知他爱我没那么深，却总难以自持，往事那么美好，一不留神就缴械投降。如果说青春的爱恋多是经过粉饰的幻觉，那心为什么会疼得那么厉害？”

简单讲，爱憎过于分明，全因见识太少。

当你全部身家只剩十块钱时，你丢一块钱都会心疼；当你存款十万，同样丢了一块钱，你就没太多感觉了；当你拥有了赚钱的能力，你赚钱的效率远超过丢钱的损失，你眼睁睁看着一块钱躺在地上，也未必会去捡了。

感情也这样，在最早的年纪见识到的人总是最好的，因为你从未设防，也不懂感情里七七八八的策略，你不在乎他的外在条件，只为一封情书和课间十分钟的等候而感动。你觉得这是你最好最纯粹的感情，绝对是真爱。

可这样的感情一旦受了伤，你就会以为经历了天底下最残酷的事，谁都没你惨。事实上，当你再谈几次真心诚意的恋爱，会发现爱情里的喜悦和悲伤分量都一样，当你有了被人爱的能力，才发觉这感情里的心痛，是连牙痛也不如的。

所以，遇见爱情不用急切求索结果，你需要一次重逢，一次历经离别苦楚饱尝人间温情的重逢，让你知道，当初的决定和爱慕，依然是你最坚定的选择。

再说说《甜蜜蜜》里的重逢。

蔡小军已经不再是少年，他有远在故乡的未婚妻，但却遇见了命中注定的人儿李翘，两个人爱得焦灼，却在种种压力下只能各自成家。记忆最深刻的是他们各自成家后在街头偶遇，寒暄几句，蔡小军转身离开，李翘望着情人的背影，失魂落魄地将头抵在方向盘上，一不小心摁响了喇叭。那一声，心惊肉跳，又千回百转。

这个时间的重逢，我觉得像弹簧，表面上松松弛弛，遇压却会反弹得更加激烈。世事无常，掩盖了我们情感深处的暗涌，但越是刻意掩盖，喷薄而出的那一刻就越为汹涌。

随着年龄增长，后青春期到来，我们惊讶且悲哀地发现，一切记忆变得不那么深刻了，曾经让你撕心裂肺的情感，开始变得不痛不痒。

我曾写过一段话：长大是时间和空间的软化，季节和季节之间不再有明确的疆界，没有准时的六点动画档，没有坐公交车时一定要吃的冰淇淋，却在不知不觉间，几年就过去了。距离感变得模糊起来，再没什么地方是无法逾越的遥远，然而在路过你家门前的十字路口时，也不再会驻足张望，希望你出现了。

很多人在评论里感慨，是长大后的爱没有那么真了吗？我觉得不是。

这时的我们，都经受过挫折和感动，遇见过良伴与人渣。我们的世界开始丰富起来，却也萧条起来。前者是因为伴随着时间我们的见识多了，后者则因为我们有了独立判断的能力，开始有选择地接触这个世界。我们不再会感动于几句蹩脚的情诗、一束廉价的玫瑰，也开始知道，恋爱不只是两双眼睛的深情对视，也是情趣与生活的完美融合。

见得多了，自然分辨得出孰优孰劣。六七岁时第一次吃到奶油蛋糕，无比惊艳，视为最好吃的东西，长大后却再也无感，因为有太多更好的选择，你也有了更细致的要求，水果的、鲜奶的、减脂的……每一样要求都是你基于自身判断而得出的。放在感情里，你说这是受外界干扰，心不再纯粹，但奶油蛋糕就真的比其他蛋糕好吗？不尽然。那只是一种感觉，甚至，只是时间给你的一种错觉。

选择一多，要求也会多。这个时候，你选择去爱的那个人已经不再是一个名字，而是一张试卷，不仅会被你的父母朋友审视评估，也会被你的社交圈、你所处的世界轮番打分。即便你想抗拒那些灼人的目光，只要你不能远离这世界，它就永远存在。

有时候，你不得不背负很多莫名的压力去爱，你觉得你已经很爱他了，但周围的人觉得你对他很冷淡，你觉得他已经很好了，但朋友却说他看上去没什么钱。你的恋爱成了别人眼里的纪录片，你也早已忘却爱的初衷，在苦苦扮演一个爱情剧演员。

此时的你，需要的只是一次重逢，与自己重逢，屏蔽掉那些噪音，试着全无牵挂，重新恋爱一次。我以为，人生就是这样，只有这一次次的重逢，才能让你对当下的纠结释然，才能让你打开暗涌的通道，重新爱出火花。

那些年，柯景腾说：“沈佳宜，我很喜欢你，非常喜欢你。总有一天，我一定要追到你。百分之一千万，一定会追到你。”可还是那个柯景腾，在电话里对沈佳宜坦然地说：“我也喜欢当年喜欢你的自己。”这正是柯景腾跟曾经那个自己的重逢，正因为有那百分之一千万的喜欢，后面那句话才分外温暖。因为我们都经历过啊。

或许会有这么一天，和你坐在一起是这样的场景：我刷着手机，你在看报。我刷到一条星座运程，直接跳过情感运势去看事业，边看边跟你讨论。你也接过去，读了一遍。“运势不错呀！”你笑着说。这时候，我忽然想起，曾经的我是如此地害怕过不能和你在一起，而现在，我们已经不需要依靠这些感情指南了——我们在一起是对的，谁说都不算。

你看，当我遇见曾经的自己，我再也不害怕失去你了。

请你舒舒服服爱上我

一对恋人在讲他们的恋爱往事。

在他和女友还在暧昧的阶段，女友的前任忽然倒追，要和他公开竞争。那时的他血气方刚，竞争就竞争，怕你做甚，于是两人跑去操场约架。

女友得知他俩的幼稚行为，气得躲去校外宾馆住，眼不见心不烦。结果这俩人先后得知了她的住处，又不约而同赶来，继续在房间里对峙。

女友很恼火："你们别打扰我，我要休息。"但前任不肯走，他也不敢走，生怕谁留下就有机可乘。俩人一左一右，大眼瞪小眼像对石狮子。

一直捱到凌晨，他忽然从包里翻出了两张面膜，问："你们要不要补水？"前任铁青着脸说："不用。"女友这时却说：“我要。”

两个人开始旁若无人地敷面膜。前任默默注视着这两个敷面膜的人，心理防线彻底崩溃，说：“我先走了，祝福你们。”后来他俩就在一起了。

我问女生，是不是一早就选好了他，决定甩掉前男友了。女生说倒也不是，当时并没偏向谁，争执的时候觉得这俩人都挺讨厌的。但在那种紧绷的状况之下，他突如其来让整个场面松弛下来了，心就没那么设防了。

而前男友呢，他不顾对方感受，只顾着释放爱意，只会带来无形的压力，所以注定会输。再用力地争抢，也比不过分享一片面膜时的松弛，毕竟，喜欢的人和情敌一起敷面膜那种视觉冲击力，没人能承受得住啊。

爱分很多种，比起这种“拼了命只顾着释放自己爱意”的喜欢，“令人舒服”更重要。

许多在恋爱里挣扎的人，他们的爱都很真，但有时候不得不承认，这种汹涌澎湃的爱里有一部分是自我意识的膨胀——总觉得自己特别爱，但对方并不能感受到，甚至会觉得被步步紧逼，喘不过气。

有次我在网上看到一个男生在课堂上当众表白的视频，途中老师劝阻，同学哄笑，他依然我行我素，执意唱完了一首表白的英文歌。我隔着屏幕都能感觉到那种尴尬，想想，那位被表白的女生应该也会有压力吧。所谓的浪漫，也许只存在于那个男生心里。

当众告白没有问题，但我们有必要先去了解被表白对象的心情，不仅如此，你还得有本事让围观的人都感受到甜蜜，而不是尴尬。一意孤行撕心裂肺地呐喊出心声，除了爽到自己，对其他人都不会起到正面效果，再加上倘若选择的场景不对，甚至可能适得其反——想想男朋友在你的领导同事面前出糗的模样。

我们看电影和小说里男主角当街下跪求婚，女主角泪流满面的场景有很多，但就算这些剧情真实存在于现实中，也一定是准备周全的。君不见有多少路人当街求婚被拒，他们被拒绝之前，也许和那个男生想的一模一样。

年轻时我们认定了爱是牺牲，是奉献，是不计后果，但仍要明白，牺牲、奉献、不计后果的前提是站在对方的处境里替对方着想。你大可以为爱疯狂到跳楼，但对方只觉得你是个莽撞的幼稚鬼啊。

“让人舒舒服服地喜欢上自己”这件事，比起牺牲更难做到。在一段感情里，洞察、体谅、帮衬、维护，其实更有意义。

如果前任都死了
人生也不会快乐更多

前任是一根刺。

忘不掉前任的人，大都处于感情弱势的一方，但长时间忘不掉前任，并不一定是因为爱，更多的是一种自哀自怜的情绪。

我有朋友失恋数年，至今保留着某些习惯，比如从来不穿牛仔裤，坚持不吃某一种食物，在她的故事里，这些都是和前任在一起时的喜好，她以此抵触，以求解脱。站在我们的角度，看她这样子，似乎越强迫自己抵触，越像是走不出前任留下的阴影，但对她而言，某些习惯确是因前任而起，却已然化作了自己的生活。

她的坚持，不是忘不掉，而是一种亡羊补牢式的清醒方法。在未来的日子里，这些陋习是因为什么原因，因为谁造成的，已经没那么重要了。

在感情世界里，没有一个前任是无辜的，因为他们带走了爱，留下恨或者别的什么。尤其对于那些留在原地的人，对前任的口诛笔伐已经演变成了一种政治正确，下笔越有力，越是痛快淋漓。

杨乃文有一首歌叫《证据》，歌词句句剑指旧爱，当中最被津津乐道的应该是那句“我要用最温柔的复仇，让你一无所有，让你在说我的时候，很有理却会心痛”，词意辛辣卓绝，从细微之处痛揭离人的伤疤，但若要论如何让前任受暴击，我会选里面那句“我双鱼，为什么天蝎要恨我”。为什么是这句呢？源于一次闲聊，我问她：“你双鱼，但这个天蝎到底是谁啊？”她说：“没有这个人。”

我当场震惊。我们总是乐此不疲地谈论报复前任这件事，但最能让前任受伤的，不是你对他有力的控诉，而是你的怒斥竟然不是为了他。设想一个场景，当前任在电台听到你对他的控诉，内心除了愧疚，或许还能保留一丝得意——瞧，她还没有忘记我。但当他听到你话锋一转，说这些控诉都是因为另一个人，完全与他无关。所有得意，统统落空。那种云淡风轻的感觉，简直要命了。

我不爱数落前任，无论她们是否曾令我受伤，但总归是曾经站在一起对抗世界的伴侣，公开拿出来数落，是一种不尊重，不是对她们的不尊重，而是对自己那段人生的不尊重。当然，这或许是因为我没有在感情里受过太大的伤害，不明白一个小小前任能留下多深的疤痕。但我有很多朋友，几乎在任何时刻都将前任挂在嘴上，对前任的调侃、控诉、奚落是家常便饭。劝她们看开点，她们会说我没有放不下啊，我就是嘴巴痒。

不可否认，一段失败感情所带来的伤害，足以影响人的一生，在潜意识中，你会不断进行一种自我找补，企图修正这些陈年旧事中的过错，重新夺回高地。

曾有人问，要怎么在前任面前表现出一副“现在的我过得比跟你在一起时要好”的姿态。我觉得大可不必，我相信她们这种诉求并不是对前任余情未了，而更像是一种不甘心，不甘心承认是自己不好，是被对方抛弃的。是啊，有多少爱恨不会被时间溶解，大多数与前任的较劲，只是与过去那个不堪的自己较劲。

这种较劲就是要站在道德层面、是非层面，站在爱的正义层面去打压对方，以此得到一种自我慰藉。尽管我是被甩开的那一方，但我还是很好的。这种好，经由对比而产生，也将很快消弭。我们的爱都是孤独的天外来客，落地引发灾难，谁也无法证明对方就是这场大火的元凶。

对前任的另一种态度，是爱上那段回忆。

我有过类似的经历，与某位前任在一起时，是我的创作高峰期，我因为她写出很多故事。时至今日，我依然喜欢回想那段时光，回想那个时候我的纯真可笑，但这种回想究竟是在怀念她，还是怀念和她在一起时的自己，我也说不好。对她的情感，也许早已无关爱恨占有，而是类似一种午后小憩的茶点，念想以慰平生。此时写到她，我还特意去翻了翻她的微博，发现已经好几年不更新了。

更年轻的时候，我还暗恋过一个人很久，那种潜伏于心的爱意，令我在梦里也渴望与她会面。我会将和她仅有的记忆拿出来反复品味，写在日记里。会在一段时间厌恶她，又会在一段时间重新爱上她。毕业前夕，我将那些记录过往心情的日记当作礼物送给了她，后来我在另一个男生的宿舍里看到那本被翻烂的日记。她压根没怎么看，只是当作笑料般丢给了一个和她相恋的男孩。

记得当时我如遭雷击，自此将她视为最恶毒的女人，感觉自己上了最大的当。但现在再想，人家并没理由对我善良，那只是我的一厢情愿而已。

没什么可伤心的，尽管曾经伤透过心。

时至今日，身边的朋友似乎都很少再去特意听伤心的情歌了，从前总是萦绕在耳边那些《分手总要在雨天》《你比从前快乐》，在朋友圈统统找不到了痕迹，大家开始得体地说散就散，再啰唆什么“在我心上用力开一枪，让一切归零在这声巨响”，反倒显得不够洒脱。

都过了伤春悲秋、仰望一棵梧桐就会落泪的年纪，“伤感”这个词在我们的世界里变得遥远而陌生。那些事关前任前情，还有曾经说过的许多话，此刻一句也懒得说。

都说降临在这个世上的每个人都不是完整体，要寻找彼此，爱上他人，才能变得完整。我觉得，这种“完整”并非指完全投契的两个人，它并非一个结果，而是种过程。在你遇见每一个人的时候，她们都会为你填补不同的人生缺口，让你的心更加完善。在那些形形色色的前任身上，我们得到的远不止是爱恨，更是一种自我修复，让我们从鲜衣怒马大声吵闹的男孩女孩，变成了讳莫如深的男人女人。

写到这里，认真在脑海里回顾了一下，将所有前任排查了一遍，我发现很多细节我已经不记得了。对于前任，尽管我们爱过恨过，怀念过厌恶过，但以后的以后都不会再有同样的人、同样的细节出现了。终有一天，我们回归孤独，重新爱上了自己，不再计较当初的对错，于是她们随风远去，化作你我人生中一段隐晦的暗色。

恋与爱

我们通常说的“恋爱”，所涵盖的领域是十分狭窄的。两个人彼此爱慕，有所表达和行动，即为恋爱。这个定义下隐含着的，是现代文明的契约精神。恋爱如果不是一对一的行为，从道德情理上说不过去，那就不能叫恋爱。然而，定义归定义，当我们迷恋一个人或一样事物时，尽管后者也许不属于我们，但我们仍然能收获恋爱般的感受。我认为，这是广义上的“恋爱”。

会产生这样的思考，是在看完是枝裕和的电影《小偷家族》之后，这让我自己都感到意外。按理说，这部电影与爱情毫无关系，我又是怎么会想到“恋爱”那里去呢？但在看的过程里，我却切切实实感受到了恋爱的种种因素。

电影讲述的是一个由没有血缘关系的人拼凑起来的六口之家，他们都是被原生家庭和社会抛弃的边缘人，出于相互取暖的理由，他们选择了彼此，成为新的家人。这种暧昧不明的关系看似甜蜜，有时甚至比原生家庭更加温馨，但也有着迅速瓦解的天然隐患。

在电影里，现代文明中的伦理和法制成了这个家族最大的敌人，也是最让观众矛盾的地方：一个遭遇家暴的小女孩，把她还给亲生父母，还是交给真心喜爱她的罪犯？面对这种问题，谁也无法给出完美答案。选择前者不算人道，但若选择后者，万一小女孩像祥太（电影中的小男孩，因为偷窃被抓，而后被放弃）一样，是不是也会瞬间被大人们舍弃呢？

简单讲，《小偷家族》里这种不稳定的社会关系，不允许任何一方出错，否则这种羁绊会瞬间崩溃，再丰沛的情感也无法制约。正是这种无制约的羁绊，让我产生了类似“广义上的恋爱”的感觉——他们被迫寻找的是有家人的快乐，却无法尽到家人的义务和责任。严格意义上讲，这段关系里只有“恋”，没有“爱”。也正因此，才让他们前半段的温馨生活看上去那么纯粹，让他们后半段的分崩离析令人那么哑口无言。

恋与爱，看似一体，较起真来却有很大不同。正常情况下，恋与爱同气连枝，但有没有分道扬镳的时候呢？当然有。《小偷家族》描述的就是这样一种恋、爱剥离的状态。

我喜欢你，但这不是爱。

恋是行为。迷恋、依恋、眷恋……通过与事物或人相处，我们产生了愉悦感，继而衍生出可以信任、依赖、占有和被占有的羁绊关系，这种关系更偏主观，偏有意识的选择，它映射着我们对自我需求的认知。

《小偷家族》里的女主角信代说过一句话："家人还是自己选择的比较牢靠一些。"（大意）这句话中的"牢靠"，是非常主观的看法，因为自己喜欢，所以更容易接受和认可，但如果有一天，这种喜欢影响到了自己的利益甚至生命，也许这"牢靠"就会发生改变。

相对而言，爱是属性。爱一个人、一个集体、一种生活方式……以上种种，映射着我们对自我身份的定义，也决定了我们要去爱哪些人和事物。爱不像恋那样，可以说出具体的过程和逻辑，甚至，有时候连动机也说不出，仿佛与生俱来，长在每一个人的基因里。

爱很原始。我们爱自己的家乡，并非因为家乡养育了你；我们难以舍弃自己的家人，尽管后者的个性可能与我们格格不入，有时甚至只会拖累我们；我们爱万物生长，爱美丽的风景，都不是因为后者能给予我们什么。在爱的背后，我们了解自己是什么人。

爱是束缚，但爱让我们的关系在面对错误时有了更高的容错率。

关于恋、爱的剥离，让我想到漫画《龙珠》里一个微妙的情节。

在魔人布欧篇，悟空复活来到人间的时间已到，众人在神殿与他告别，这时候孙悟天忽然支支吾吾欲言又止。琪琪问他是不是想让爸爸抱，悟天郑重地点了点头，在悟空抱起他的一瞬间，他忽然哭了起来。

第一次看到这里时，我虽然觉得感动，但并没有想太多，孩子对父亲的依恋不舍，想要抱一抱再正常不过了。

但在重新看了很多遍时，我忽然意识到，鸟山明做出这样的处理是非常有意义的。回到前几章，贝吉塔自知无法战胜布欧而毅然决定自爆，在此之前，他将特兰克斯叫到身边说，让爸爸抱抱。

这一幕，站在一旁的孙悟天是完完全全看在眼里的。他想要父亲抱抱自己的想法，不是凭空冒出来的，而是在看到贝吉塔对特兰克斯的温情后才悄然萌生的。那也是年幼的悟天第一次直面身边的人死亡，他这时才知道，死亡是一件多么痛苦的事，是永远不能再见。正是这样的感知，才让这个年幼的孩子终于忍不住流泪。

对悟天而言，爸爸只是一个称谓，他在天下第一武道会入场时跟特兰克斯描述爸爸的时候，只是说，哥哥说过我爸爸很厉害。在见到悟空的第一面，他懵懂地躲在妈妈身后不知所措。

他从出生起就没有见过自己的父亲，心中几乎没有父亲的概念，更谈不上深厚的情感。可就这么短短一天的时间，他意识到了死别的悲痛，也意识到自己有一个伟大父亲，于是他开始向往像特兰克斯一样，拥那种与母爱全然不同的、崇拜式的父爱。

举这个例子其实是想说，在一段情感里，恋与爱并不是必须同时存在的，从未见过的父亲不影响你渴望父爱，这同样是恋与爱剥离的一种写照：恋关乎有意识的逻辑，爱关乎无意识的自我。

纵观了许多当代社会中的情感套路，好像越来越多的人混淆了一段感情中“恋与爱的比重和关系”。信息碎片化的时代，我们的自我意识越来越强，承受伤害的那根弦也绷得越来越紧，在发现来自对方的伤害时，我们总是会选择迅速放弃。

我也是这样。朋友做错了事情，说了惹我不开心的话，我表面上虽然不反驳，内心却已经在他的名字前面划下了小黑×，如果不出意外，这位朋友很快就将和我渐行渐远，沦为路人。讲道理，我的确受到了伤害，但这份伤害至不至于导致这份友情断掉呢？可能不至于。只是，如果有人这样问我，我只会说，我不在乎。

为什么不在乎？因为我认为，作为朋友不应该明知是侵犯却仍要戳人伤口，这样的人就不算朋友。这句话的逻辑放在当下社会的语境里，听上去特别正确。“因为某个错误，所以不是朋友/爱人”。但这个逻辑有一个明显的硬伤，就是爱是具有包容性的。人与人之间羁绊之所以那么容易破损，是因为我们在这段关系里的付出和回报并不完整，我们只希望享受“恋”的美妙，却不怎么愿意承担“爱”的约束。

简而言之，我们心中并没有分清楚恋与爱的关系。

电影《海边的曼彻斯特》讲述的是一个特别丧的故事。主人公是一个不愿意与任何人接触的丧人，他沉默寡言，隐藏悲痛，恨不得逃离出这个星球。但偏偏事不能如愿，他的亲哥哥突然去世，身为唯一的亲人，他不得不返回故乡，亲自面对一大堆琐事，从哥哥的葬礼，到给经常在学校里惹是生非的侄子当监护人……看电影的过程里，我无时无刻都觉得，这要是我真的得崩溃了。

但冷静下来想想，电影讲述的同样是恋与爱的定义范畴。

我们都渴望按照自己的意志去生活，不管是出于何种原因，这种生活哪怕是一丧到底，每天被垃圾食品和网络游戏包围着，我们也能甘之如饴，因为这是自己的生活方式，也是“恋”的一部分。在“恋”的过程里，我们能感受到快乐，毕竟一切都是自己选择的，有困难也怪不了别人。

但这种“绝对自我”如果缺乏约束，就很容易变成放浪形骸——即便你接受这样的自己，但时间一久，你得到快乐的方式只能趋向于越来越简单直接，对快乐的心理预期也会越来越高，这导致你不快乐的时间反而比较多。

能够将你拖回正轨的，就是所谓的“爱”。爱很简单，其实挺正经挺无趣的，它包含着责任感、宽容，以及看似多余的理解，它为“恋”的那份快乐增添了不少麻烦，但相信我，如果只有纯粹自我意愿的喜欢，人类会迅速退化成原始动物。

将关于爱和恋的行为强行拆开看，难免有些许冰冷，但我希望用这些文字让大家明白，恋与爱彼此的制衡关系。在接受彼此，享受快乐的同时，我们仍要有直面错误、彼此理解的勇气，这也是人类情感中最重要的稻草。

好在，在《海边的曼彻斯特》里，男主角的丧是有逻辑可循的，他的家人在一次事故中丧生，导演给了他丧的理由，让电影变成了一出悲剧，但这对观众而言则是一个善举，不至于让电影从头到尾都那么风格颓废，令人郁结难开。

好在，是枝裕和在《小偷家族》的结尾，也并没有让这样的情感彻底撕裂。被放弃的男孩，无声原谅了“爸爸”，重返家庭的小女孩，面对施暴者学会了说不，面对奶奶的欺骗，亚纪最终选择了接受……这让我们意识到，他们不被现实容纳的喜欢背后，也模糊生长着一株隐蔽的爱。这也是我尤其喜欢这部电影的原因。

《小偷家族》的原名为《万引き家族 》，个人以为中文翻译并不贴切，我更喜欢将“偷”当成一个动词——这是偷来的家族。

别册

不存在的日常

我虚构的向往生活

下着暴雨，在轻轨站里遇见陈荞，她穿着蓝色雨衣，带着大草帽，一摘帽子便开始咒骂这天气。我约她去喝咖啡，她表示赞同。我们取了自行车边走边说。路过防洪堤的时候看到傅尔林在田里插秧，我喊他一起，他没听见。我们注视了他一会，他低头认真工作的样子让我们感到一阵敬意。我就和陈荞放下自行车走到堤坝上，仔细打量他，原来他正一个人在下方挖洞，说这样可以抓到虾。

这种天气，龙虾都会来田里挖洞，我为他们设计了单间，可以拎包入住。他解释道。我这才注意到他背篓里装的不是秧苗，而是一捆半透明的塑料管，截成半米来长，底部用湿布包裹。他把这些管子一支支插进挖好的洞里，管口与泥面齐平。

真是愚蠢，用捕虾那篓子不是更简单？我以前在这边抓虾，一晚上几十只，轻轻松松。陈荞低声哂道。那边，傅尔林的听力突然恢复了，他反驳道，不许侮辱我发明的龙虾棒，你品尝过从稻田里抽出一支龙虾棒的乐趣吗？一次捕捉几十只，准备去农贸市场上摆摊吗？利益至上的农夫。

他嚷嚷着，朝更远处走去。隔着雨幕，他咆哮而扭曲的声音有了收音机的质感，最后一句能听得清的话是：效率，就他妈是生活最大的杀手！陈荞似乎想反驳，但她只是动了动嘴唇，叹了口气说：他这句话说得倒没错。

她从雨衣里掏出一包香烟，点了一支，慢悠悠对我说道：佘莉家的猪跑了，你知道吗？是吗？我心不在焉地回答。我的目光却仍在停留在傅尔林挖泥的双手上，非常脏的泥，标准的麦秸秆腐烂的味道。我想，这块稻田的主人也不知道造了什么孽，要被傅尔林这样折腾他家的地。

养猪可以赚大钱的消息是从镇上传来的，已经是去年的事了。据说有外资背景的肉联厂会派专车来村里收购那种只吃青草的猪。我是从未见过采购车大驾光临的，认识的朋友当中也只有佘莉去买了二十头猪苗。她向来是实践家，有段时间她决定在自己家养殖燕窝。她效仿马来人在屋檐下的墙上开了许多供金丝燕进出的小孔，希望有敢于尝试潮流的金丝燕前来入住，但最终失败了。接着她就开始养猪了。

佘莉养的是那种从辽西引进的红山草猪，小猪仔粉嘟嘟的，不到六个月就变成了长满黑鬃的成猪，肉联厂的收购价是每头一万元，我们都替她感到高兴。但没人料到，这种猪天生会武术，高约一米二的圈舍根本拦不住它们飞檐走壁的心。佘莉有一次在赶猪入圈的时候被报复性地踹了一脚，在床上躺了两天。

随着猪仔逐渐长大成猪，它们越来越热衷于斗殴，经常没有原因就打得头破血流，跟人似的。佘莉不得不将猪圈隔成许多个猪栏。每头猪一万元，二十头就是二十万，她每每念及此事，略微品尝到甜蜜后紧接着就是心头一紧——担心猪忽然不见了。陈荞说，她已经失眠半年有余了。我问她是怎么知道的。陈荞说，佘莉的公众号每天都是凌晨三四点更新的，她都是天亮以后才睡。

我和陈荞沿着堤坝一直走出去三公里，柏油路被大雨冲刷得非常干净。道路沿着山脚，我担心这么大的雨，会有山体滑坡的危险，于是决定跨上自行车快速骑过去。但陈荞说，不用费心了。我感到奇怪，但她接着说，死就死了，这样死是不是很像活在灾难电影里，如果骑在自行车上死去，样子很滑稽。我模拟了一下，觉得没什么错，于是又放慢脚步，和她漫步了起来。

陈荞的家几乎空无一物，我四下打量，认为最值钱的恐怕就是一张黄花梨木做的写字台，写字台正对栽种着农作物的窗外，如果下雪，就显得很有童话色彩，像是随时会有背着金子的盗贼和麋鹿出现。

但陈荞说，桌上的台灯更贵一些，她花了很多很多钱在上面，要写一年的小说才能赚回来，夜以继日的那种写法。台灯有那么重要吗？我问她。她瞥了一眼那个昂贵的物品说，不知道，其实我晚上都靠在床头写稿。说完，她又补充了一句，我的床头灯只要九十元。

说到看电影这件事，现在变得很简单了。只需要乘坐半个小时轻轨就能到有电影院的城镇，那儿观众不多，能坐到最中间的位置。新电影上映慢，下映也慢，正好适合我们这种散漫人群。拿我来说，每当我看到新电影的消息，至少要延后两周才会去看。不是拖延症什么的，只是契机非常重要。我总是需要一个像样的雨天，一段比无所事事更长点的时间，看着书，思索些什么的时候，忽然想去看一部电影。乘坐交通工具的优点是，你不会感到时间的流逝，时间只有在静止状态下才会流逝。

陈荞只在iPad上看剧，她不喜欢与人分享心得，所以我喝完咖啡准备离开的时候，她堂而皇之地躺在卧室里，没有来送我。我当然也习惯了临走时故意不掩门，她家里没什么值得贼惦记的，反而需要经常更换新鲜空气，顺便听听外面世界的声音。

刘卡卡在中心广场举行了演唱会什么的，翻唱五月天的歌，其实是为了炫耀他刚买的低音炮，以前我买第一把电吉他的时候，傅尔林买架子鼓的时候，也都分别做过同样的事。

围观的群众从来就是那四五位，傅尔林插完龙虾棒回来了，泥腿还没干，在台下跃跃欲试。刘卡卡勉强让他上台唱了一首《红日》，观众就只剩下阿金一位了。他是这附近唯一的音乐人，喜欢唱《南山南》和《完美夏天》。

“再见，爱人！我的心已疲惫，只想逃脱伤痛的轮回……”

这曾是中心广场唯一的安静时光，回荡在耳边的歌声非常像年轻时的高旗。但对阿金有了一番了解之后，我们都认为他并不配做一位歌手，因为并没有爱人让他疲惫。普遍的评价是，他是表演忧伤的艺术家。傅尔林说，也许因为他剃着平头，平头忧伤起来太庞龙。

阿金是从何时搬来这里，一直是未知之数。不像所有故事的开端那样有“某天”这种记忆点，他就像不小心混入鸡汤的鸡精，明明感觉之前从未见过，但却是如此熟悉，浑然天成地出现在我们当中，仿佛已在这片土地上镶嵌了几十年。

他热衷问一些稀奇古怪的问题，譬如蛇打七寸，那么没有长到七寸的蛇该怎么打？我们一开始只觉得他轴，后来细想，这儿的蛇大部分也确实都没有长到七寸。不知道别人怎么想，但他的问题困扰了我很久。

解决这个问题是通过佘莉，她家的猪越狱以后，她经常去山里呼喊猪的名字。傅尔林说，二十头猪，能一口气背诵下来名字非常了不起。我也觉得了不起，但我觉得，给二十头猪取不一样的名字，更加了不起。佘莉去山里，的确遇见了一条不足七寸的蛇，并且真刀真枪地搏斗过。她说，不用那么麻烦，三十七码的脚是七寸，我穿四十二码，可以全面覆盖。

中心广场的边上是夏瑞的宅邸，她嫁人之后品位变得异常前卫，前卫到有点让人摸不着头脑。她是养牛蛙富裕起来的第一批人，那波红利佘莉没有跟上，后来普通的农产品贸易就不太行了，城里流行精致生活了。

有一天夏瑞和丈夫忽然雄心壮志起来，决定盖一座可以鸟瞰方圆五公里的至高建筑。不假思索，就盖了。一个冬天过去，盖起了一座蘑菇形的建筑，很像龙珠里神仙的居所。

据说内饰富丽堂皇，但因为没装电梯，所以没人能爬上去看望这些富丽堂皇，而她也再没下来过，一日三餐都靠无人机送过去。每天像神一样审视脚下最熟悉的陌生土地，也许这样可以写出有高度的文章。

整个夏天，我应该都在这里，和淳朴的人们一起生活。在稻田里捉龙虾，去陈荞家喝咖啡，看佘莉找猪，听中心广场的演唱会，还有坐轻轨去看一场人很少的过期电影。我觉得这样很好，是我向往的那种生活了。

忽然开始喜欢粉色了

三月初的时候就有人在说，樱花要来。五月中了，还没来。我到群里问，是谁在两个月前说了谎话？只有一个人回应我。是阿金。他承认是他说的。但他又说，樱花不会来了。为什么出尔反尔？我很生气。他看了我一眼，回答道，小区没有樱花树。哦，非常绝望，就像得知全世界恋爱的人都不再写信了那样绝望。

阿金搬来这里之后，发生了一些不合理的事，阴差阳错地。陈荞去相亲了，背一个布包就去了，包里也没口红什么的，就装了三张电影票。临行前她豪言壮语，要是对方看不懂这三部电影，或者没耐心陪她一口气看完，那就撤。我懂她的意思。果然她回来以后，这事就没下文了。我也没问，傻子都知道，你每部电影只买一张票，怎么陪你看？陈荞是抱着必死的决心去相亲的。

但为什么说不合理呢？陈荞回来后学会了一门外界语言，说是可以与熊沟通，这成了她的唯一官方用语，这让我们的交流变得更加困难了。我不是熊，听不懂她的熊言熊语。但看她的表情，又似乎很享受。

其实是恋爱了吧。佘莉说。她那天也在，来拜托陈荞帮她看家。说要出趟远门，去冲绳看一种鱼。她的家现在太安静了，连续一年此起彼伏的猪叫声突然消失，她这样敏感的人总归有些难以承受。

但陈荞的模样让佘莉有点放心不下，她小心翼翼地问我，这门外语能和猪沟通吗？如果猪回来了，陈荞劝得住吗？我安慰她说，能，恋爱的人智商都跟猪一样。佘莉这才放心。

佘莉是我见过最热爱出远门的人，她所有赚到的钱都花在住五星酒店上。我在她家看到过一本账簿，收入不以货币计算，以能住五星酒店的天数计。她说以前攒够半年的酒店钱，她才敢出去旅游，但次数一多，胆儿就肥了，现在她攒够一礼拜就敢横跨太平洋。

赚钱这件事其实是天分，陈荞一开始靠开英语培训班也赚了不少钱，但她总捂着不敢乱花，后来这些钱就只够买些家具了，家里显得一穷二白，像个真正的作家。佘莉虽然屡屡在生意上是个赔钱的状态，但她勇于消费和投资，就显得格外有钱。

她每年有六个月的时间都在海岛上待着，也许晒得太阳比较欧美，所以她的身材越来越高大。有一年她长途旅行回来，撞坏了树上的钟。陈荞非常羡慕，但佘莉却忧心忡忡，说自己现在和情人躺在床上，总盯着自己长出一大截的腿。方圆百里已经没有男人可以让她小鸟依人了。

佘莉去冲绳的当天，有邻县的迎亲队伍路过，舞狮队在中心广场耍了片刻，敲锣打鼓好不热闹，留下了许多印着喜字的金箔纸。等到日暮西沉，喧嚣远去，镇子忽然安静得像一片陵园，仿佛因为佘莉的离去才将这里衬托得如此冷清。那一刻，很多人都动了出门的念头，包括我。

我想去看樱花，无时无刻都想。这个念头的生起也许是因为听到了什么话，但之后就变成了我的一个执念。

人是善于为自己的行为赋予意义的动物。我从未看见过真实的樱花，我在自己的小说里写，恋爱的人眼中一切都会变成粉红色，如同沉浸在樱花飞舞的春光里，但我从未站在樱花树下看着一片片粉色的花瓣落下来，就像下雪。我觉得我过去的恋爱因此而变得不再真实，我这三十年白活了。

要不，一起去春游吧。傅尔林在群里说。儿童节都快到了，还叫春游是不是太牵强了。我问他。傅尔林说，在我的意识形态里，只要背上小水壶出门，都是春游。

我说，那我们去哪里呢？哪里有樱花树？傅尔林反问我，你觉得三十岁还背着小水壶去春游，像话吗？我不知所谓地摇头。他接着说，但我们依然可以感受到春游的快乐，前提是你要足够天真。所以，甭管什么树，只要心在恋爱，到处都是樱花树。我说，好吧。

我去找陈荞借了自行车，再次与傅尔林会面的时候，我看到他的后座带着阿金。他不好意思地向我解释：如果没人唱歌，春游就缺少了快乐的感觉，毕竟人到中年在这种事上努力，总透着一股破釜沉舟的气质。你看汽车广告，中年人都应该开着萨博跑车或者劳斯莱斯，在冰岛的高速公路上端着红酒庆祝，最次也得是奔驰E系。我们这样鲁莽地出发，显得很不成功，而阿金的存在，可以中和这种落魄感。

怎么讲？我情不自禁地打量着阿金，他背着一把满是灰尘的木吉他，很不自然地侧坐在傅尔林后方，尽管他一只脚踮着地面，只兜了半个屁股在车架上，但自行车后胎还是无法掩饰地瘪了下去。傅尔林说，阿金是唱民谣的。你知不知道，民谣就是落魄中年人们最爱的音乐。我问，为什么？傅尔林说，因为民谣里有一种我甘愿白白浪费这一生的自我安慰，还有一种我一无所有但我满怀梦想的自我催眠。中年人的忧愁和梦想不死，民谣就不会灭亡。

《一无所有》不是摇滚吗？崔健唱的那个。我问。傅尔林听完愣了愣，说随便吧，就那个意思。傅尔林有性格上的缺陷，他喜欢说一些不中听的话，但偶尔也会有一些超然的举动。他说他不是好人，他知道很多人曾这样评价他。可是，性格缺陷和人品是没有关系的，一个人的性格缺陷为自己制造了种种困境，让他显得像个坏人，我觉得这不是他的错，而是时代的错。

我们三个人，骑着两辆自行车，沿着防洪堤一路向西。五月的风和太阳是非常好的风和太阳，凉爽和温暖交织，让人以为抓住了青春的尾巴。路过一座苹果园的时候，傅尔林在前面大喊，看，那是我们的苹果！我放眼望去，什么都没有看到。五月哪来的苹果？我在后方大喊着追赶，风灌进了我的嘴巴。傅尔林说，春游嘛，形式主义一下总是要的。

一直骑到黄昏，有一段漫长的上坡路，而我们都很累了，只好推着车步行。傅尔林开始拐着弯辱骂阿金，你怎么这么重！为什么是我带着你而不是你带着我？阿金说，我是歌手，我的职责是唱歌，不是骑自行车呀。傅尔林说，那你现在开始唱，我不说停你就不许停。阿金就开始唱《南山南》。傅尔林听了一会儿，有点沮丧地说，能不能换一首啊。阿金说，歌手有演唱的自由，这是国家赋予每个人的权利。傅尔林说，去你妈的权利吧，我没见过这么胖的歌手。阿金没理会他，开始小声唱起了《董小姐》。

我说，我们不应该骑自行车出来旅游，因为待会还要骑回去。我们骑得越远，回去就越累。也许阮籍穷途而哭就是因为这种事吧，好不容易跑出五十里以为能找个地方租车回来，结果发现没有路，没有地方租车，前不着村后不着店。傅尔林说，你别说了，我现在就想哭。

阿金说，别抱怨了，我们歌手就永远不会想这些现实问题。你看，今天的晚霞多好，粉红色的。傅尔林说，这他妈是粉红色？阿金说，你闭上眼睛，心里想想自己喜欢的姑娘，它就会变成粉红色。傅尔林依言闭上了眼睛，过了几秒他又睁开了，啐了一口说，他妈一闭眼就想到你这个死胖子。

我没有理会他们的争执，只是整理思绪，静静坐在晚霞里，听着远方的风声。傅尔林见状说，你不必相信歌手的话，他们为了押韵什么都敢唱。我摇摇头，将手指抵住下唇说，嘘，你们听。他们两个人安静下来。我说，听到了吗？傅尔林忽然跳了起来，说听到了，听到了，有拖拉机正朝这边过来。话音未落，刘卡卡开着一辆拖拉机从远处缓缓驶来，不知道是不是晚霞的缘故，那辆拖拉机看起来竟然是粉色的。

我们将自行车丢到拖拉机上，并排坐在后面。傅尔林说，真没想到，他乡遇故知，跑了这么远还能遇见熟人。刘卡卡说，什么他乡！这才离镇上不到十公里，还没出行政区域的地界，你们作家都这么喜欢夸张吗？

阿金说，这拖斗里怎么这么臭，有一股猪屎味。刘卡卡说，你还嫌弃，那自己骑车回去好啦。阿金就不吭声了。过了一会儿，傅尔林也忍不住了，说这猪屎该不会是佘莉的猪拉的吧，太臭了。刘卡卡说，就是她的猪拉的，我把她的猪偷走卖掉了。

我们三个都震惊了，说是真的吗？刘卡卡将拖拉机缓缓停在路边，熄了火，回头问，你们觉得是真的吗？天色已经黑了，我们看了看那望不到尽头的路，互相看了一眼说，肯定不是。刘卡卡这才又发动了拖拉机。

回到镇上的时候，我们看到陈荞一个人在中心广场，她铺了一张凉席躺在那里。我们问她在做什么。她说在等狮子座流星雨。我说，你怎么不说熊言熊语了。她说，一开始觉得帕丁顿熊还蛮可爱的，但今天自己在家里看第二部，忽然索然无味了。

我恍然大悟说，所以你没有带他去看你想看的三部电影，却被他带去看了《帕丁顿熊》？陈荞忽然恼羞成怒，你们这种喜欢看《复仇者联盟》的人有什么资格说我？我说，谁说你了？陈荞愣了愣，怅然若失地叹了口气说，你看到樱花了吧？我听说隔壁村子里有一片残存的樱花林，也就十五公里的地方。

我说，看到了，粉粉的很美丽。

十七年蝉

来到六月的傍晚，气温依旧宜人，凉风掠过鼻尖，有清淡的果香。蚊虫虽已复萌，但尚未能如深秋时那般警醒老练，飞得摇摇欲坠，一伸手就能捉到。日落约两个小时，夜穹渐渐苏醒过来，演变为几重色调，从肃穆的纯黑到深邃的宝石蓝，再极目眺远，能看到一层昏灰的琥珀色，那是山下城镇里的灯光反射出来的。每及此时，总能在户外遇见陈荞。这个月我出门的次数与往常一样屈指可数，但一连三次遇见了她。

第一次，她就地铺了干净的竹席，席上有蒲扇、蚊香，盛着洗净杨梅的竹篾子，还有整套的白瓷茶具。我和傅尔林路过时特意放慢脚步，但她连瞟也没瞟一眼。傅尔林说，是杨梅喔。我也说，老远就闻得到明前龙井的香气。但陈荞完全不搭茬，我们只好悻悻地擦肩而过。

第二次是下半夜了，仍旧是竹席铺地，设施齐全，更多了一只茶枕，一件老头乐，还有几本小说，其中有一本《地球上最后的夜晚》。我问陈荞，这个亮度，看得清书上的字吗？陈荞回答，太阳刚落的时候还看得见，后来就费劲了，不看了。我说，你待在这儿一整晚了？是不是有心事啊，跟我说说吧。陈荞看了我一眼说，跟你说？天还没亮全村的人就都知道了。我说，你不要污蔑人。陈荞说，我怀孕了。

我不明白她为什么要跟我说这些。

第三次就在隔夜，我和傅尔林约好上山找蝉猴，带了手电筒、编织袋和粘着口香糖的长杆。来到树下时，发现竹席犹在，陈荞却不见了踪迹。傅尔林检查了一下席上诸物，并没有杨梅，正沮丧时，猛听到上方有人问话，你俩找啥？我俩顿时如遭遇晴天霹雳，忙拿起电筒往树上照，结果看到一只巨大的蝉猴……哦不，是陈荞正稳稳骑在树杈上。我问，你在树上干啥？傅尔林是急性子，紧跟着喊，陈荞，你听我说，孕妇不能上树。

陈荞从树上溜下来，沉默不语地看了傅尔林一眼，又看了我一眼，又看了傅尔林一眼。我心里有点焦急，再这样下去，我们就没时间进山了。这时陈荞终于说话了，是去捉知了吗？我们点头。她说，六月哪里来的知了？我都没听到过蝉鸣。傅尔林回答，我们是去找蝉猴，还没长大的知了，不会叫的。

哦。陈荞应了一声，忽然又问，你们的数学成绩怎样？我回答，不怎么样。傅尔林回答，我会解一元一次方程式。她愣了愣，叹出一口气说，蝉的数学成绩很好，但还不是被你们这种无知的人捉来当玩具，多可笑。傅尔林不服气了，问，你怎么知道蝉的数学成绩？

陈荞说，你们知道质数吗？我俩摇摇头。陈荞继续说，除了1和它本身以外不能被除尽的数就叫质数，蝉的幼虫只在质数年钻出泥土，因为质数的因数少，不同年份的蝉在钻出泥土时，可以防止和更多同类一起争夺领土和食物，还可以最大程度上错开与天敌大规模相遇的几率。傅尔林说，太深奥了。

陈荞说，举个例子吧。北美洲有一种蝉，生命周期非常长，有十七年。它的生活习性很特别，在它生命的前十七年，都是埋在地底的幼虫形态，十七年一到，就钻出土壤，羽化成成虫然后交配、产卵，接下来就死亡了。在自然界中有十三年、十七年蝉，却从未发现过十四、十五、十六年蝉，这个答案与“质数”有关。若蝉的天敌生命周期二年，也就是说每二年天敌会大量出现一次的话，那么十四和十六年蝉钻出土壤的时候，必然会碰到天敌。如果天敌的生命周期是三或五年的话，十五年蝉就会碰到天敌。也就是说如果蝉会碰到的天敌，生命周期是蝉生命周期的因子，那蝉被补食的几率就会大幅提升。

但如果是十七年蝉呢？假如今年钻出土壤时遇到三年周期的天敌，那么下次与这种天敌碰面的时候就是四十二年后了，中间还有两次可以安全钻出土壤好好地繁殖下一代，所以以质数作为周期的蝉存活率会大幅提升，就能在自然界中存活下来。

傅尔林挠了挠头说，原来是这样啊。我说，你听懂了？傅尔林说，没有，但我莫名觉得很有道理。陈荞没再理他，接着说，现实就是这样，本来很严肃的人生，只能被无知的人拿来当成乐子。说完，她轻蔑地哼了一声，不再说话。

这下，我终于听出了她的言外之意是在指责我。我说，你不要污蔑人，我可没有告诉傅尔林你怀孕的事。傅尔林说，啊？你怀孕了？我以为你只是胖的。陈荞说，放屁，你刚才还说孕妇不能上树。傅尔林说，开玩笑啊，孕妇不都是胖子吗？陈荞忽然生气了，说你俩都给我滚。

很奇怪，我从来都理解不了陈荞。有些人话虽然不多，但实实在在。但陈荞惜言如金的每一句，也依然让我迷茫。她到底想表达什么？或者想试探什么？

我去佘莉家讨茶叶，她正好在写一篇关于意识觉醒的文章。听完我的困惑，她哈哈一笑，评价道，陈荞是在钓鱼啦，她并没有怀孕，但故意告诉你这个消息，期望你守不住这个秘密告诉别人，以验证她对你的判断准确。我说，这么做的意义是什么？佘莉说，希望在智力和情感上碾压你。我说，碾压我干啥？佘莉说，这我就不知道了。不过，当一个人自以为意识觉醒之后，他会渴望碾压所有人，甚至不惜用钓鱼的方式。如果你上了钩，她就能开开心心地揭穿你了。

她接着说，如今自以为意识觉醒的人越来越多了，他们热衷用极端的例子去佐证自己的观点，比如制造一个劣迹斑斑的无良丈夫和逆来顺受的善良妻子，去展开一场碾压性质的口诛笔伐。

但事实上，世上也确实存在这样的例子啊。我忍不住反驳。佘莉说，有些事虽然听上去在我们身边比比皆是，但仍然不能肆意地制造，因为理想化的案例所包含的煽动性远远大于思考本身。比如举例，本是用来辅佐思考的，当你制造一个极端的案例，只会让人愤怒而丧失了思考。一个社会，十万人陪你一起骂人，却没人真正在思考，这是很可怕的事。

妈呀，这种意识觉醒真的太可怕了。我说。佘莉笑了笑说，那当然啦，真正觉醒的人往往是宽容的，踟蹰在路上的人才一直试图设局，去捍卫自己的正确性。我说，我觉得你才是真正觉醒的人。佘莉说，不，我也要制造困境。过分觉醒的人活得都不开心，想要从容些，就要做一个不太聪明的人。你看，我每天都在发表一些攻击性的言论，我知道这样会遭受许多非议，但我说完就开心啦。说些不疼不痒的话，虽然也不缺少人附和，但会让我觉得活着没劲。我是天生杀人狂。

听完佘莉的话，我决定找陈荞一决胜负。到了中心广场，却只看到了傅尔林，他躺在竹席上摇着蒲扇，将左腿搭在弯曲的右膝上，好不惬意。他看见我，扔下蒲扇和还剩几颗杨梅的竹篾，递来一本《费马大定理》说，我终于搞懂了十七年蝉的秘密。我说，什么秘密?

傅尔林说，也许十七年蝉有一种天敌，生来只吃它们，蝉要设法避开这种天敌，于是使它的生命周期年数延长为一个质数。由于没有数字能整除十七，十七年蝉将很难得遇上它的天敌。我说，这道理陈荞不是已经说过了吗?

傅尔林说，但我读到更进一步的发现，站在天敌的角度想，为了应对蝉的策略，天敌只有选择两种生命周期可以增加相遇的频率，一年期的生命周期或者与蝉同样的十七年期的生命周期。

如果是前者，天敌不可能活着等十七年，中间没有蝉供它们吃就饿死了，它们必须选择开始吃别的食物度日，从而减少了捕食蝉的专注度；如果是后者，为了达到为期十七年的生命周期，它们开始和蝉进行一次进化赛跑，不断延长它的生命周期，三年四年五年，直至到达十六年，它们有16 × 17=272年的时间遇不到蝉。在这漫长的周期里，由于始终无法与蝉相遇，它们被赶上了绝路。剩下的是生命周期为十七年的蝉，其实它已不再需要这么长的生命周期了，因为它的天敌已不复存在了。

我说，你是不是疯了，怎么忽然开始研究生物进化了？傅尔林嘿嘿一笑说，我热爱大自然嘛，天敌之间用进化生命周期作为武器，感觉比人类还厉害，你不觉得浪漫吗？我说，够啦，我不想听这些，陈荞去哪里了？傅尔林说，去镇上了。我又问，怎么忽然出门？傅尔林说，生孩子去了。我惊讶道，她不是没有怀孕吗？傅尔林表现得比我更惊讶，说她明明说自己怀孕了啊。我说，她是在钓鱼。傅尔林说，什么鱼？我说，我就是鱼。

傅尔林看了我一眼，又看了一眼杨梅，似乎很难下决定地说，你们真的太复杂了。我有点生气他的摇摆不定，质问道，我怎么复杂了？傅尔林说，她说自己怀孕了，你就当她怀孕了呗。为什么一定要去揣摩她的动机呢？动机无论是什么，只要你愿意相信，就够了。

我争辩道，可她在说谎。傅尔林说，那她自然会承担说谎的罪责，为了圆谎，她不是平白无故要大老远跑去镇上一趟吗？而你为了揭穿她，去找佘莉当帮手，不也同样是为了证明自己可以碾压对方吗？真的，你们聪明人都太复杂了。我至少还有所图，陈荞跟我说她要去镇上生孩子，我说祝你一路顺风，她就把杨梅都给了我。可是你们都不知道自己图什么。

听完傅尔林的话，我决定放弃去追问陈荞了。他说得对，如果我不在乎她的心事，她根本无法从我这里钓到鱼。她也许有点自作聪明，但我也曾有过不怀好意的揣测。我暗自决定，等她从镇上回来，我请她吃拉面好了。我们不是天敌，没必要用尽一切去证明什么。

想到这里，我忽然听到一阵发动机的声响，抬头一看，刘卡卡正开着拖拉机路过，他要去镇上的超市采购卫生纸，问我俩要不要捎东西。我还没来得及说话，却发现傅尔林已经跳上车，冲我招手说，走啊。我说，去干啥？傅尔林说，去镇上看陈荞生孩子啊，如果她生不出来，我们就可以嘲笑她啦。我说，你怎么两面人，刚才跟我说的哲理呢？你这又是图什么？

傅尔林想都没想说，图开心啊。

说完他又补了一句，反正杨梅已经吃完了。

世界杯以来

世界杯开赛以来，镇上的人甭管是不是球迷，都沉浸在了足球这项古老运动的魅力之中。跟朋友聊天，如果说不出一两个当红球星的名字，就像刚从山沟里进化出来的野人似的。到了晚上十点钟，如果你被人发现没在看球，你就完蛋了，第二天就会有传言说，你是中年人。

作为生意人的佘莉率先发现了世界杯的商机，她购置了超大屏高清彩电和室外空调扇，招揽球迷到她家院子里来观赛，顺便卖卖香烟扎啤小龙虾，据她说在小组赛阶段就赚回了成本。陈荞看得眼红，在小组赛第三轮也买了一台电视机。头几天她的生意还行，因为小组赛第三轮是同一小组的两场比赛同时进行，佘莉家播这场，陈荞就播另一场，但到了淘汰赛阶段，就没人再去陈荞家了。

陈荞觉得委屈，她把家里收拾得很干净，零食啤酒都是进口的，不过是看一场足球赛，凭什么大家只愿意去佘莉家呢?眼看世界杯即将开始四分之一决赛，而她连机顶盒的成本还没收回来，她终于忍不住了。在一个月黑风高的比赛夜，她去佘莉家做了市场调研。不看不知道，一看她才发现，让佘莉赚钱的哪是卖卖啤酒和小龙虾那么简单。她赚得盆满钵满全靠一个偏门生意——赌球。

放在平时，淳朴的镇民们几乎不会接触到“赌博”这两个字，但世界杯不一样，毕竟四年一届很是难得，就好像为了高考寒窗苦读三年，忍不住要放纵一个暑假似的。在这个世界杯高于一切的炎炎夏日，所有人都像嗑了药一样加入了赌球大军。

佘莉的私人赌局规则简单，只猜胜平负，而且为了不触犯聚众赌博的法律，她计量赌注的单位是啤酒。如果有球迷想赌一把过瘾，进门前先买一打啤酒做赌注，猜中了，就按照该场球赛的官方赔率赢得更多的啤酒，等结账的时候可以将这些啤酒按原价退掉，换取现金。看上去挺公平的，但陈荞发现，那些客人如果输球，会喝酒买醉；如果赢球，则会喝酒庆祝，除非实在喝不完的，他们很少会把啤酒退掉。佘莉左右都是赚钱。

发现佘莉的生财之道后，陈荞彻底死了心，默默把招牌收了回去。她扪心自问，自己的确没什么做生意的头脑，还不如趁佘莉这个竞争对手沉迷赌博，自己潜心写公众号赚钱。我和傅尔林每次去她家蹭电视机看，她都像个真正的作家一样趴在书桌前奋笔疾书。有几次我趁煮咖啡的时候凑近看了一眼，都是什么手表和APP的软文，写得极其诚恳。我问她，这APP好用不好用啊。她白了我一眼说，神经病！

傅尔林问她，为什么这么努力？在这拥有世界杯的夏天，再不颓废更待何时。陈荞却没有正面回答他，说，你知不知道，佘莉这个月赚的钱已经够买保时捷了。说着，她透露了佘莉的秘密。傅尔林听完以后很生气，他认真地说，这简直是丧心病狂，做朋友怎么可以一个人偷偷致富？我说，她一直都比我们有钱好不好。傅尔林想了想说，不行，我要替天行道。我和陈荞都很惊恐，说你可不要做傻事，佘莉人挺好的。傅尔林哼了一声，不说话了。

从那天起，傅尔林就再也不跟我一起看球了。有好几天我都没见到他。我去陈荞家跟她一说，她也有点担心，我们设想了许多后果，傅尔林该不会打算去佘莉家闹事吧，他该不会揍佘莉一顿吧？直到有一天我去广场上纳凉，忽然发现了傅尔林的身影，他竟然在那里摆摊，招牌上写着几个龙飞凤舞的大字：赌球神预测。我说你怎么改行做算命先生了。傅尔林戴着小墨镜冲我深沉地点了点头，说，天机不可泄露。我说，哦，原来替天行道是这么个意思。

出乎我意料的是，傅尔林的预测生意出奇的好，而且回头客不断。按理说，预测这门手艺是靠运气吃饭，如果傅尔林真能保证自己的预测百分百准确，那他早就发财了，还用得着做这种生意吗？但经过我连续多日的观察，发现他也有他的致富经。

原来他给每个人的预测结果都是不一样的，二十多个人来猜胜平负，他总能蒙对几个，那些人就为傅尔林的神机妙算摇旗呐喊，让他的名气越传越远，连隔壁镇都有人慕名来找他预测。当然，如果预测错了被找上门，傅尔林就会说，我观察你面相，发现你最近的财运有点膨胀，所以上天故意给你一点惩罚，让你知难而退。然后再趁机卖给人家一个玻璃做的财运符。

半个月不到，傅尔林靠这门预测生意，竟然也赚了很多钱。陈荞得知这个消息后更难过了，她更加努力地写公众号，一度周更变成了日更。有一天我看到她在写卫生巾的广告，客户送了她很多卫生巾。我说你怀孕了，这半年都用不上卫生巾，要怎么评测呢？她恨恨地说，我当纸尿裤不行吗？当手纸不行吗？我不知道她为何如此愤世嫉俗，只好安慰她说，你也不要太伤心，傅尔林迟早有一天会被打的。陈荞立刻问我，什么时候？在哪里？被谁打？我愣了愣说，就……迟早。

傅尔林终究没有被打，但他的生意很快就被人抢了，因为镇上出了一只神龟。神龟是开轮胎店的谢博文养的宠物，有一天他拿着肉夹馍喂这只巴西龟，忽然发现它爱答不理的，一双龟眼直直盯着桌上的报纸。谢博文定睛一看，报纸上印的是世界杯小组积分榜。那神龟看了一会儿，用龟爪在克罗地亚的国旗上一摁，当晚，克罗地亚三比〇爆射被寄予众望的强队阿根廷。接下来连续五天，神龟都猜中了胜利的球队。谢博文拍下视频发在他的抖音上，从此这龟声名大振，甚至县电视台的记者都慕名赶来采访，谢博文抱着神龟的照片上了当地报纸的头条。

傅尔林的预测生意就这样破产了，他变得更加沉默寡言了，就连广场上有演出他也不来凑热闹。这让我很担心，毕竟陈荞还有个公众号可以苟延残喘，而傅尔林连微博都接不到广告。

我去他家探望他时，他正躲在院子里给花施肥。不得不说，他的栽花技术不错，把玫瑰花养得比碗口还要大。见我来做客，他随手摘下一朵最大的玫瑰花递过来说，祝你生日快乐。我说今天不是我的生日。他说，没关系，毕竟所有人都只在你生日当天才对你说生日快乐，这对其他日子非常不公平。我听不懂他在说什么，只是安慰他，人算不如龟算，你也不要太气馁了。谢谢你的玫瑰花。傅尔林说，这是月季。

我看着手中的花，一时不知道该说什么。傅尔林狡黠地笑了笑说，其实这是我的新生意。我奇怪道，什么生意啊？傅尔林说，我前几天在报纸上打了广告，如果法国队夺冠，世界杯期间在我这里买花的人可以全额退款。我说，你这是什么套路啊？傅尔林说，你想想，一束花而已，有几个人会真的跑来退款啊！但既然能借这个机会娱乐一下，大家的参与就会非常积极。果然，他话音未落，顾客就已经上门了。傅尔林忙着收钱，不再搭理我了。

看到朋友们都这么努力，我有点意兴阑珊，也许世界杯结束之后，我会在家门口看到佘莉崭新的保时捷，也会得知法国队夺冠后，傅尔林半夜卷铺盖逃跑的消息，更会看到陈荞不厌其烦每日一更的公众号软文。但此时此刻，我仍然觉得有一点孤独。不管好的坏的，大家好像都在努力地生活着，只有我无所事事。自从德国队被淘汰以后，我的世界杯已经结束了。

我落寞地走在大街上，不知不觉走到了夏瑞家楼下。她的老公庞铁军正在院子里直播世界杯预测，我竖着耳朵听了一会儿，发现他说的都是废话，一点意思都没有。我走上前告诉他，你说这些谁会看啊。庞铁军专注地捧着手机，瞄都没瞄我一眼。我凑近一看数据，竟然有三十万人在同时观看。我说，这些人是不是都疯了，班都不上了就看你瞎掰这些百度上查来的足球知识？庞铁军没好气地对我说，他们根本不是在看我分析足球，是在看我生吃大葱好不好。

说着，他一口啃掉了半截章丘大葱。

山东人，真实在！

跟他们谈什么
他们都以为你要辩论

炎热的天气容易让人暴躁，尤其是村里来了更多的人以后。先是卡车和施工队，叮叮哐哐吵了一礼拜，留下许多破损的编织袋扬长而去。然后是大巴车，一辆接着一辆，从秦皇岛来的，从保定来的，还有西安的，盘踞在广场上，像一座座钢铁堡垒。再后来，私家车也来了，胡乱塞在堡垒的缝隙里，把广场围成了一座迷宫。人们穿着鲜艳的衣服从车上走下来，戴着遮阳帽、墨镜、随身听，有的还打着帐篷，这不禁令人好奇，但再好奇也比不上这些客人——我经常听到陈荞家传来的咆哮声："这他妈是我家，不是开放景点！"

一开始我还纳闷，从哪儿冒出这么多人，他们要做什么呢？直到后来看到刘卡卡把拖拉机改装成了冰淇淋贩卖车，上面的大字报写着“摇滚万岁”——欢迎远道而来的歌迷朋友。我才知道镇上举办了一场为期十天的草原音乐节，地址就在村北五公里的麦子地里。我和傅尔林坐在阳台上抽烟，凝视着远方熙熙攘攘的人群，他忽然把烟屁弹出去老远，愤慨道：“原来麦子地就是草原，我向往个屁！”我说：“心里有草原，哪都是草原。”傅尔林默然，半晌道：“我心里的草原不是这样的。”

他的表情有些落寞，好像被抢走了心爱的玩具。正在此时，又有游客对门口那张“私人住宅”的字条视而不见，直接推开了傅尔林家的门。我们循声下楼，看到那位女客人正探着脑袋在玄关处打量，她顶着一头褐色卷发，墨镜插在头顶，二十出头的年纪。看见我们，她有礼貌地问道：“小哥哥，这里是不是青年旅店呀？”傅尔林说：“滚！”女孩面色由白转红，迅速回啐道：“没素质！”然后摔门而出。我和傅尔林相视一笑，显得很开心。

这是今天第十六位有此遭遇的客人了，如果他们也同样见识过了陈荞的暴脾气，可能会觉得这里的原住民都是恶棍，但相对而言他们已经够幸运了，要知道那些去佘莉家探路的人，无一例外都踩中院子里的机关，溅了一裤子的泥——她家从院门通往室内的石板路是有密码的，左右左左右右跳一格右左，不小心踩错就会触动到活动的石板，下面都是污水和淤泥。

刘卡卡认为我们不友善的态度影响了他卖冰淇淋，其实他的冰淇淋并不好吃，客人光顾只是为了买一本他随冰淇淋附送《音乐节指南》小册子，上面对村民的住所都进行了形象的标注，譬如陈荞家被标注为“文艺女青年的朴素居所”，佘莉家则被标注为“三十岁以后的向往之地”，还有夏瑞家的蘑菇大厦——“女编剧暴富后的堕落之塔”。不仅如此，他还利欲熏心地将佘莉家的通关密码公布，导致后者改了三次密码以后自己都忘记了。

最先站出来的抗议者是阿金，按理说他和那些游客一样，不是原装的村里人。因为村里没有正经会弹奏吉他的音乐人，大家就同意让他留下，借宿在广场边的钟楼上。那钟楼说是楼，其实只是搭建在一棵大橡树上的简易木屋，旁边安置了一口古朴的铜钟。平日里，只有在需要召集全村人的重大时刻，钟声才会响起。但自从游客们陆续到来，敲钟声从早到晚连绵不绝。这也就罢了，有的游客还会特意爬到树顶，从外面窥探屋里，或坐在树屋前留影。

阿金不胜其扰，几次与游客们发生了激烈的争吵，但奇怪的是，那些游客被他辱骂一番后却仍旧笑嘻嘻的，让他摸不着头脑。直到后来有一次，他爬树回家的时候，发现树干上不知何时钉上了一个小木牌——勇敢者游戏：挑战钟楼怪人。

阿金忍无可忍，他起草了抵制音乐会的宣言，并挨家挨户找业主签名，希望得到村民们的支持，向音乐节的主办方施压。然而事态发展却出乎他的意料，尽管他的抵制宣言颇有文才，尽管大家确实被游客骚扰得不轻，但真正响应的人不过了了。

他沮丧，他认为所有人都是懦夫，不懂得维护自身的权益。陈荞却告诉他：“站在人群中间辩论，是无法得到你想要的结果的。”阿金表示：“至少要让他们看到我们的态度啊。”陈荞说：“当一件事情发生，我们不能总想着去辩论真假、是非、对错，只需要问清楚原因、责任、方法。”阿金说：“没听懂。”陈荞说：“你想要的结果难道就是毫无意义地和一帮弱智探讨三天三夜对错？”阿金愤然道：“证明他们是错的，不就是意义吗？我们要改变潮水的方向。”陈荞说：“去吧。”

告别陈荞后，阿金跑来找我和傅尔林喝酒。几杯威士忌下肚，他仍然无法接受陈荞的态度，不住抱怨道：“陈荞真是个弱智。”傅尔林笑着说：“哎呀你也别气了，陈荞只是不想和杠精对抗。”阿金说：“什么杠精？谁是杠精？”我岔开话题：“其实你不懂陈荞。”阿金反问道：“有什么不懂，她就是精致的利己主义而已。”“你错啦——”傅尔林接过话茬，贴着阿金的耳朵说：“其实陈荞家后院里……”我见势不妙，赶紧咳嗽一声，制止了傅尔林。

陈荞家后院里已经活埋六个游客的事，怎么能轻易说出来呢？

无论我们如何劝阻，阿金还是义无反顾地发动了一个人的抵制行动。他连夜拉起了巨大的抗议横幅，并在街头巷尾贴满了抵制宣言。果然——天亮之后，他着凉了，发烧三十九度，被紧急送去了镇上的医院。发起人虽然不在了，但这个话题仍旧瞬间在游客中间引爆，产生了一波又一波激烈的辩论和站队。远道而来的游客们迅速被割裂成了两派，环保派和自由派。

环保派站在阿金的立场上，认为村民不应该受到无缘无故的打扰，主办方的安置工作没有做到周全，并且申诉那些随意敲门入户的游客没有教养。自由派则认为他们无心冒犯，还以刘卡卡的冰淇淋生意举例，说明音乐节推动了当地经济的发展，并反驳环保派上纲上线，矫情，是一群卫道士,如果放在平时，迷路时找当地人问一句，也不知是多稀松平常的事。

当然，除了这两派之外，更多的是看热闹的游客，他们发着微博，刷着抖音，呼朋引伴显得十分快乐。村里比前几天热闹了十几倍，刘卡卡借势又推出了正义松饼套餐，赚了好多钱。有好事的人问刘卡卡："为什么不同步推出邪恶松饼套餐？成双成对多好。"刘卡卡不屑道："你真是没生意头脑，谁会觉得自己不正义喔？"

我去佘莉家蹭茶喝，发现她家院子里的机关顶不住人多，已然破防，窗户都被贴满了大字报。隔着大字报的缝隙，露出佘莉狡猾的眼睛。我一进门，她就笑道："一场闹剧。"我看到她家茶几上丢着一份抵制宣言，于是问道：“阿金也来找过你了吗？”佘莉说：“对，他让我签名，我就签了。”我说：“你认同他的抵制行动吗？”佘莉说：“不认同。”我奇怪道：“那你为什么要签？”佘莉说：“我上个月去开签售会，一个读者都没来，看到有人找我签名，手一痒就签了。”

我说：“如果不抵制，你觉得这件事应该怎么解决呢？”佘莉说：“别担心，很快就会过去啦。”我说：“你怎么知道？”佘莉一抬手指向窗外，说：“你看，刘卡卡的松饼车已经在冒烟了。”她话音未落，忽然听见砰的一声巨响，刘卡卡从网上购买的山寨松饼铛爆炸了。一瞬间，原本密密麻麻的人群，飞快地四下疏散而去，广场上忽然空空荡荡，仿佛一切从未发生，只剩下那辆被爆炸打回原形的拖拉机，还有刘卡卡声嘶力竭的吼叫：“要维护市场秩序，打击三无！”

松饼车事件过后，所有的大巴车和私家车，还有那些花枝招展的游客，一夜之间统统不见了。草原音乐节也不办了。据镇上的新闻说，有恐怖分子袭击，不知道是真是假；又有娱乐新闻报道，说参加音乐节的明星涉嫌偷税问题，被抓走了。

阿金得知消息后非常开心，他躺在医院的病床上跟我发短信说：“抵制还是有用的。我们终将改变潮水的方向。”我回复他：“你说得对。”

杀死比熊

近期，村里发生了一件骇人听闻的事，居住在村北口主干道附近的一只大白鹅被狗咬死了，凶手是只比熊。据第一目击证人刘卡卡说，他走到村口解手，忽然听到几步开外的麦垛下，传来一阵熟悉的“嘎嘎”声。他认得这声音，确实是鹅的，只是这次它叫得比任何时候都要来得急促尖厉，吓得他不敢靠近。一直等到声音渐止，他才壮着胆走上去，结果发现了惨不忍睹的一幕：鹅软沓沓地躺在地上，白色羽片散落一地，死因是颈部骨折。在他查看尸体的时候，凶手还在冲它摇尾巴。

鹅死，令很多村民拍手称快。哪怕是佘莉这样的文明人，听到这个消息时也忍不住在桌底偷偷摩擦了几下鞋掌，足见积怨已久。长久以来，村里的大人小孩都遭受过这只鹅的欺凌。论体格，它比六七岁的儿童要高，头顶肉瘤直抵成年人的腰部，全展双翅时更是能挡住一米五宽的路面；论面相，它有一双非同寻常的惨绿眼珠，教人不敢直视，格外有力的鲜黄大喙，尤其专注于啄人下体，挨上一下痛不欲生；论其凶猛的程度，比起床气时的陈荞还要凶上一点。

面对鹅患，村委治安小组曾出过应对措施，其中一项就是成立捕鹅小队，队长由庞铁军担任。庞铁军带着队员与鹅交锋三次，未果，反被啄伤两人。

头一回，庞铁军还随身携带着手机和直播设备，试图尽一个网红的职责，但到了现场之后，没等他站稳，大鹅就汹汹而来，一翅膀拍飞了他的自拍杆。庞铁军也不敢返回现场寻找，导致他整整一个月都没有设备秀恩爱，这引发了连锁效应，网友纷纷疯传他和夏瑞感情不和已经离婚。

次一回，庞铁军用了渔网阵，试图困住大鹅。但鹅颇有人的智慧，战术意识很强，见到渔网就一头扎进灌木丛中，庞铁军的网经常被灌木的小枝勾住，无法顺利展开。鹅趁机从灌木另一侧冲出，狠狠啄向一位队员的下体，后者一声惨叫，瞬间倒地。另一位队员连忙冲过去相救，鹅凛然不惧，回身一个庐山升龙霸，抓花了队员的脸。庞铁军连忙将二人连拉带拽救了回去，此役再次宣告惨败。

最后一回，庞铁军倾尽全村之力，带了十几个精壮男子，还有一把十米内能打穿木板的气枪。我和傅尔林也被征召入伍。我们手持长杆，沿村北主干道一路搜索到山里，始终没有发现鹅的踪迹。

正当我们即将放弃，忽然听到远处有队员惊呼。庞铁军持枪一马当先冲了过去，连发数弹，草丛里顿时没了动静。我们不由一阵惊喜，走上前拨开草丛，却发现是佘莉家去年逃跑的猪，已经被打得鼻青脸肿奄奄一息了。再一看，猪身子底下竟然还有一只哼哼叫的母猪，原来两猪正在草丛中做那种事。傅尔林说，完了，做这种事的时候被暴打，此后恐怕要留下终身阴影，心理不健康了。庞铁军说，千万不能告诉佘莉，就说我们被鹅打败了。

捕鹅小队屡战屡败，让鹅登上村里八大凶禽的榜首，甚至有匿名人士张贴悬赏：杀鹅者，奖励一个苹果手机。以上种种，再结合现时现状，引出一道哲学难题：杀死鹅的比熊到底是罪恶滔天的凶手狗，还是救村民于水火的英雄狗？

以庞铁军为代表，居住在村北的村民大多都选择后者，因为比熊消灭了长期以来的鹅患，顺带还解决了村北的交通阻塞问题。同时，他们认为比熊不属于烈性犬，于村民无害。比熊杀鹅，就像猫捉耗子一样，是为民除害。他们还认为，按照一般逻辑，娇小的比熊并非大白鹅的对手，如果不是心怀热血，有见义勇为的精神，它是不可能战胜鹅的。所以，尽管比熊是凶手，却不是为了一己私欲，而是为了大众利益而献身，值得表彰。

另有一小撮人则不愿苟同，这些人集中在村南，普遍没有遭受过鹅的侵害。他们认为，生命是平等的，鹅患再重，它也是村里的一员，拥有生活在这里的权利，但比熊无故剥夺了鹅生的权利，所以必须接受惩罚。否则，如果鼓励这种以暴制暴的行为，血腥事件则有可能再度发生，到时躺在血泊里的也许不再是鹅，而是喜鹊、黄鹂，或是我们养的鸡和鸭。

佘莉最初是站在比熊这边的，但听说比熊可能会杀死她养的金丝燕，她感到一丝恐慌，游移不定了起来。之后再有人问她意见，她只暧昧地说些“物竞天择，适者生存”之类无关痛痒的话，显得非常客观和理性。

陈荞则坚决站在村南一边，她认为生命存在的意义不是为了给谁提供便利，那些为比熊行凶叫好，内心吹捧英雄主义的人们，骨子里其实都是懦夫。自己不敢做改变环境的人，又不信任法制，于是产生了一种阴暗心理，渴望乱世到来，改变世界，非常文盲。最后，她用了一句文艺的形容：发生雪崩的时候，没有一片雪花认为是自己的责任。

刘卡卡就是拥有乱世情结的人之一，只不过他的结论与陈荞殊途同归，他也认为比熊应该受到严惩。作为案发现场的第一目击者，刘卡卡在描述现场时运用了大量比如“惨不忍睹”“丧尽天良”等形容词，将比熊刻画成了一只旷世凶兽。在村广播站采访他的时候，他还声情并茂地朗诵了一首“鹅鹅鹅，曲项向天歌”，引起无数村民对大白鹅的追忆之情，纷纷称“鹅是我们儿时的记忆”“没有了鹅的村，就不再是村了”。傅尔林听完广播也情不自禁流下了眼泪，动情地对我说：“也许这些年我们都误会了鹅，它只是把自己当成了狗，想跟我们一起玩耍。”

至于处在舆论旋涡中的比熊，它倒是没有受到太大影响，每天下午依旧会出现在广场上晒太阳，只是以前看到它时，是一只再平凡不过的流浪狗，但经过了杀鹅事件，它的眼神在我们心中就多了一丝审时度势的光彩，很少有人再像往常那样逗弄它、抚摸它。我们推测它此刻在想什么，有什么新的计划，似乎就连它抬腿撒尿都显得特立独行，宣告着一些不可告人的秘密。

经过一段时间的无人投喂，它似乎也发现了人群对它的疏远和敬畏，于是不再像从前那样守株待兔了，无师自通地学会了后腿直立作揖的高难度动作，并且可以发出猫的叫声。最先对比熊的改变有反应的人是佘莉，当她发现这件事之后，更加坚定地认为比熊是在练习捕捉金丝燕的方法。为求自保，她向村委治安小组求助，要求成立捕熊小队。但这个要求被驳回，因为佘莉的说法只是她一厢情愿的臆想，比熊并没有真正实施，所以很难定罪。

佘莉见上级部门不管，思前想后决定亲自收集比熊的犯罪动机，她为此特意买了一架望远镜，在阳台上窥视比熊的动向。

这天，她更新完公众号广告，一如既往地捧着望远镜缩在阳台上喝咖啡，这已成为她的习惯性动作。但也许是因为长期的近距离观察，激发了同理心，也许是那天因为温度宜人，夕阳正好，没来由地，佘莉忽然远远觉得，比熊有点点可爱，不是那种萌物式一见倾心的可爱，而是它笨拙而努力的表演，让佘莉想起了自己年轻时恋爱的样子，那时，她也是个一米五几的软糯少女啊……

佘莉的心一下子就融化了，她忽然觉得自己过分阴暗了：狗做了什么事，内心并没有类似人的主观意识，她一个文明人又何必如此在意呢？想到这里，佘莉忽然释然了，狗是无辜的，是人类将是非观强加在它们的头上。作为弥补，她决定下楼给比熊喂一根大香肠。正当此时，佘莉突然看到了令她无比震惊的一幕：望远镜中，比熊凌空一跃，抓住了一只低空飞行的麻雀，三下两下，麻雀就被比熊揍得奄奄一息。

刚刚熬制出来的心灵鸡汤瞬间洒了一地，佘莉如坠冰窟，内心一片冰冷，她喃喃道：“原来它真的会捕捉金丝燕。”她当即拿起手机对案发现场进行了录制，录制到一半，她发现有人来到比熊面前，正给它喂狗粮。佘莉抬头一看，此人竟然是刘卡卡。他不是一直说要严惩比熊的吗？佘莉内心再次震动。

她继续看，结果发现那只麻雀的腿上竟然绑着绳子，压根飞不高，也就是说，其实是刘卡卡在训练比熊成为凶手。

这个惊天发现让佘莉的心跳加速到了一百八。刘卡卡蓄意训练比熊，即是说鹅也有可能是刘卡卡先弄死，再让比熊顶罪。他这么做的原因到底是什么？难道说，他一步步借助比熊这个无辜的小动物做工具，是为了实施更大的犯罪？想到这里，佘莉再也忍不下去了。她整理好拍摄完的素材，当晚就全部交给了村委治安小队，并实名举报刘卡卡的犯罪意图。

看到证据，治安小队非常重视，连夜传唤刘卡卡进行突击审讯。在庞铁军的雷霆手段下，刘卡卡迅速招供。以下为审讯记录——

庞铁军：你在训练比熊？

刘卡卡：对。

庞铁军：鹅是你杀的？

刘卡卡：不是。

庞铁军：那你为什么训练比熊？有什么阴谋？

刘卡卡：抓猪。

庞铁军：什么猪？

刘卡卡：鹅不是我杀的。

庞铁军：这个问题你已经回答过了。我在问

你，是什么猪。

刘卡卡：鹅是猪杀的。

庞铁军：等一下，我有点晕。鹅不是比熊杀的吗?

刘卡卡：鹅是猪杀的。我说谎了。

庞铁军：你为什么要说谎?

刘卡卡：我想抓那只猪去卖，一个猪拉到镇上，能卖两千块。我不想让别人知道那里有只猪，所以就赖到了比熊身上。

庞铁军：别扯远的。猪怎么会杀鹅?

刘卡卡：不知道。我看到它骑在鹅头上，过了一会儿，鹅就死了。

庞铁军：你形容一下那只犯罪嫌疑猪。

刘卡卡：黑色的，脑袋上好多坑，感觉像是被气枪打的。我当时就觉得有趣，还用小号发了个抖音。不信你看……

庞铁军：哦……

刘卡卡：哦?

庞铁军：没什么。你吃饭了吗?这里有方便面。

佘莉等了一夜审讯结果，第二天发现刘卡卡仍旧在广场上安然无恙地摆摊。她急匆匆地跑去问庞铁军，怎么没把刘卡卡关起来，这属于危险人物。庞铁军答非所问地说，先别说这个，你是不是年前丢了二十多头黑山猪？佘莉说，对。

庞铁军打开笔记本电脑说，我们近期在野外发现了一只猪，你看是不是你养的。佘莉只看了一眼照片就号啕大哭，哭喊着：唐海盛，是你吗海盛？谁把你打成这副模样了！庞铁军说，你的猪怎么叫人名？佘莉哽咽着说，你管着吗？动物也是有感情的。庞铁军说，行了别哭了，猪，你可以领回去，但不能再让它出门了。佘莉惊道，猪没有人权了？庞铁军顿了顿说，也不是，是你的猪在精神上受到了惊吓，总觉得自己正在交配进行时，逮着什么都要往上骑，鹅就是你的猪杀死的。佘莉说，我不信。庞铁军说，知道你不信，我给你看个抖音。

佘莉看完抖音，感觉浑身难受，犹豫了一会儿对庞铁军说：算了，这个猪我不要了。庞铁军说，为什么？佘莉说，太疯了，我家搁不下。庞铁军说，这是你的个人财产，怎么能说不要就不要，动物也是有感情的。佘莉说，胡说八道，动物是动物，有什么感情？你懂个屁。